噛める幸せ

インプラントの実際

TSUJIMOTO Hitoshi

辻本仁志

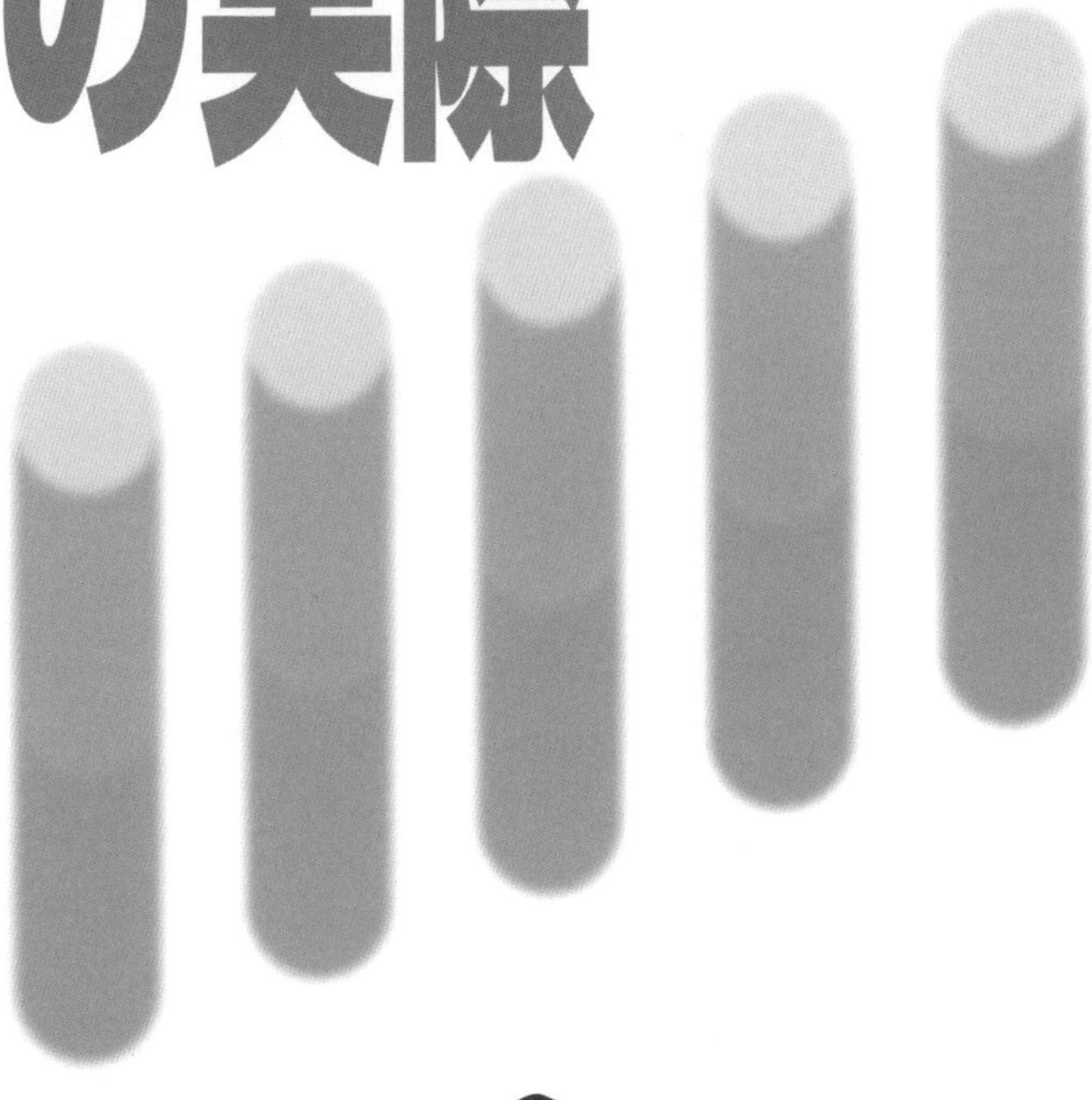

農文協

はじめに

インプラントは、歯周病で骨が溶けた人、噛み合わせに問題がある人、粗雑な治療によって歯を失った人、入れ歯が合わない人、矯正治療の必要な人など、歯のトラブルで私たちの診療室を訪れる多くの患者さんにとって、今や欠かせない治療といっても過言ではありません。

歯を失うと体の衰弱が始まります。食が変化し、栄養バランスが崩れ、気づかないうちに体じゅうの細胞が少しずつ衰えていきます。毎日診察する患者さんの顔の色艶や爪の色にその変化をみることができます。

歯がなくなると精神面にも影響を及ぼします。気力が減退し、生きる意欲も薄れることすらあります。さらに体のバランスを保つ下顎の位置が定まらなくなり、姿勢が崩れ、肩こり、頭痛、腰痛などが生じてしまいます。症状がひどいばあい、ストレスからノイローゼになる方もいるほどです。

インプラント治療によってこのような状況が一変し、元気になっていく患者さんをみて、インプラントの驚異の力に私自身驚かされます。

現在のインプラントの開発が始まって半世紀が経過しました。なかには材質や形の面で問題のあるインプラントもあったようですが、現在のインプラントはほぼ完成され、長期的な安定が期待できます。もちろん、治療を行なう歯科医師の技術と経験が必要であることはいうまでもありません。すべての歯科の治療は一般に考えられている以上に難しく、厳しい修練が必要なのです。

私たちの診療室でも、インプラントを初めて手がけてから二五年が経過しました。現在では年間二五〇〇本のインプラント治療を行なっていますが、その経験から現在のインプラントはもう大丈夫といえます。

インプラント治療に不安を抱いて来院される患者さんもいますが、想像していたよりずっと楽だったと皆さんおっしゃいます。インプラントの植立は驚くほど簡単で、痛み止めも不要なことがほとんどなのです。よく噛め、違和感もなく、インプラントが入っていることも忘れてしまうほどです。骨が溶けてなくなったばあいでも、現在では骨を増やしてインプラントが可能です。

歯の代わりとなるインプラントで初めて噛みしめたとき、患者さんの目の輝きは、生まれ変わったかのように喜びに満ち溢れます。私たちも歯科医師として充実感を得ることができる瞬間です。

インプラントの効果はすばらしいものですが、多くの歯を失うと本数が多くなり費用がかかる点が問題です。今後は、メーカーと歯科医師が努力をして、患者さんが治療を受けやすいようにする必要があると考えています。

本書では写真をたくさん使いながら解説いたしました。一人でも多くの人がインプラントを正しく理解し、インプラントが普及し、その恩恵を受けられることに役立てば幸いです。

二〇〇四年八月

辻本仁志

目　次

第3章　安心して受けるインプラント治療

第1章

インプラントって どんなもの

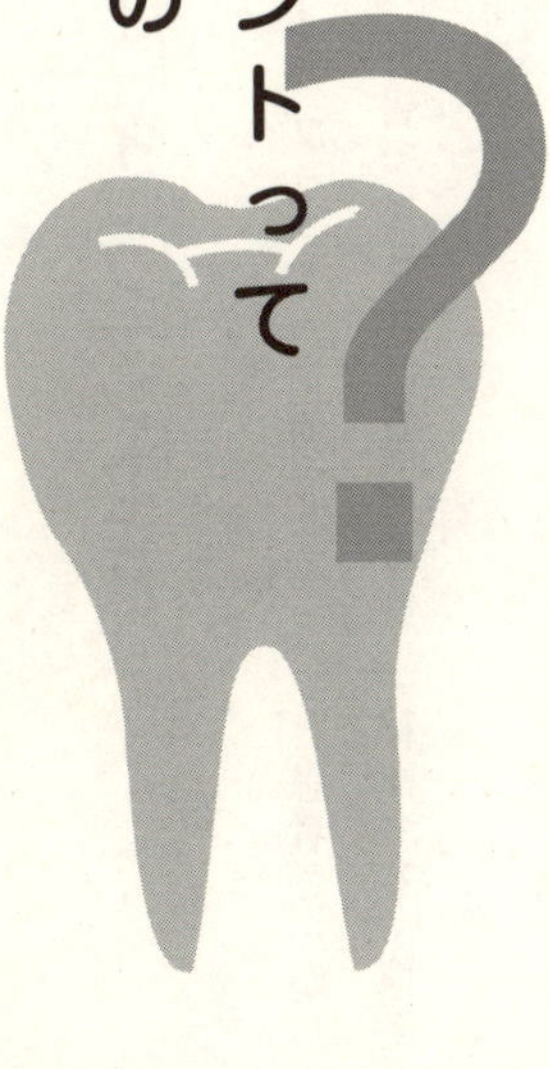

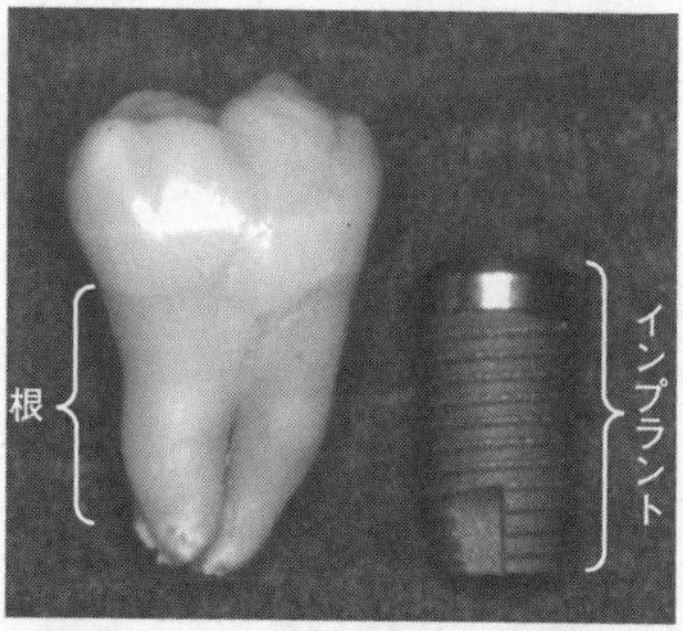

写真1　大臼歯とインプラントの比較。歯の根に相当する部分がインプラント。

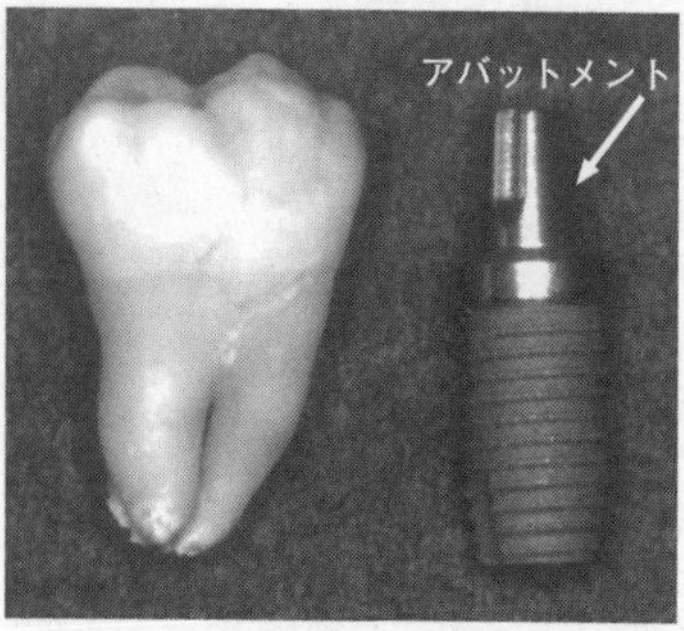

写真2　アバットメントを装着したところ。

1 インプラントとは

「インプラントって何ですか?」と患者さんからよく聞かれます。辞書でimplantを調べると、「移植する、植えつける」とあります。

しかし、私たちが実際に「インプラント」という言葉を使うとき、それは「歯の根の代わりになるもの」、すなわち「人工歯根」を指しています。

写真1をご覧ください。抜歯した大臼歯とインプラントを比較しています。この写真のように実際の歯の根に相当する部分が「インプラント」なのです。写真のネジの部分を完全に骨の中に埋め込み、インプラントが骨につくのを待って、写真2のようにアバットメントと呼ばれる芯をインプラントにネジ止めします。このアバットメントを支台にして写真3のように冠をかぶせます(補綴《ほてつ》)。これで、自分の歯のように噛めるようになります。

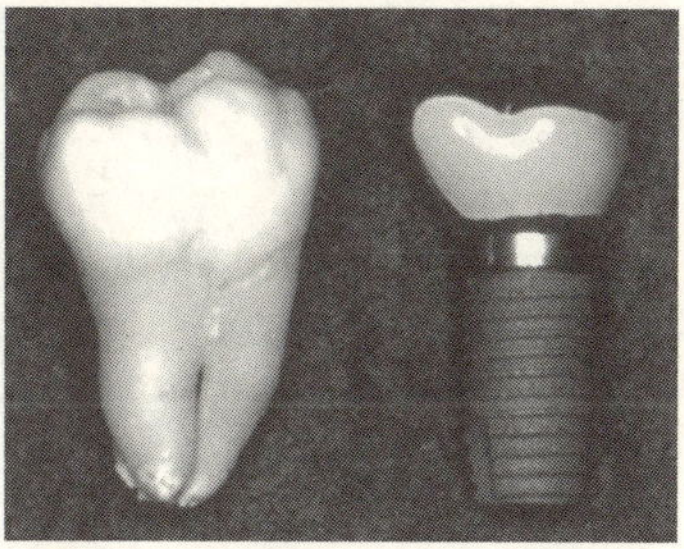

写真3　冠（補綴物）をかぶせたところ。

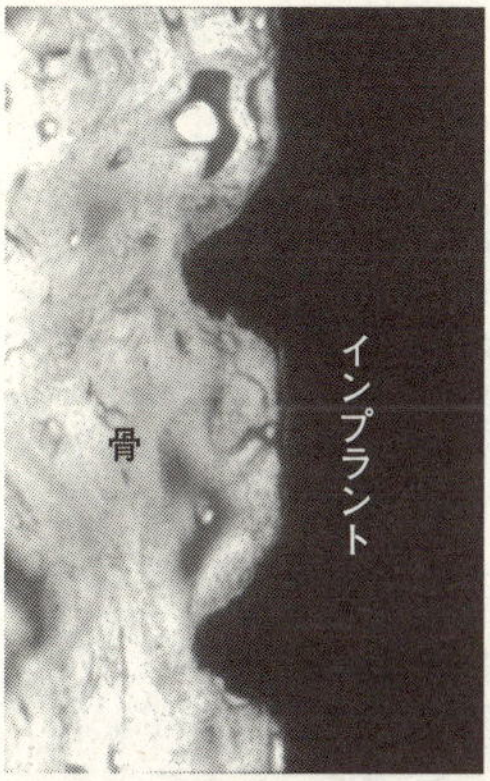

写真4　骨とインプラントが接している部分の拡大写真。

現在のインプラントは、一九五一年スウェーデンのブローネマルクが最初に発想してからすでに半世紀が経過しています。

インプラントはチタンという金属でできており、骨の中に埋め込んで歯の根の代役を果たします。強度や体への親和性が非常によく、骨にしっかり結合して（写真4）、噛み合わせの力を受けることができるようになります。

一度骨についてしまえば、自分の歯と全く変わりなく噛むことができます。違和感や痛みを感じることもありません。患者さんはしばらくすると、どこにインプラント治療を受けたか忘れてしまうほどです。

2　植立は驚くほど簡単

「インプラントを骨の中に埋め込む」と聞くと、ほとんどの患者さんが緊張します。しかし、実際には、一本インプラントを植立するのに数分もあれば処置が終了します。

麻酔さえ効いてしまえば普通の歯の治療と何ら変わりあり

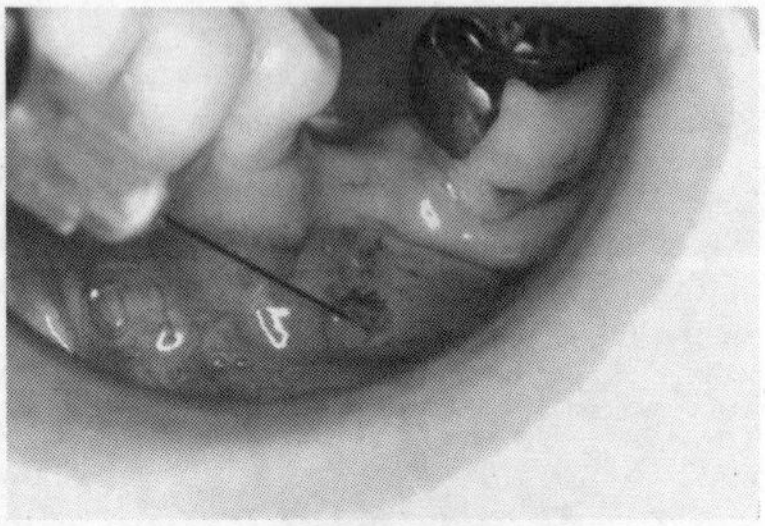

写真5　インプラント処置の局所麻酔。

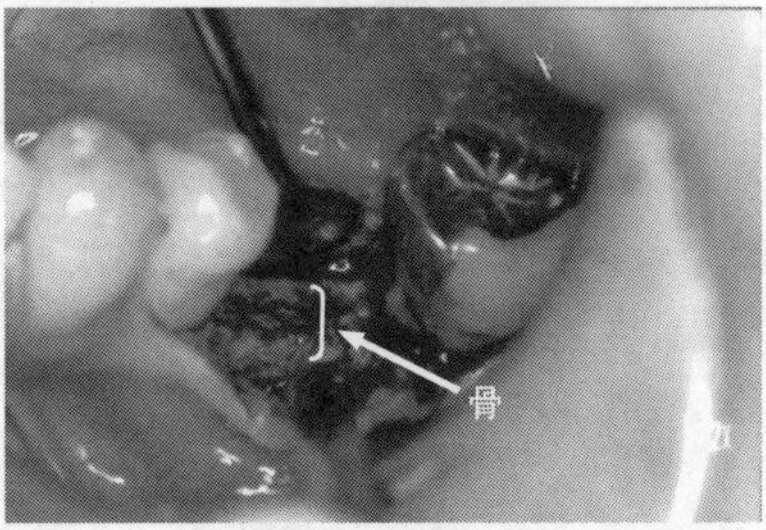

写真6　骨の幅がわかる程度に歯肉の処理を行ないます。

ません。「もっと大変な治療を想像していた」と患者さんが拍子抜けするほどです。

通常、少量の局所麻酔だけで処置を終えることができます。処置後は、痛みや腫れがほとんどなく、痛み止めを飲まないことが多いのです。では、実際のインプラント手術の手順をみてみましょう。

①麻酔（写真5）

インプラントは少量の局所麻酔で植立することができます。写真のようにあまり痛くない場所から何回かに分けて、効いたところに麻酔を追加すれば、それほど痛みはありません。緊張の強い人や嘔吐反射（口の中に触れると吐きそうになる人）のある人、植立本数の多い人は鎮静麻酔（点滴で気分が落ち着く薬を注射）を使用するばあいもあります。

②歯肉の処理（写真6）

必要最小限の範囲で歯肉を剥がし、骨の幅を確認します。この処置は麻酔が効いているので痛みを全く感じません。

③インプラント窩の形成

インプラントを植立する穴のことを「インプラント窩《か》」といいます。写真7のような専用のドリルを使って骨に穴を開けていきます。麻酔が効いているので、歯を削ったりする感じとあまり変わりません。最近のインプラントは、器具が規格化されており、処置が非常に簡単になっています。一つのインプラント窩を形成するのに三本から六本のドリルを使用しますが、一本のドリルで形成している時間はほんの数秒程度です。

植立するインプラントと骨の中を走行する神経が近くなるばあい、写真8のように長さを測るピン

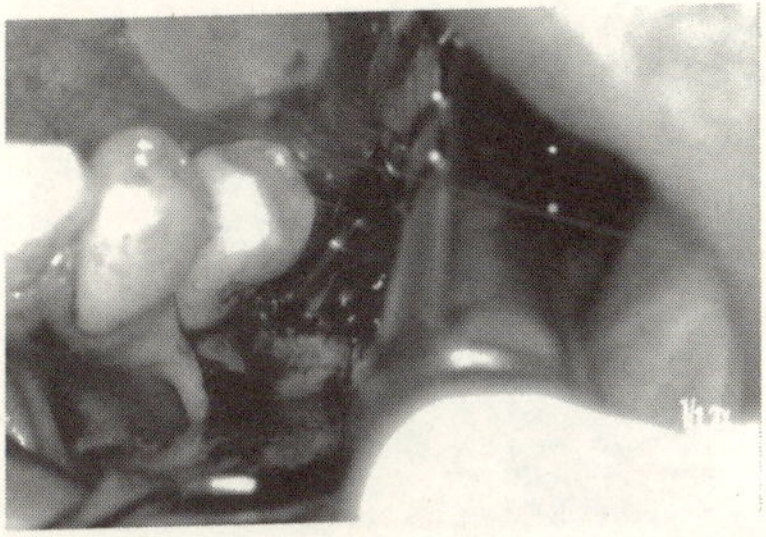

写真7　インプラント窩の形成。専用の規格化されたドリルを使用します。

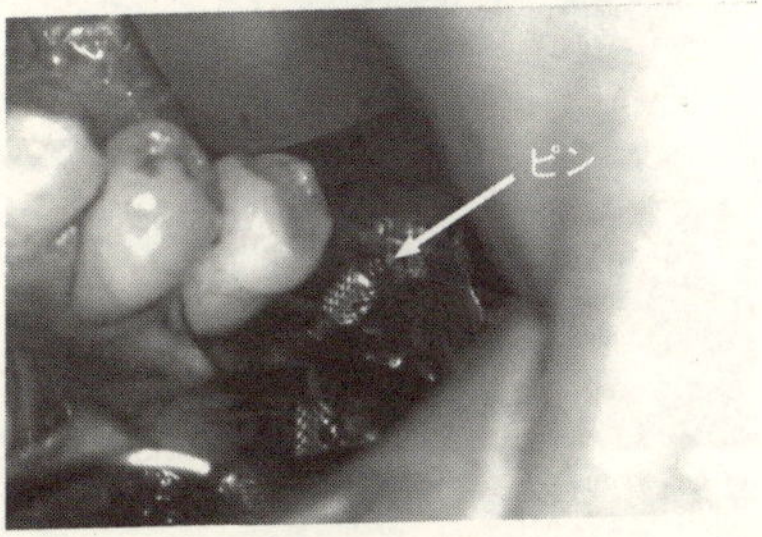

写真8　長さを測るピン（矢印）をインプラント窩に挿入。神経までの距離を確認しています。

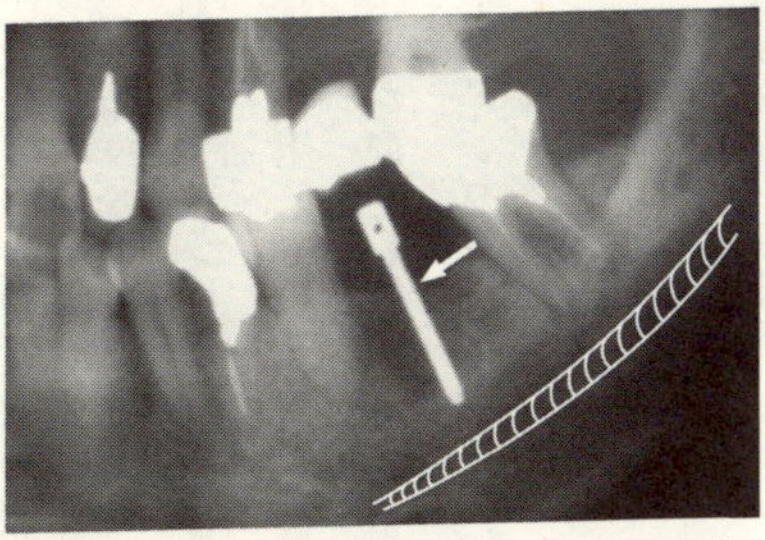

写真9　確認を行なっているレントゲン像。ピン（矢印）と神経（斜線）。

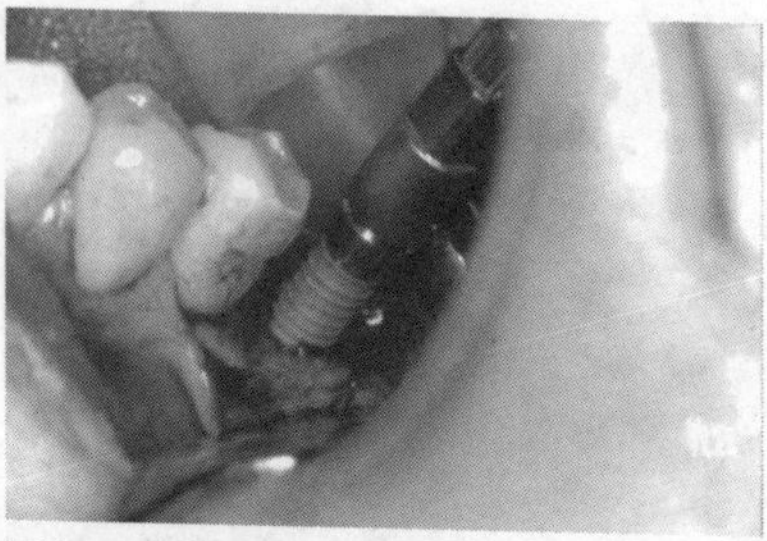
写真10　インプラントの植立。

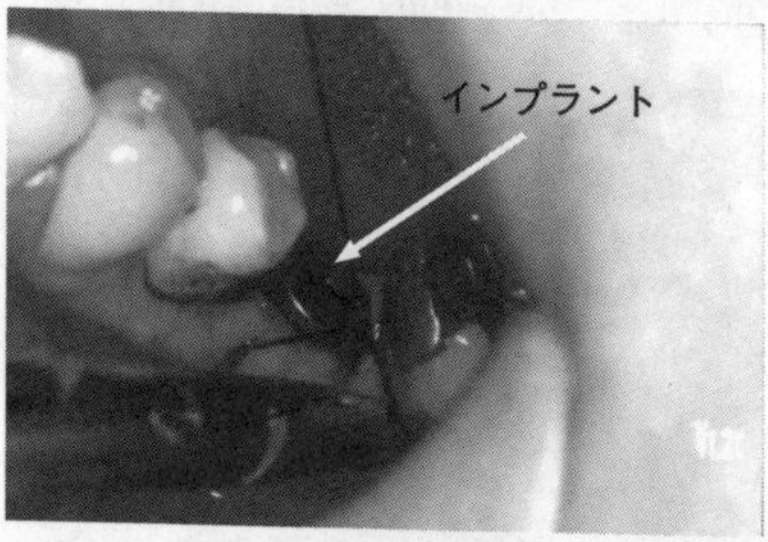

写真11　縫合。矢印はインプラント。

を使い、処置の途中でレントゲンによる確認（写真9）を行ないます。

④インプラントの植立（写真10）

当院で使用しているインプラントは、ネジのような形をしています。現在、このような形のインプラントが主流です。形成したインプラント窩にインプラントをネジ入れて植立が完了です。

⑤縫合（写真11）

植立したインプラントの周りの歯肉を縫い合わせて処置が完了します。一本のインプラント植立で二針程度縫合します。

以上が植立の手順です。処置は非常に簡単ですが、これを行なう術者には熟練が必要です。

3　治療の流れ、噛めるまでの期間は？

インプラントを植立しても、すぐに噛めるわけではありません。骨に生着するまでの期間待っている必要があります。当院で使用しているインプラントのばあい、上顎で三カ月、下顎で二カ月の期間が必要です。もちろん、骨の硬さや年齢などにより、その期間は前後します。最近の研究で、ある条件を満たせば、早期に噛んでも大丈夫との報告があり、従来よりも早く噛めるようにする傾向があります。しかし、植立したインプラントの本数や太さ、骨の硬さによっても噛めるまでの期間は変わってくるため、すべてのケースで早く噛めるわけではありません。

植立したインプラント（写真12矢印）が骨についたら、アバットメントをインプラントにネジ止め

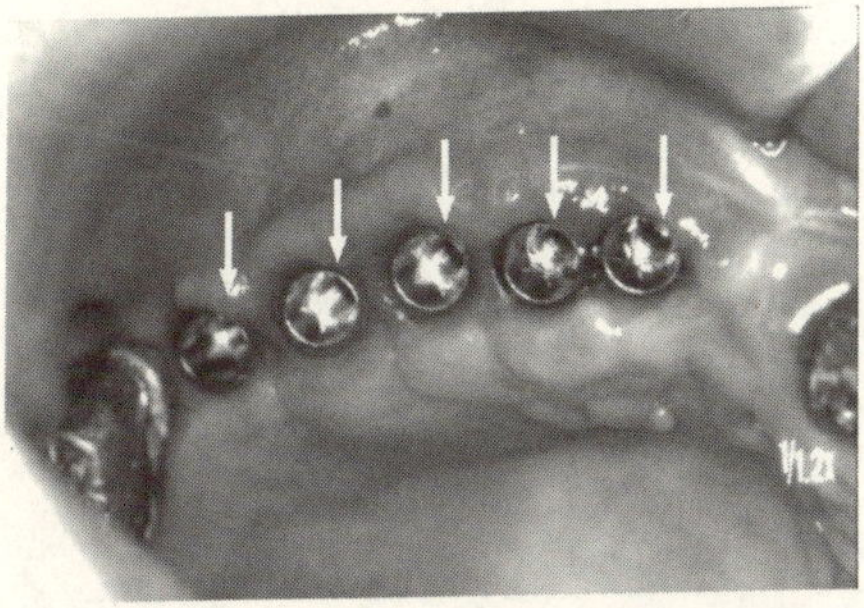

写真12　歯のないところに植立したインプラント（矢印）。

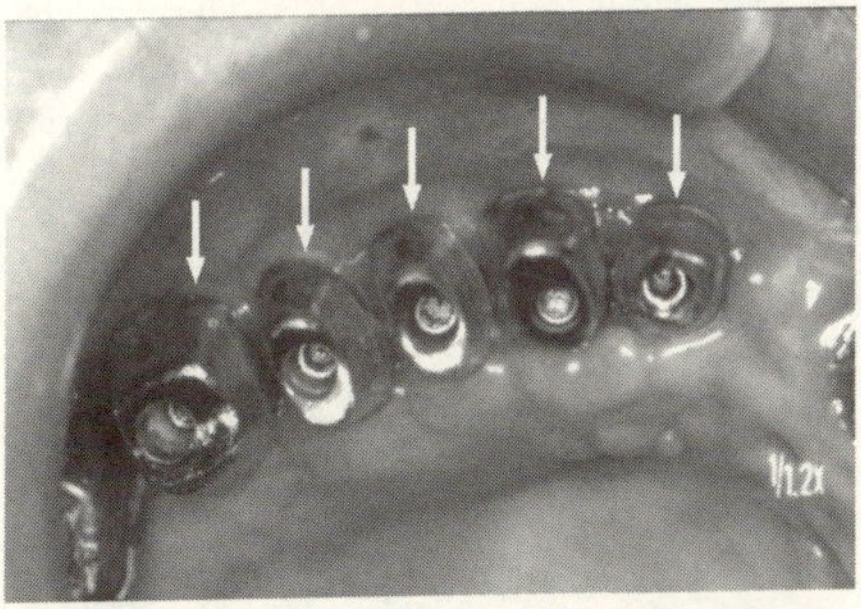

写真13　ネジ止めされたアバットメント（矢印）。

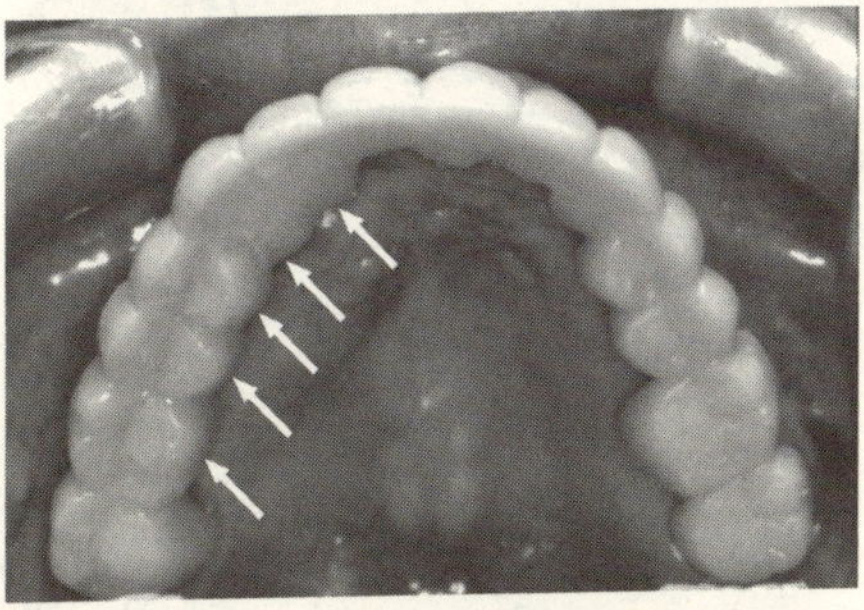

写真14　アバットメントに仮歯をかぶせ、噛めるようにします。矢印はアバットメントを取り付けたインプラント。

します（写真13矢印）。写真はこの方のお口に合わせてつくったアバットメントです。既製のものもあります。このアバットメントに仮歯をかぶせ（写真14）、噛めるようにして、軟らかい仮歯で骨に少しずつ力を加えていきます。同時に噛み合わせに問題があるばあいや顎がずれているばあいは仮歯を盛り足したり削ったりして自由に修正することができます。

治療の流れをみてみましょう。

＜1回法インプラントのばあい＞

0カ月

インプラントの植立

↓

上顎3カ月、下顎2カ月後

アバットメントの取り付け

↓

仮歯で噛み合わせ調整

↓

最終的な補綴（被せ物）

治療の流れはほぼこのように進んでいきますが、入れ歯を使用しながら治療を進めていくばあいや審美的な仕上げが要求されるばあいは少し手順が増えます。

入れ歯を使用しながら治療が進められるこのようなインプラントを二回法インプラントといいま

す。骨の高さまで深く埋めてしまうため、植立後インプラントが歯肉に完全に覆われ、まったくみえなくなります。

これに対して、写真12から写真14で示したインプラントは植立直後からインプラントがみえる一回法インプラントです。

二回法インプラントの例をみてみましょう。

＜2回法インプラントのばあい＞

0カ月

インプラントの植立

↓

上顎3カ月、下顎2カ月後

インプラント二次手術
（インプラントがみえるようにする）

↓

二次手術から1.5カ月後

アバットメント作成のための型取り

↓

アバットメントの取り付け

↓

仮歯で噛み合わせ調整

↓

最終的な補綴（被せ物）

写真15は来院されたときのお口の中です。下顎には矢印のような入れ歯が入っていました。写真16は入れ歯をはずしたところですが、このように入れ歯がなくては、食事もできませんし、前歯がなく

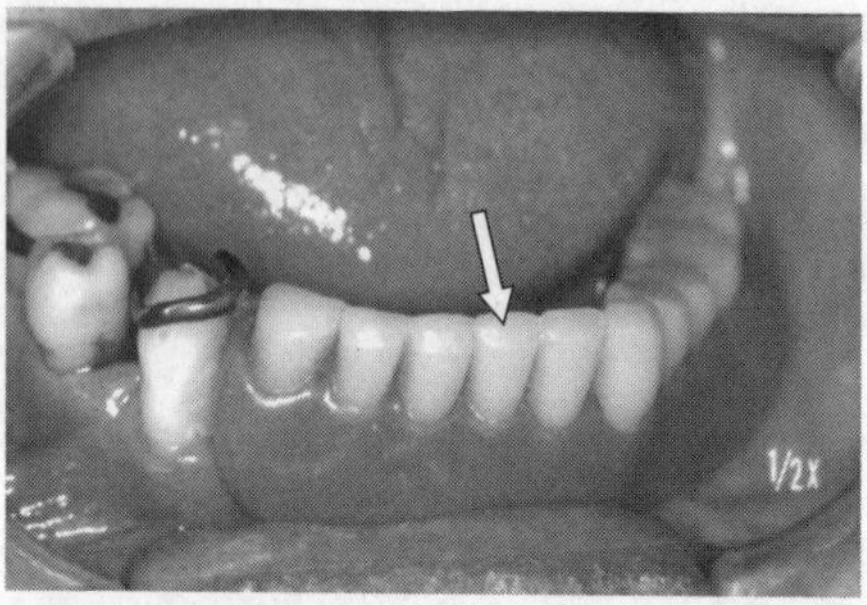

写真 15　来院されたときのお口の中。矢印のような入れ歯が入っていました。

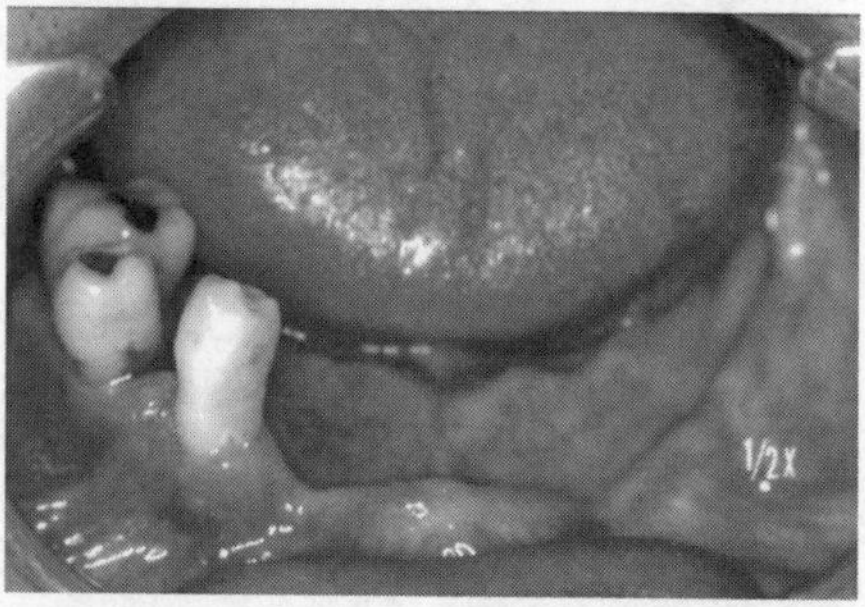

写真 16　入れ歯をはずしたところ。この状態では食事ができず、見た目も気になります。

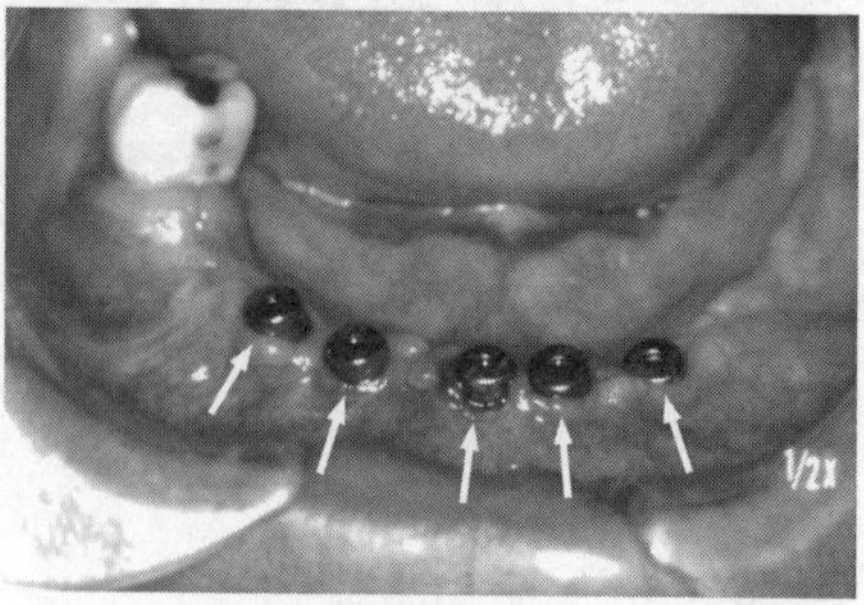

写真 17　二回法インプラントを植立し、2カ月後に二次手術を行なったところ。矢印のようにインプラントが歯肉から顔を出します。

なるため見た目も気になり生活ができません。入れ歯を使用しながらインプラント治療を行なうため、二回法インプラントを植立しました。二回法インプラントは歯肉に完全に覆われるため植立後の見た目は写真16の状況とあまり変わりません。写真17は二カ月後にインプラント（矢印）が歯肉から顔を出すように二次手術をしたところです。二次手術後も写真18のように修正した入れ歯を使用することができます。アバットメント作成のための型取りを行ない、技工士さんにアバットメントと仮歯をつくってもらいます。

次回来院時には、入れ歯をはずしたその日に写真19矢印のようにアバットメントを取り付け、仮歯が入ります（写真20）。入れ歯をつけたまま治療が進むのです。

「二回法」の言葉は、二次手術が必要になるため二回の手術を行なうことに由来しています。二回の手術というと大変なようですが、実際には二次手術は、インプラントが顔を出すようにするだけの処置なので非常に簡単で、本数が少なければ数分で終わるものです。

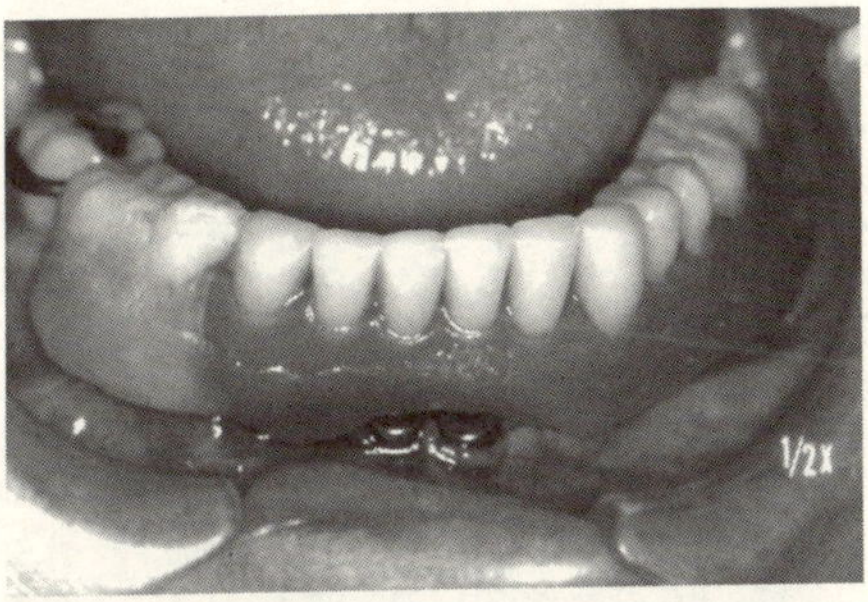

写真18　二次手術後も入れ歯を装着し、使用することができます。

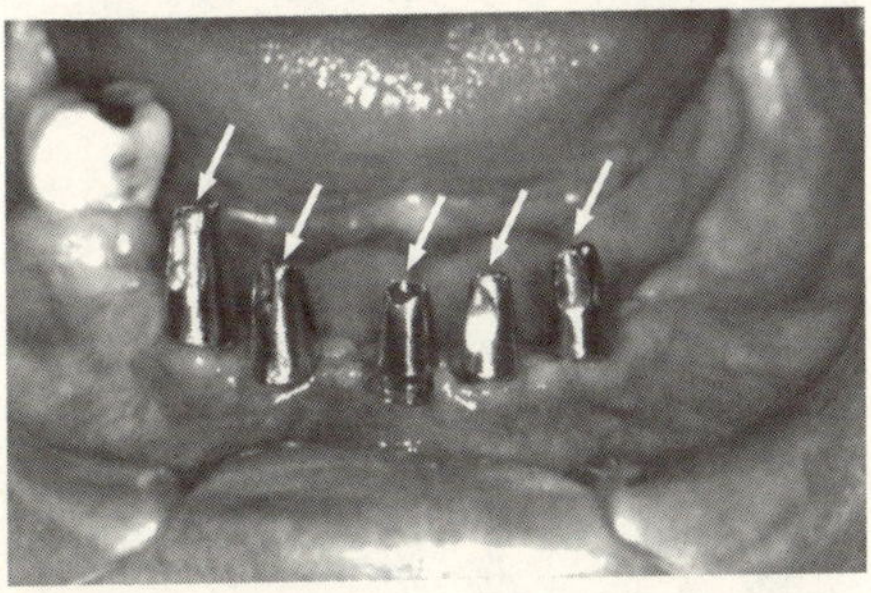

写真19　入れ歯をはずしたその日に、技工士さんに作成してもらったアバットメント（矢印）を取り付けます。

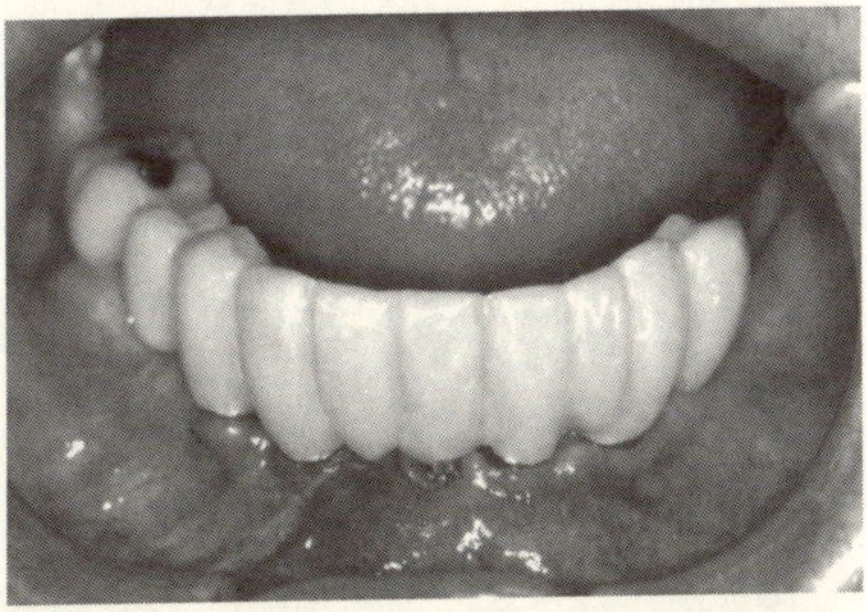

写真20　取り付けたアバットメントに仮歯を装着しました。入れ歯とは別世界の噛み心地になります。

4　快適な使い心地

インプラント治療は患者さんの予想をはるかに超えるもののようです。

仮歯で噛めるようになるのを待って、「インプラントの具合はどうですか?」とお聞きすると、例外なく「こんなに噛めるとは思いませんでした。本当に助かりました」というような返事が返ってきます。そして、不安げな表情から明らかに明るい表情になります。

(1)　どこに使ったかも忘れてしまう

インプラントは「人工歯根」と訳されますが、治療の経験からいうと、インプラントの噛み心地は自分の歯そのものです。

虫歯の治療のあと、クラウンを一本かぶせたことがあるでしょう。噛み合わせが正しくつくられたクラウンは、「かぶせている」という感覚もないくらいしっくりするものです。

インプラントもどこに入っているか忘れてしまうほど全く違和感がなくなるようで、定期検診の際、ご自分の歯とインプラントを示し間違えることがよくあります。そのくらい違和感がないのでしょう。

（2）入れ歯よりずっとよい使い心地

「入れ歯にだけはなりたくない」

後にご紹介する患者さんの手記にも出てきますが、それは歯がダメになりはじめると切実な思いになってくるようです。

歯を失った結果入れ歯になり、いざ使用してみると、その使い心地の悪さ、今まで食べていたものが噛めないことへのストレスを感じはじめます。しかしながら、インプラントがあれば安心です。お口の中を元の健康な状況に戻すことができます。

実際に模型で、入れ歯とインプラントの違いをみてみましょう。模型（写真21）は臼歯と呼ばれる歯が三本

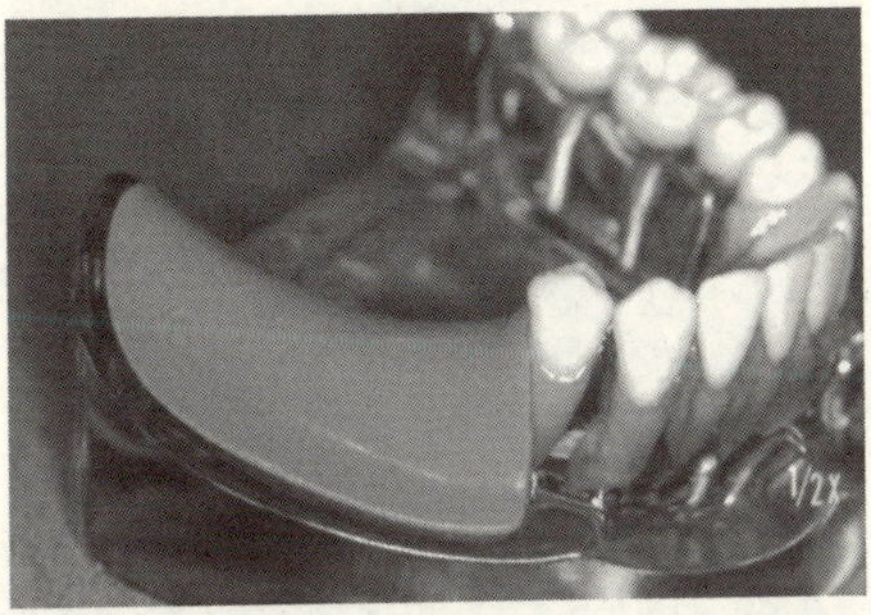

写真21　模型での入れ歯とインプラントの比較。臼歯が3本ないばあいの例。

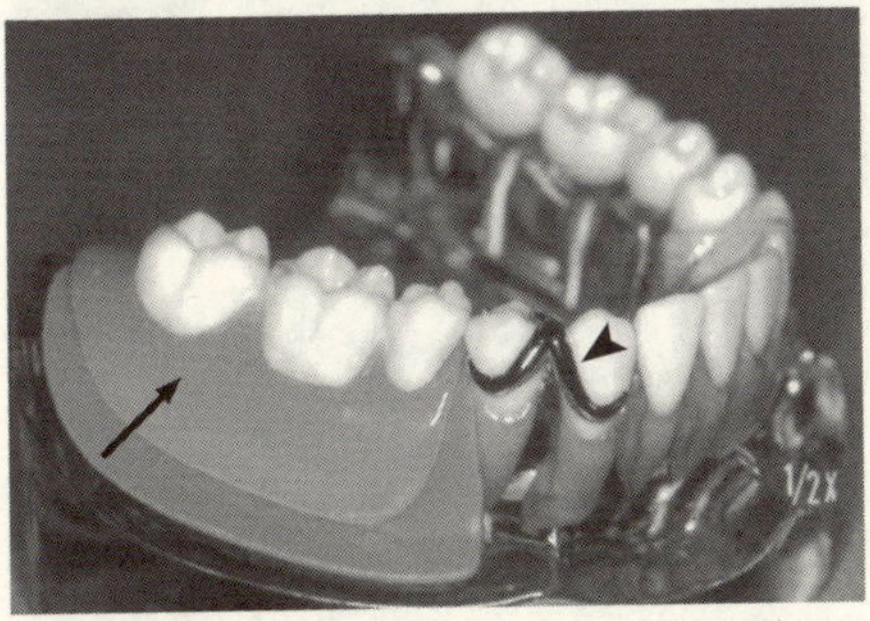

写真22　入れ歯を固定するクラスプ（矢頭）。クラスプをかけた歯に抜歯をするような力が加わる。入れ歯の噛み合わせの力を受ける義歯床（矢印）。異物感が大きい。

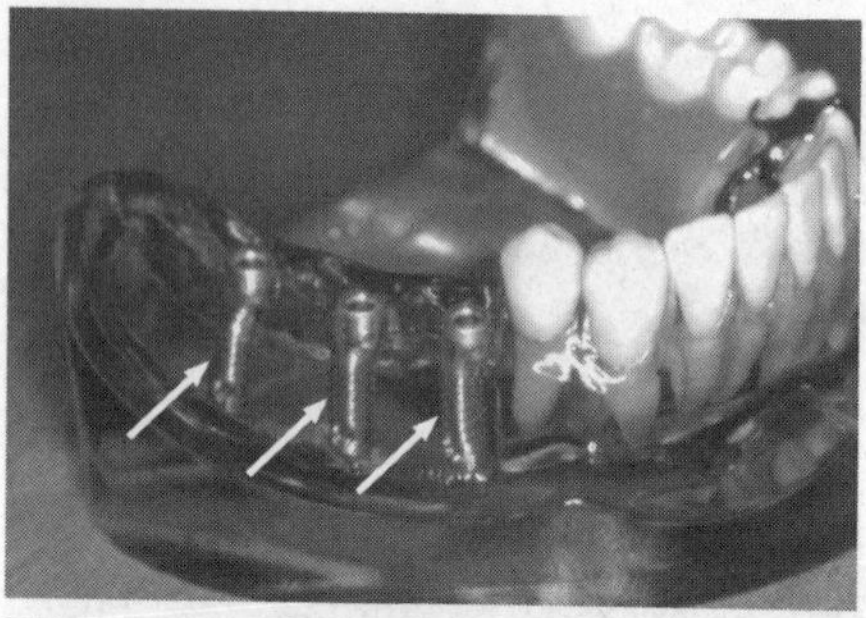

写真 23　臼歯が３本ない例にインプラントを３本植立（矢印）したばあいの模型。

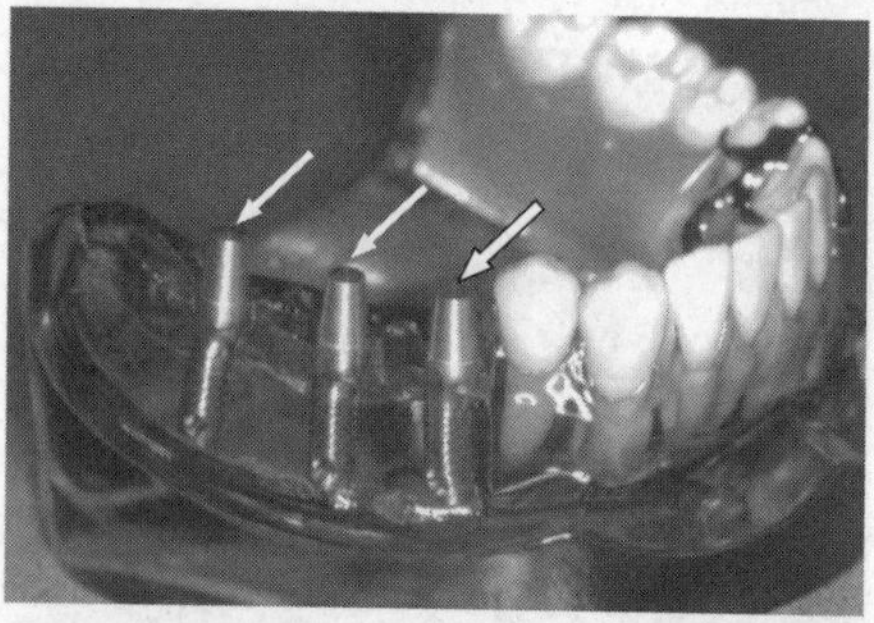

写真 24　アバットメントと呼ばれる芯を装着したところ（矢印）。

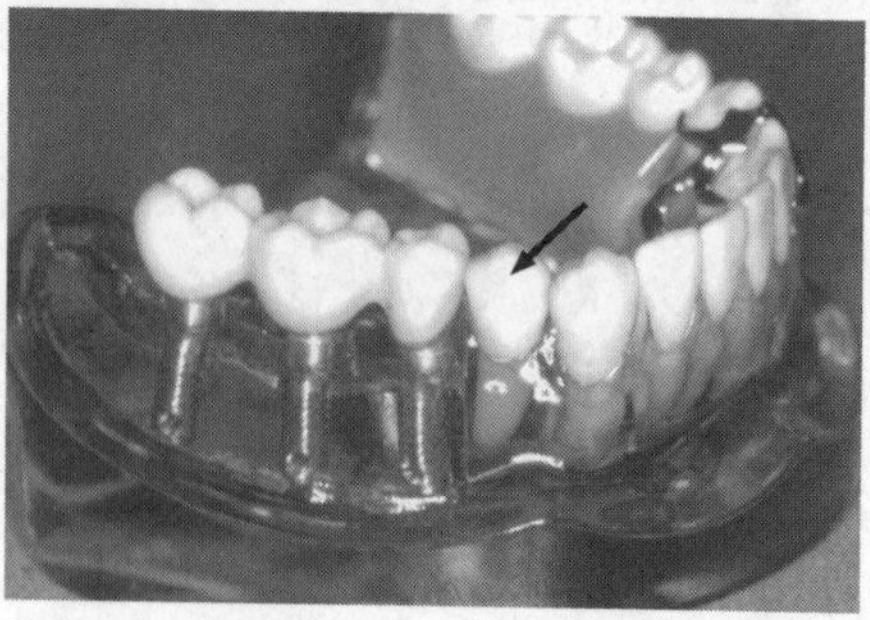

写真 25　アバットメントに冠（補綴物）を装着したところ。奥歯がないと矢印の歯に噛み合わせの負担がかかり、歯がダメになる。インプラントがこの歯の負担を軽減して歯を助ける役割を果たす。

ない状況です。入れ歯は通常、クラスプ（写真22矢頭）と呼ばれるバネを歯に引っ掛けて使用します。審美的にこのクラスプが目立ち、みた感じが気になると訴える方は多いものです。

さらに、噛むことでこのクラスプを引っ掛けた歯が抜歯をするときのようにゆすられます。私は、もともと歯を抜いたりする口腔外科が専門ですが、抜歯をするときは歯に回転力や側方力を加えます。入れ歯のクラスプはまさにその回転力、側方力を加えてしまうのです。したがって、何年かするとクラスプを掛けた歯がダメになります。クラスプ以外にも歯に引っ掛けて入れ歯を固定する方法がいくつかありますが、何年かするとやはり歯がダメになるばあいがほとんどです。それに加え、クラスプや他の固定装置を歯に掛けるためには歯を削る必要があることも欠点です。

また、入れ歯のばあい、歯の周りをピンク色の義歯床といわれる歯茎に相当する部分があり（写真22矢印）、ここで噛み合わせの力を受けます。この部分の厚みによる異物感は、初めて入れ歯を入れる人にとっては大きいようです。

次に、インプラントをみてみましょう。入れ歯の例と同じ、臼歯が三本ないケースです。歯がない部位に一本ずつインプラントを植立（写真23矢印）して、アバットメントと呼ばれる芯を装着（写真24矢印）、冠（補綴物）をかぶせます（写真25）。入れ歯と違い、インプラントのすぐ隣の歯にバネをかける必要も削る必要もありません。審美的にも優れ、異物感もありません。

また、奥歯がないと、通常一番後ろの歯にすべての負担が集中し、負担過剰で歯周病になってしまいます。ここではインプラントのすぐ隣の歯にあたりますが（写真25矢印）、インプラントが噛み合わせの力をしっかり受け止めてくれるため、負担が軽減され、歯が助かります。そして、何より噛む力、噛む効率は比べようもないくらいによいものとなります。

(3)　入れ歯は後退戦術

入れ歯も条件がよく、ていねいにつくられたものなら、あまり不自由を感じることはありません。

患者さんに治療計画を説明するばあい、もちろん義歯による治療があることも説明します。しかし、インプラントの噛み心地や食べ物を噛み砕く効率は入れ歯とは比べものになりません。

さらに、歯周病が進行したようなケースでは、歯が揺すられ、入れ歯を使用することで歯がなくなっていくことになります。歯を支える骨（歯槽骨）が吸収したケースでは、入れ歯が加速度的に骨を壊していくことになってしまうからです。さらに、入れ歯は歯茎の形に合わせてつくってありますが、だんだん歯茎がやせてきて合わなくなり、入れ歯が沈下する結果、噛み合わせが狂い、残る歯に負担がかかってきます。頻回に調整が必要です。

上顎の前歯だけがない人の入れ歯はほとんど「アクセサリー」に等しくなります。前歯で噛めば義歯が転覆してしまうからです。

前歯に義歯を使用している患者さんが来院しました。歯周病で揺れている周りの歯にクラスプ（バネ）を引っ掛けているため、話をするたびに前歯が揺れて、発音もおぼつかない状況でした。社会的に立派で、人と話す機会も多い方なのですが、これでは話す相手の方も前歯が気になって話に集中できないのではないかと思ったほどでした。

現在はインプラント治療によって、元の状況がうそのように、しっかり「歯」がそろっています。もちろん前歯で噛むことにも、何の問題もありません。もしそのまま入れ歯を使っていたら、残る歯もなくなっていたでしょう。

入れ歯は後退戦術といえます。歯を失いながら、将来的に総入れ歯になることを前提に治療を行なうのであればそれも一つの治療の選択肢といえます。しかしながら、現状に徹底抗戦し、残る歯も蘇えらせ、一生入れ歯なしで生活するのであればインプラントが断然有利です。

私は近い将来、患者さんが利用しやすい形でもっとインプラントが普及すれば、少なくとも部分入れ歯はなくなるだろうと考えています。

(4) 歯の悩みを忘れてしまう

歯がなくなりはじめると、毎日歯のことが気になりはじめるようです。誰かと会話をしていても、何か仕事をしていても、ふと「このままだと歯がなくなってしまう」という不安が頭をよぎるようです。そして、多くの患者さんが異口同音に「ボロボロ歯が抜け落ちて総入れ歯になる夢をみました」といいます。それまで否定しようと努めてきた自分の体の衰えを「歯」という具体的な物がなくなることで現実のこととして感じるようになるのでしょう。

インプラント治療はそんな悩みを解消してくれます。治療後は、自分の歯そのもののように違和感なく噛めるため、悩んでいた歯のことなどすっかり忘れてしまうようです。私たち歯科医師としては、患者さんが喜ぶのをみてうれしい反面、歯で苦労したことを忘れないでほしいと思う気持ちもあります。お手入れがあまりにも悪ければ、インプラントといえどもダメになる可能性があるからです。

「メンテナンスはきちんとしてくださいね」と患者さんに告げ、定期検診には必ず来ていただくようにお話しています。

5　インプラントで患者さんが気になる事項

インプラントを希望して来院する患者さんによく尋ねられる項目があります。以下にそのいくつかをあげてみます。

(1)　メンテナンスは大変か？

インプラントと聞くと、多くの人がメンテナンスも大変に違いないと思っているようです。それでは、自分の歯のお手入れは簡単なのでしょうか？

実際の歯の写真をみてください。歯根、特に大臼歯の根は写真26のように溝や根の分岐があり、非常に複雑な形をしています。歯茎が健康なばあいは通常のブラッシングで十分汚れが落ちるのですが、歯周病になると状況は一変します。複雑な形態をした根の部分が写真27（矢印）のように歯茎の上に顔を出すからです。こうなると根の形に合わせたブラッシングは非常に難しくなります。当院には歯周病の患者さんが多く来院しますが、根のくぼみや根と根の間、溝状になった部分には汚れがたまりやすく、長い経過をみていると虫歯や歯周病が再発するばあいがあり、私たちスタッフも一苦労です。

それに比べ、インプラントは断面が真円形をしていて、形がシンプルな分汚れを落としやすいといえます。また、歯は有機質なのでプラークがつきやすいのですが、インプラントは金属なので歯より汚れがつきにくく、通常ほとんどのばあい、簡単にブラシを当てるだけで汚れがとれます。通常の歯と同じようにきちんとしたプラークコントロールは必要ですが、自分の歯以上に、特に念入りにお手

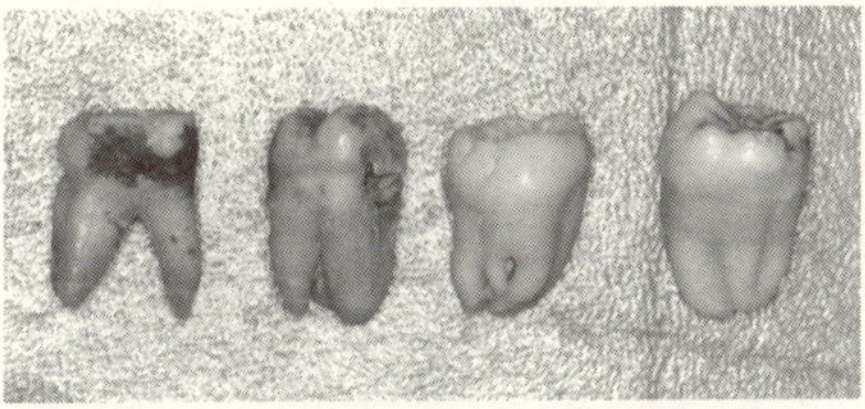

写真26　いろいろな根の形をした大臼歯。根には溝や分岐があり、複雑な形をしている。

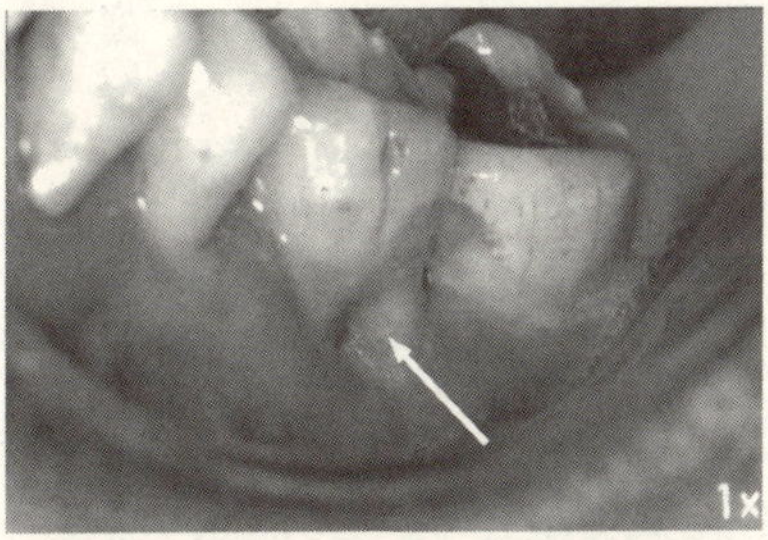

写真27　矢印のように歯根の分岐部が出てしまうとブラッシングが非常に難しくなる。

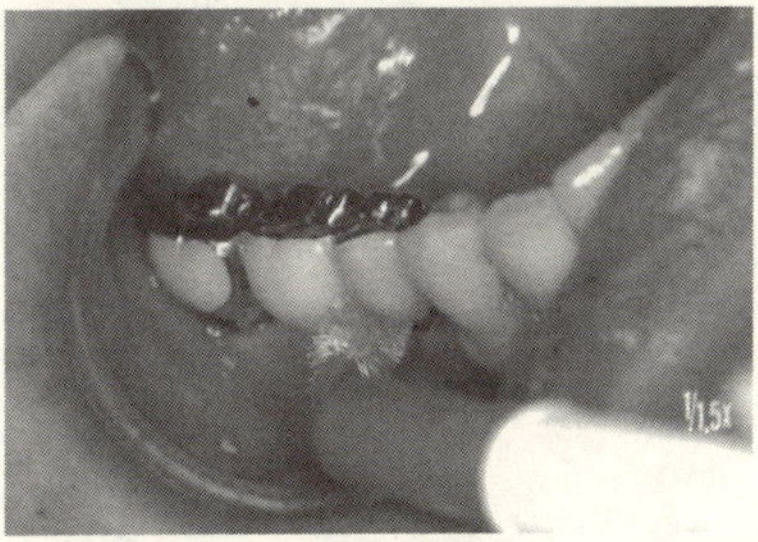

写真28　骨の吸収があった部位へのインプラントでは、歯間ブラシの併用が必要になるばあいもある。

入れする必要はありません。

ただ、歯周病治療後の歯の隣に植立したインプラントや骨の吸収が著しいばあいに植立したインプラントは歯間ブラシを併用していただくこともあります（写真28）。超音波ブラシをうまく使うのも有効です。

(2) 安全性はどうか？

現在使用されているインプラントはチタン性のルートフォーム（歯根の形）タイプのものが主流です。長い間の試行錯誤により、現在のインプラントはその形や表面性状の面からほぼ完成されたものと考えられています。適切に植立し、噛み合わせをきちんと調節しておけば、まず問題を起こしません。安心してよいでしょう。

しかしながら、インプラントがダメになるケースがないわけではありません。ダメになるばあいは初期の段階が多く、二〇〇本に一～二本程度の割合です。骨が硬すぎるばあいや軟らかすぎるばあい、骨が細いなどの条件の悪い場所への植立のばあいです。糖尿病などのばあいも注意する必要があります。

初期の段階でインプラントがダメになったばあい、動揺していますので、逆回転すれば、ものの数秒でインプラントを除去できます。それほど苦痛はありません。原因に対して対処を行ない、二～三カ月後に再度インプラントを行なえば骨につきます。骨が細いばあい、増骨を行なって、骨を太くしながら同時にインプラントを植立するばあいもあります。

「骨の中の神経や血管は傷つけないか、大丈夫か」と患者さんに聞かれるばあいがあります。処置のリスクは、歯科医師がインプラントを行なう周囲の基本的な解剖学の知識をどの程度もち、経験がどのくらいあるかにも左右されます。骨の少ない難しいケースでも写真8、9で示したように、レントゲンで確認を行ないながら処置を行なえば、まず問題はありません。

長期的な経過中にインプラントがダメになるばあいはインプラントの設計や噛み合わせに原因があります。第三章で詳しくお話しします。

(3)　寿命はどのくらいか?

現在のタイプのインプラントで最長例は三十数年経過しているものがあります。下顎の前歯の部分に七ミリという短いサイズのインプラントを四本植立し、一〇本近い歯をネジ止めしたものです。被せ物の設計に無理があることに加え、初期のタイプのインプラントでこれだけ使用できるのなら、きちんと設計し管理すれば、かなりの期間安定して使用できると考えています。実際、何年か使っていて問題を起こしてくるのは自分の歯のケースが多く、虫歯やクラック（歯の破折）で抜歯となるばあいがあります。

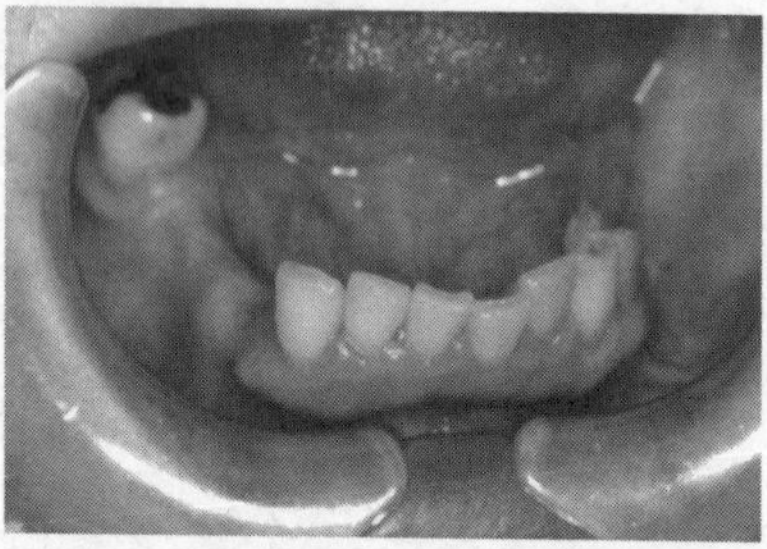

写真 29　35 歳で下顎の 6 本の臼歯を失った患者さん。前歯に動揺が始まっている。このようなばあい、義歯にすべきであろうか？

インプラントは一度骨についてしまえばかなり長期間使用できますが、ダメになるとすれば金属疲労の問題があると考えています。

インプラントはまっすぐの力には強いのですが、斜め方向の力に弱く、斜め方向から力を加える強度試験を経て製品化されています。それでも骨の細い場所に直径が細いインプラントを使用したようなケースでは、インプラントが破折するばあいがあります。破折を防ぐため、力のかかる大臼歯には増骨をしてでも太いインプラントを植立すること、噛み合わせの接触点を考えてインプラントの植立位置を決めること、インプラント同士を連結することなどを考慮する必要があるでしょう。

三五歳の患者さんに、インプラントの寿命について尋ねられました。インプラント治療を受けたいようなのですが、迷っていらっしゃいました。写真29のように下顎の六本の臼歯を失っています。残る歯はまだ骨がかなり残っていますが、歯に動揺が起こりはじめています。

このようなケースこそインプラントが適切と考えられます。今入れ歯にするよりもインプラントにしたほうがはるかに長い期間、残る歯を助けることができます。周りをインプラントにして噛み合わせの力をしっかり支えれば、歯の負担が減り、揺れはピタリと止まります。歯が甦ってくるでしょう。しかも、その使い心地は入れ歯の比ではありません。

確かに、今インプラントをすれば八〇歳まで生きるとしても、あと五〇年は使っていくことになります。家でも五〇年たつと相当傷みます。自分の歯でさえひび割れなどが生じるのですから、インプラントとて永久に使えるとは断言できません。しかしながら、もし万一破折が生じても修正が可能です。

義歯よりも、残る歯を助け、自分の歯のように使えるインプラントで人生を快適に過ごすことのほうが、はるかに有益であると考えています。

(4)　費用はどのくらいかかるのか?

インプラント治療の最大の欠点は、費用がかかることです。この問題が解決できれば、インプラントはもっと普及することでしょう。現在の平均的な値段は一本植立につき三五万円程度のようです。一本五〇万円を超えるような医院もあります。一本や二本の治療ならまだしも、全く歯がないようなケースでは片顎(上顎または下顎のみ)で八本から一二本程度のインプラントを植立する必要があります。上下顎両方ともインプラントにするとなると相当な費用が必要になります。

当院では年間二〇〇〇本を超える需要があるため、インプラント一本の値段を一八万円に抑えています。さらに、インプラントを植立したばあい、噛めるようになるまではもちろんのこと、ある程度の期間は無料でやり直す保障を行なっています。当院の技術や精度を考えるとかなり安価な価格設定だと考えていますが、やはり本数が増えると患者さんにとっては負担となります。最初は体の健康や残る歯を助けることに直接かかわってくる奥歯の治療を最優先し、後は徐々に進めるなど、患者さんに無理のない治療を考えることも忘れてはなりません。

総入れ歯の方には、インプラントを二本から四本植立して、入れ歯をがっちり固定してしまう方法もあり、患者さんの経済的な負担を減らしつつ、ある程度の機能回復をする方法もあります。

6　自信を持って私が勧める理由（医学的な理由）

インプラントの治療効果は絶大です。今や歯周病治療や矯正治療などあらゆる治療にインプラントが関与しています。インプラントを利用することで今までできなかった治療が可能になったり、残せないと考えていた歯が回復したりするのです。具体的にみてみましょう。

（1）　噛み合わせの補正には不可欠

①潜在的に存在する顎偏位症

顎が痛い、ポキポキ顎が鳴るなどの症状を経験したことはありませんか？

頭痛がする、肩がこる、腰が痛い、手足が冷えるなどの症状はどうでしょう？

そのような方は、ご自分のお顔を鏡でチェックしてみてください。左右どちらかに曲がっており、肩が下がって姿勢が崩れているはずです。

このようなばあい、噛み合わせの補正が必要です。右利きが多い日本人は、右で噛む傾向があり、顎が左に向かってねじれているばあいが多くみうけられます。噛み癖は偏位を引き起こすのです。

また、歯を何本も削ってかぶせる治療を受けたばあいや、義歯を使っていて歯がすり減ったり歯茎がやせたりすると噛み合わせが低くなる傾向があり、下顎がねじれて顔が曲がってきます。歯が抜けた後何年も放置しているばあいも同様です。

噛み合わせが低くなると、下顎が後退し、関節がずれる結果、間に挟まれた軟骨が皺になってこすれ、ポキポキ音がするのです。口を開け閉めしたときに、耳のすぐ前で動く部分があります。ここが顎関節ですが、耳と関節は近い位置にあるため、耳鳴りなど耳の症状が出るばあいもあります。いわゆる顎関節症と呼ばれるものです。肩がこる、腰が痛い、手足が冷える、姿勢が崩れるなどの症状をきたす顎偏位症のなかで、顎関節症は顎の周りに限った症状を指すと考えています。

噛み合わせは、単に低くなるだけではなく三次元的にずれたり、ねじれたりして偏位します。顎がずれると体が筋肉を使って重心バランスをとろうとするため肩が傾き、背骨が曲がってしまいます。その結果、背骨から出ている感覚神経や運動神経、自律神経を圧迫し、腰が痛い（感覚神経の症状）、

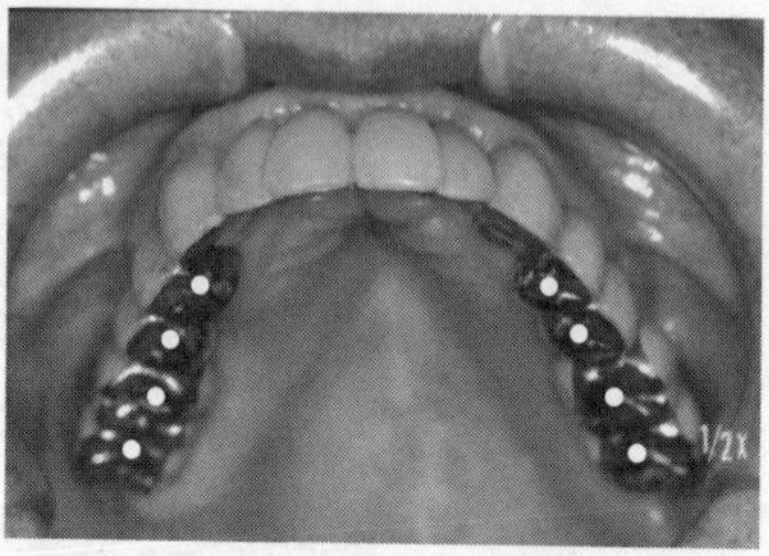

写真30　歯やインプラントにまっすぐな力が加わる、B点と呼ばれる接触点（点印）。すべての被せ物にこの接触点をつくることが大切。

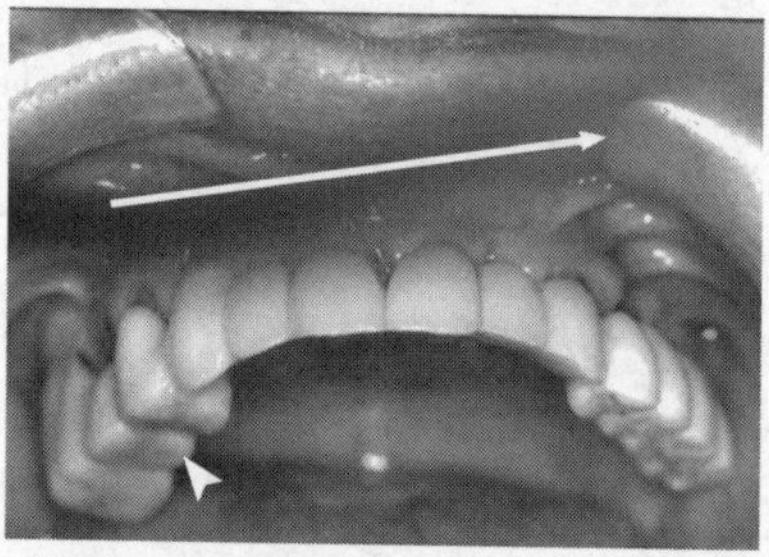

写真31　右側の矢頭の臼歯が左に比べかなり高い（下がっている）。このように上顎の歯列に傾きがあると、歯の低いほうに下顎が滑ってずれやすい。

手足が動きにくい（運動神経の症状）、手足が冷える（自律神経の症状）など多くの身体症状を引き起こすのです。

顎の位置のずれだけでなく、噛み合わせたときの歯の接触や顎が運動するときの接触も身体症状を生じないようにするためには重要です。歯を横に揺するような力が加わる接触は、歯周病を引き起こすだけでなく、潜在的なストレスとなったり、神経反射を介して、肩こり、頭痛などの原因となる筋肉の異常な緊張を引き起こします。当院では、一つ一つの歯に確実によい接触点を与える被せ物を装着します（写真30）。これを満たさないものは製作をやり直すことになります。通常の歯科治療では考えられないことですが、たった一個の被せ物が体の不調を引き起こしてしまうからです。

②不良な噛み合わせが顎偏位を引き起こす

写真31をみてください。この患者さんは左右の目をむすぶラインに比較して、右側の歯がずいぶん

高くなっています（矢頭）。このように、上顎の左右の歯の高さに差があると、下顎が低い歯のほうに、つまり矢印の方向に滑りやすくなります。実際に、患者さんの顔も「くの字」に曲がっており（写真32）、肩こりや腰痛があります。適正な被せ物がいかに重要かがおわかりいただけると思います。

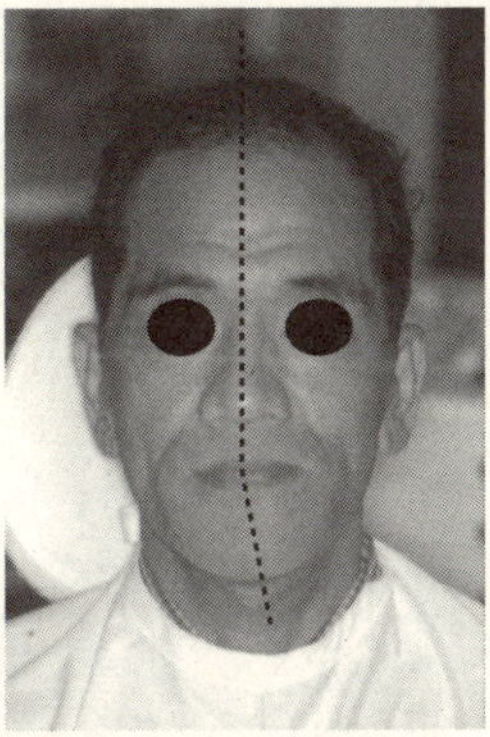

写真32　噛み合わせの調整前は、点線のようにお顔が「く」の字に曲がっていました。

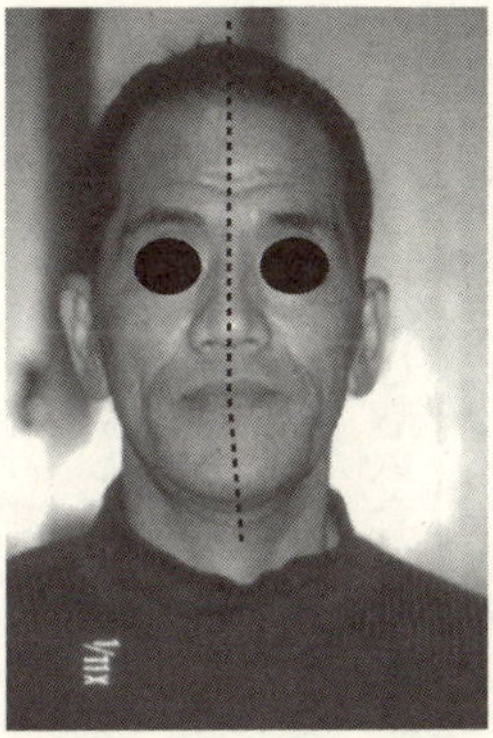

写真33　噛み合わせの調整を行なうと、点線のように顔の曲がりがとれ、ずいぶんバランスのよい顔立ちになりました。

この方のばあい、おそらく成長期から多少の顎のずれがあり、骨の成長が左右で差があることと、偏位の後かなり時間が経過していることが原因で完全に対称的な顔貌にはなりませんが、写真33のように噛み合わせの調整でずいぶんバランスのよい顔立ちになりました。患者さんは、噛みやすくなり、肩こり、腰痛などの症状も消え、姿勢も改善しました。

被せ物や入れ歯が原因で短期間に顎のずれを引き起こしたケースでは、その日のうちに簡単に顎の位置を修正できます。

顎のずれを生じている人は歯がなくなることで

噛み合わせが低くなっているケースが多く、何らかの形で顎を補正する強い力に対抗する歯をつくる必要があります。ちょうど車をジャッキアップするようなものです。

入れ歯は、歯茎で力を受けるため揺れて安定が悪く、歯がすり減ったり歯茎がやせたりすることで再び偏位を生じてしまいます。

インプラントは噛み合わせを補正する強い力にも対抗でき、仮歯を使って自由に調整が可能で、噛み合わせの治療には不可欠といえます。

(2) バランスのよい食事ができる

当院では、歯周病の患者さんに積極的に食事療法を行なってきました。本当の意味での歯周病は写真34の方のように全体的に骨が吸収し(点線)、レントゲン上で歯槽骨が黒く抜けて写ってきます。歯茎の色も健康なピンク色からはほど遠く、黒ずんだ赤色となります(写真35)。食生活が乱れ、歯茎や歯槽骨が弱ってきたために生じる病気といえるでしょう。

歯茎の色が悪いと、顔色は悪く艶は消えてしまいます。つまり、食が乱れると体も弱り、疲れがとれない、よく風邪をひくというような結果となります。

当院では今まで多くの歯周病患者さんを治療してきましたが、的確な歯周病治療に加え、積極的な食事指導を行なうことで歯肉の色は蘇り(写真36)、顔の色艶がよくなります。さらに、疲れ知らずの風邪をひかない体になるのです。

インプラントを希望して来院される患者さんは多くの歯を失っているケースがほとんどで、顔の色艶が歯周病患者さんのように悪くなっています。歯を失うことで軟らかいインスタント食品が主体の食事に次第に傾いていき、栄養バランスが悪くなる結果、歯周病が生じるという悪循環に陥っているのです。

最近の傾向として、三大栄養素（糖質、脂質、たんぱく質）、特に脂質は十分量以上に摂取できて

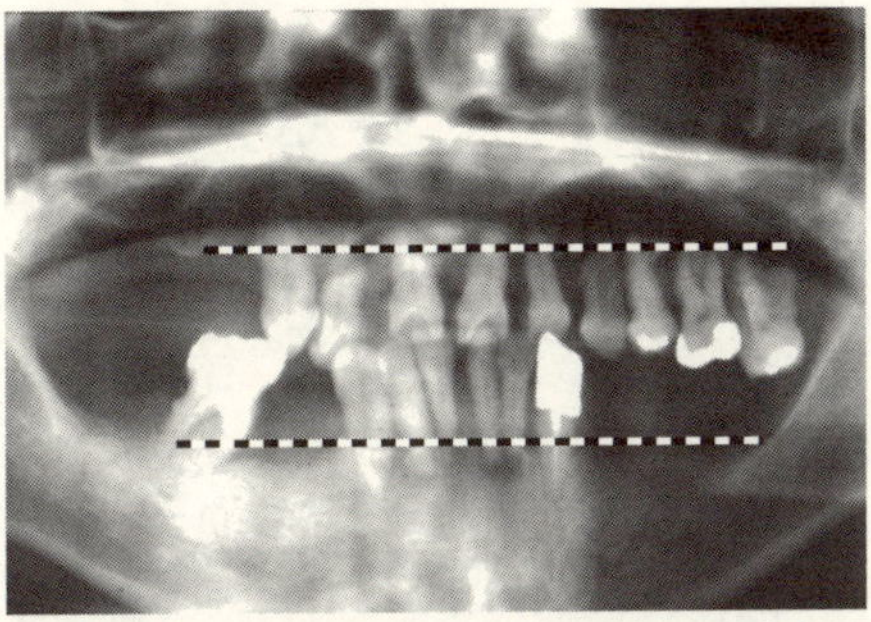

写真 34　体質的な歯周病患者さんのレントゲン写真。点線のように骨の高さが全体的に下がっている。

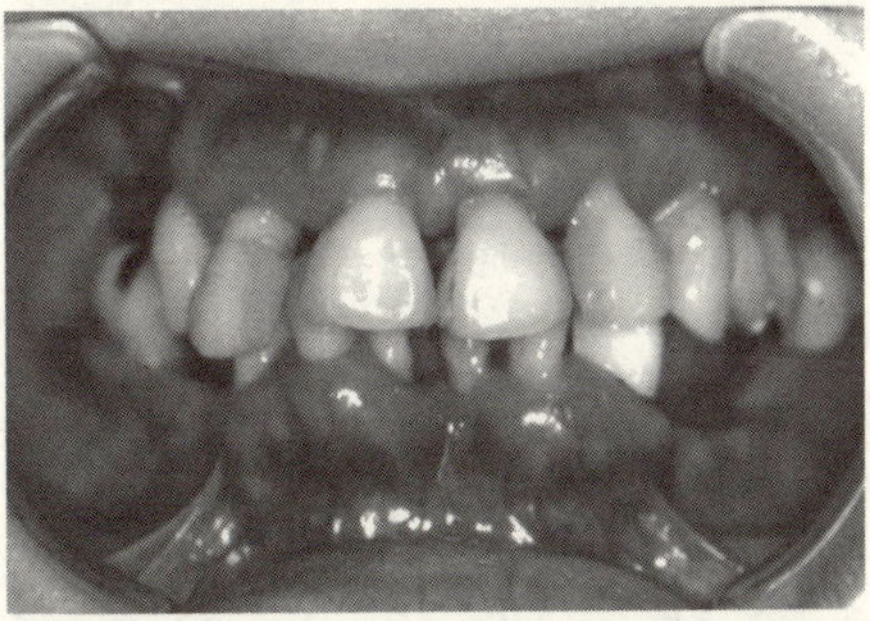

写真 35　レントゲン写真の方の、お口の中。歯茎の色は、黒味を帯びた赤色を呈していた。

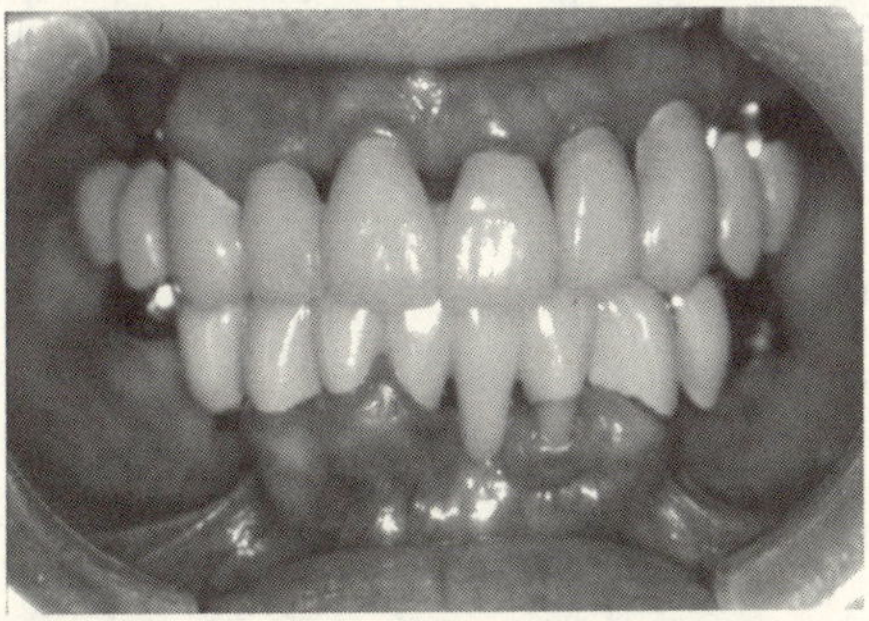

写真 36　治療が終了した後の患者さんのお口の中。歯科治療だけでなく、食事指導を行なうことで、体質が改善され、健康なピンク色の歯茎になった。

いますが、ビタミン、ミネラルが不足するという「飽食の中の栄養失調」が指摘されています。当院では、これらを補うため、細かな食事指導は患者さんによって異なりますが、分づき米、緑黄色野菜、ごま、豆類、海藻、小魚などを中心に摂取するように指導しています。

しかし、実際にはこれらの食事は、歯がしっかりしていないと難しく、インプラントが骨について、仮歯でしっかり噛めるようになって初めて食事改善もうまくいきはじめます。この頃から、患者さんの顔色は、初めて受診された頃とは比較にならないほど健康的になってきます。

アフリカの大地で草食動物の死骸をみました。自然界では、歯を失うと体力が衰え、先に肉食獣の餌食になり、死を迎えます。人間とて例外ではありません。日頃の診察で、歯を失った患者さんの顔の色艶の衰えが治療により改善していくのを目の当たりにして、何でも食べられる歯の大切さ、食の重要さを思い知らされます。歯を失った人にとってインプラントの恩恵は大きいのです。

(3) 残る歯を守る、インプラントは力柱

噛み合わせの崩壊は、多くの場合奥歯から生じます。最初は一本の歯の喪失であったものが、噛み合わせのバランスが崩れることで、残る歯の負担が増し、だんだん歯を失っていきます。特に、写真37矢印のように大臼歯がなくなると、残った最後方の小臼歯（矢頭）にかかる負担は相当大きく、外傷性の歯周病になっていきます。

最後に前歯が残るのみになると、噛む力が直接前歯のみに伝わるため、後は加速度的に歯の喪失が進み、総入れ歯になってしまいます。

噛み合わせの力は男性で五〇～六〇キロ、女性でも三〇～四〇キロです。歯の喪失が始まった人は早期にインプラントを植立して、この力を支えてくれる奥歯をしっかりつくる必要があります（写真38矢印）。力をインプラントが負担してくれることで残る歯に許容範囲を超えた力が加わることがなくなり、動揺していた歯も回復してしっかりしてきます。特に上顎の前歯は、奥歯がなくなると斜め上に突き上げられる力が働くため、奥歯をしっかりとつくることは重要です。

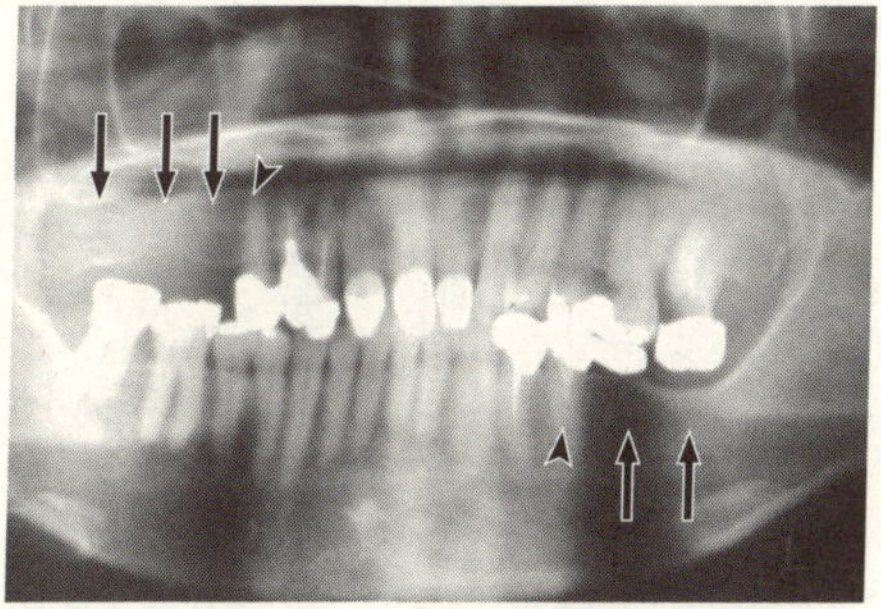

写真37　矢印の部分の5本の臼歯がなくなった例。最も力を受ける歯を失うため、矢頭の最後方の小臼歯が負担過重になり、放置すると外傷性の歯周病を生じてしまう。

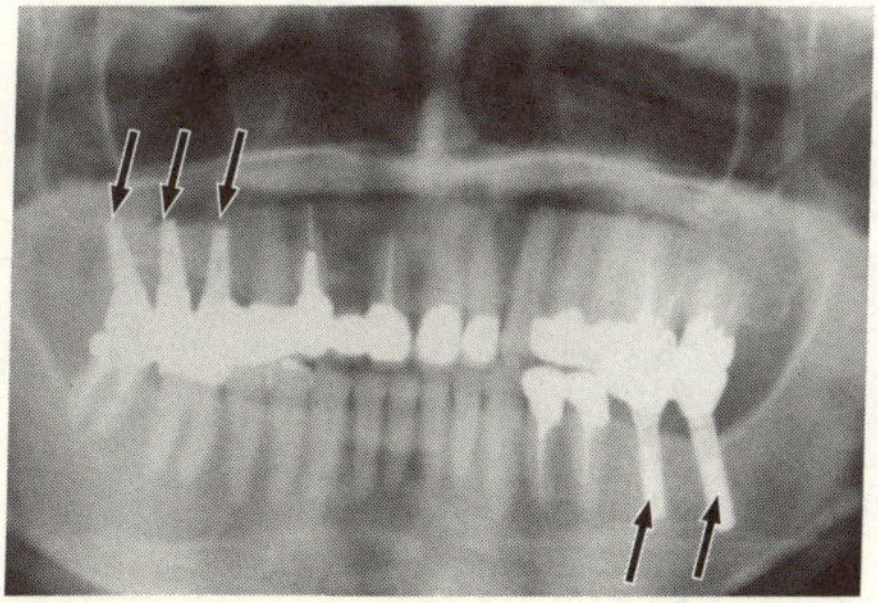

写真38　力柱となる奥歯にインプラントを植立して(矢印)、噛み合わせを回復した。動揺のあった小臼歯がしっかりした。

当然理解はできますが、患者さんは目にみえる場所の治療が気になって仕方がありません。前歯を早くきれいにしてほしいという希望をよく聞きます。しかし、いくら外観や屋根が美しい家を建てても、肝心の柱が細く、すぐダメになるようなものなら、「砂上の楼閣」でどういう結末になるか容易に理解ができるでしょう。インプラントは強い力を受けてくれる、家でいえば力柱なのです。まず、力を受ける奥歯をしっかりつくって、その後に前歯を治すことが治療の正しい手順といえます。

(4) 歯周病の歯も奇跡の復活

歯周病が進行すると歯が動揺して、周囲の歯茎や歯槽骨に炎症(赤く腫れ、痛むこと)が起こり、徐々に骨を壊していきます。体質的に問題のある歯周病のばあいは食生活の指導などが必要になりますが、多くのばあいは被せ物の噛み合わせが適切でないために、外傷性に歯周病になっているばあいが多く、インプラントで動揺している歯をしっかり固定し、適切な噛み合わせの調整を行なうことで、骨が回復します。

歯周病治療でまず最初に行なうべきこの歯の固定と噛み合わせ調整に、全く動かないインプラントが非常に有効に働くのです。

写真39は、外傷性に歯周病を生じた例です。歯の周りの骨が溶けて黒く抜けて写っています(矢印)。両隣の歯の細菌を抑えるため、簡単な歯石や歯垢の除去を行なった後、できるだけ早期にインプラントを植立しました。歯周病治療は時間との戦いです。なるべく早く固定をしっかりさせたほう

が有利なのです。歯はピンセットでつかむとふらふら動揺しています。インプラントが骨につくまでの二カ月の間に神経治療を完璧に行ない、期間を待って仮歯でインプラントと動揺する歯をつないで固定しました。固定して一年後の写真をみてください。インプラントで固定することで、通常では抜歯になるくらい溶けていた周りの骨（写真39矢印）が、奇跡的に回復して（写真40矢印）、歯もしっかりしました。このように、骨が溶けてからの経過時間が短く、患者さんの治る力が良好なら、インプラントを用いて揺れる歯を固定することで歯周病の歯も回復します。ちょうど、骨が折れたばあいのギプス固定と似ています。インプラントが強力な咬合力を支え、揺れる歯に強い咬合力と動揺が加わらないように安静を保つ役割をするのです。

写真41の方は、最初インプラントを希望されず、三本の歯をつなげてかぶせていました。しかし、歯が短く周りの骨が溶けている小臼歯（矢頭）の負担が、すぐ後ろの歯にかかり、矢印の根が折れてしま

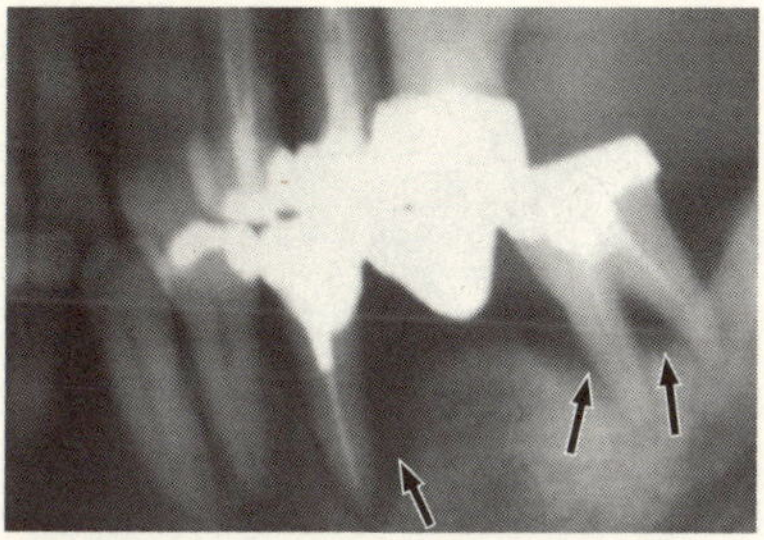

写真39　被せ物の噛み合わせが悪いため、外傷性に歯周病を生じている。歯に動揺があり、周りの骨が溶け、黒く抜けて写っている。通常では抜歯のケースである。

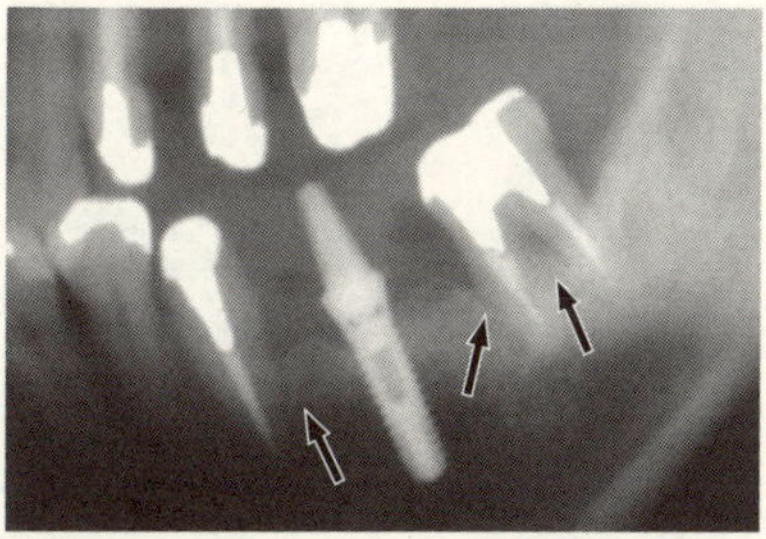

写真40　動かないインプラントで歯を固定することにより、矢印の部分の溶けていた骨が回復している。

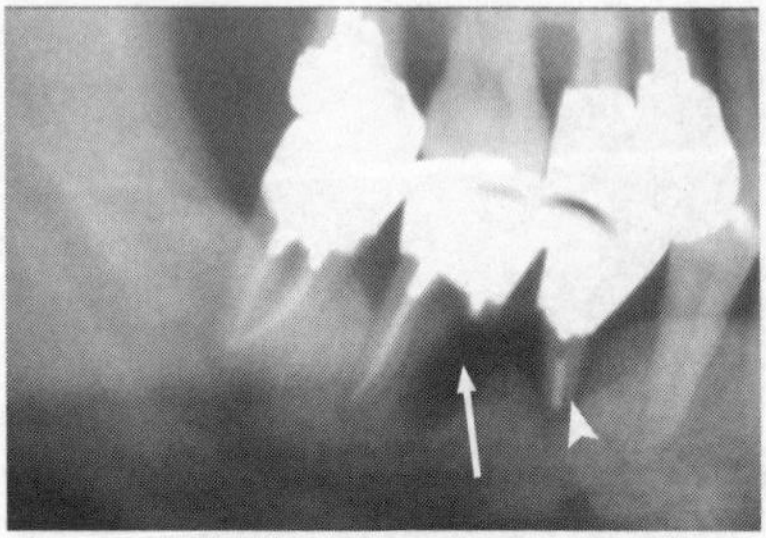

写真41　患者さんの希望で、3本の歯をつなげてかぶせていたが、短い小臼歯（矢頭）の負担がすぐ後ろの歯にかかり、矢印の根が破折した。

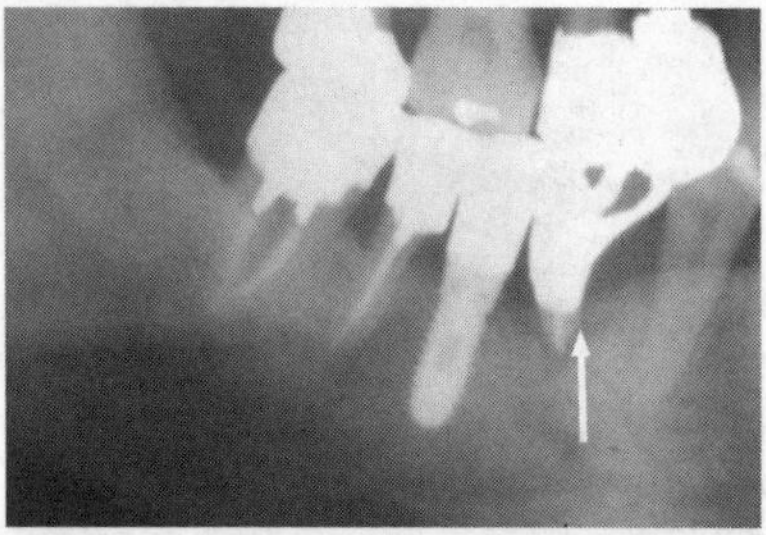

写真42　インプラントを植立して歯を固定したところ、矢印のように歯周病で溶けていた骨が回復した。

いました。

患者さんの歯を残したい希望を聞きながら、何とか一本インプラントを植立させていただき、写真42のように被せ物をやり直しました。非常にしっかり噛めるようになったことに加え、矢印のように歯周病で溶けていた骨が回復しました。患者さんも大変満足されています。

歯周病治療にインプラントが果たす役割の大きさがおわかりいただけると思います。

(5) 問題を起こすのは治療した自分の歯

定期検診等で当院に来院される患者さんをみていて感じることは、問題を起こすのは自分の歯がはるかに多いということです。

①ブラシで歯根がすり減った例

一〇年前に当院で治療を終えた写真です（写真43）。この方は、甘いものが大好きで毎日のようにケーキを何個も食べた結果、歯周病になり当院に来院されました。砂糖は虫歯だけでなく、歯周病にも大敵です。

一〇年前に食事改善をして現在は歯茎も顔色も別人のようになっています。しかしながら、一度吸収してしまった骨は回復しません。露出した軟らかい根の部分をブラシするうちにすり減ってしまい、今にも歯が折れそうな状況になってしまいました（写真44）。根管治療の薬がみえています（矢印）。歯の裏側もすり減り方がひどいため、やり直しを余儀なくされました。

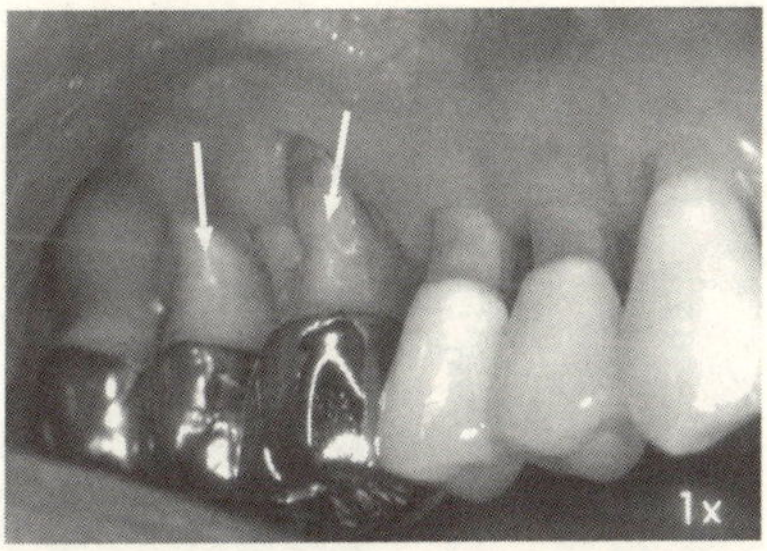

写真43　10年前に当院で治療を終えた歯周病患者さんの写真。骨がなくなっているため、軟らかい根が露出している（矢印）。

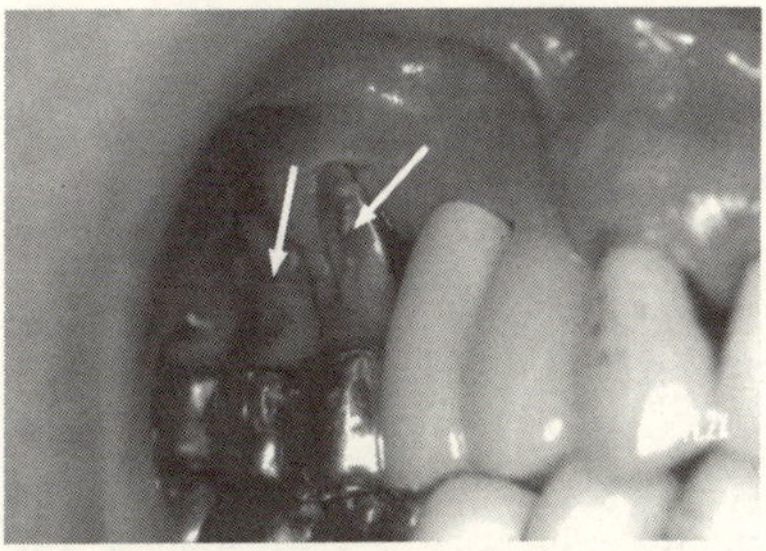

写真44　歯ブラシによって歯がすり減り、今にも折れそうな状況になってしまった。根管治療の薬がみえている（矢印）。

②かぶせた後の歯頸部の虫歯

何年か前に適合のよいクラウン（被せ物）をかぶせたのですが、歯と歯茎の境界部が虫歯になっています（写真45矢印）。おそらく甘いものを食べていたのでしょう。私どもとしては甘いものはできるだけ控えていただく指導や食べたばあいはなるべ

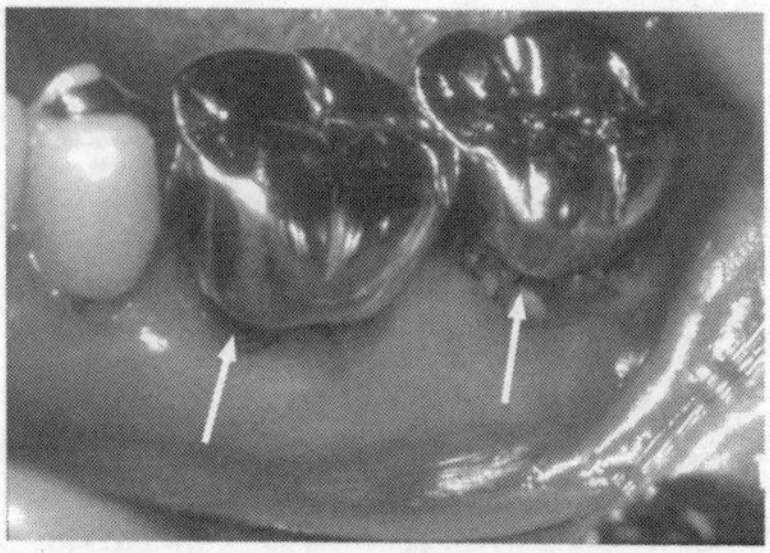

写真45　完璧に治療を行なっても、甘いものを食べると矢印のように虫歯で歯が溶けてしまう。

くすぐ歯を磨くように指導するしかないのですが、インプラントであればこのように虫歯でいやな思いをすることはありません。

③治療した歯の破折（クラック）

根管治療を行なった歯は、噛み合わせの荷重で割れることがあります。噛み合わせの非常に強い方やインレー（金属の詰め物）を装着している人は根管治療を行なっていないばあいでも破折が生じるケースがあります。インレーのばあいくさびの作用をしてしまうからだと考えられます。

特に、根管治療で汚れた歯質を削り取って歯が薄くなったばあいや、虫歯で歯冠（歯の歯茎から出ている部分）がなくなってしまっているばあい、噛み合わせの力を根の部分（根管）で受けることになり、クラックを起こしやすくなります。

写真46は実際にクラックを起こした例です。矢印のように、化膿して膿の出口ができています。ポケットを測る器具が歯茎に深く入っていますが、ひび割れに沿って写真のようにポケットが深くなっています。つまりこの部分は骨がないということです。写真47はレントゲン写真です。当院に来院され、歯がない部分を早くインプラントで補強しようと考えていましたが、残念ながらクラックがみつかりました。抜歯した歯にひびがみられますが（写真48矢印）、このように縦に真二つに割れた歯は

もはや保存不可能です。

クラックを起こした歯のいやな点は、そのまま使っていると、ひび割れたラインに沿って骨が大きく吸収してしまう点です。後でインプラントをするときに増骨処置が必要になってしまいます。

④歯周病の再発

天然の歯のばあい、その根が複雑な形態をしていることはすでに述べました。歯周病の治療をして安定していた歯も、歯垢や歯石などの汚れがたまれば再発してしまいます。天然歯は、有機質でありインプラントに比べ歯垢がつきやすいというのが実感です。しかも、複雑な根の形態により汚れもた

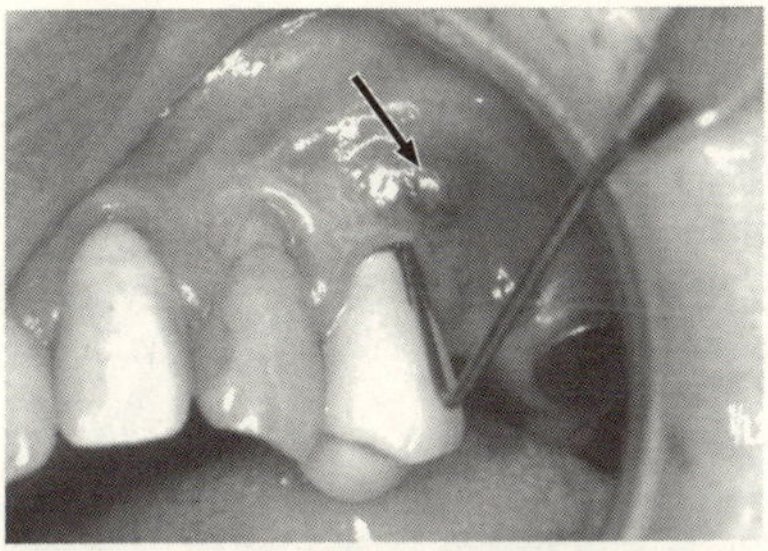

写真46　クラック（歯のひび割れ）の例。矢印のように、化膿して膿の通路ができている。器具の入っている部分にクラックが入っており、骨が溶け、ポケットが深くなっている。

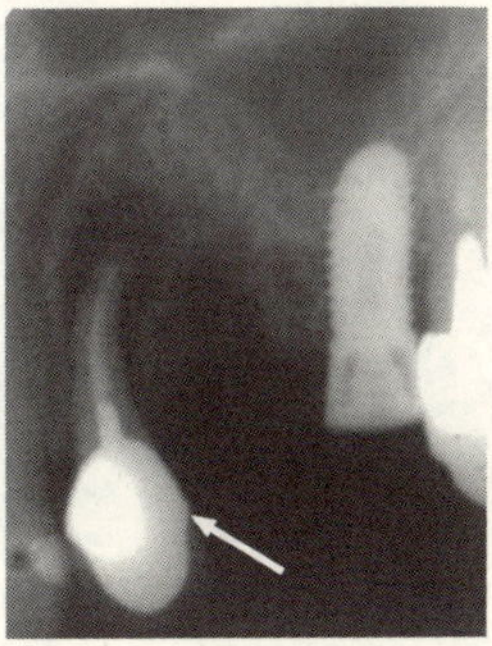

写真47　クラックを起こした歯（矢印）のレントゲン写真。周りの骨が黒く溶けている。もっと早くインプラントでこの歯の負担を減らしていれば、クラックが防げたであろう。

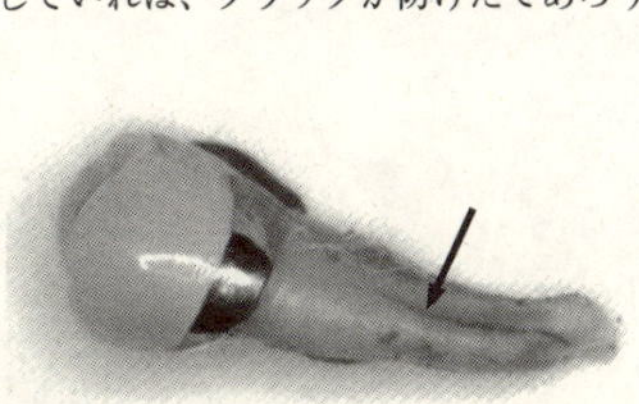

写真48　クラックを起こした歯を抜歯した。矢印のように縦にひびが入ったばあい、保存不可能である。

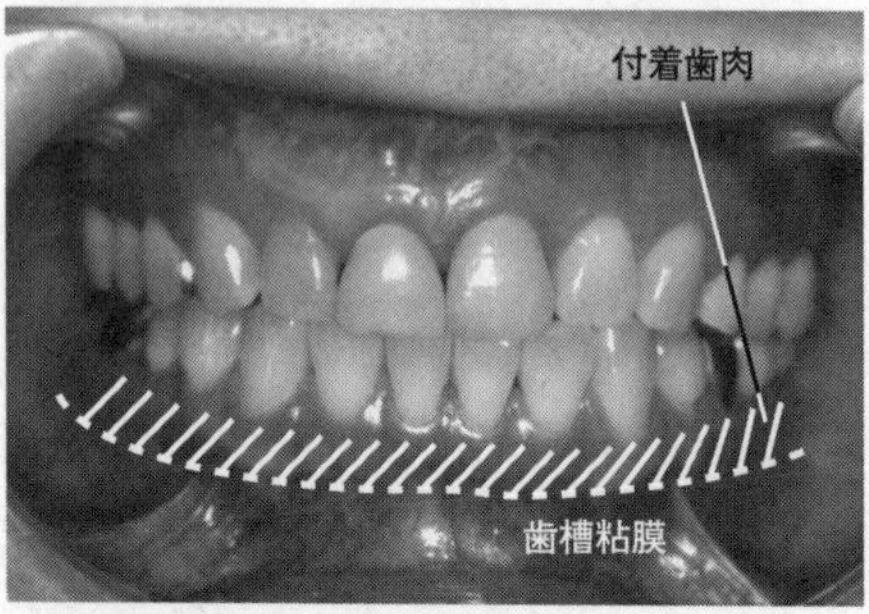

写真 49　点線より上の斜線部分で歯の周りに存在するのが付着歯肉。点線より下が筋肉に引っ張られて動く歯槽粘膜。

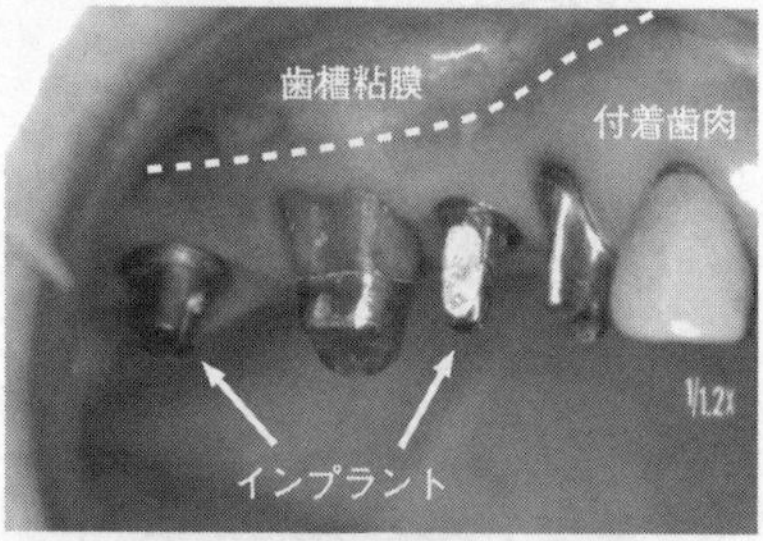

写真 50　点線より下が付着歯肉。上は歯槽粘膜。矢印のインプラントの周りには良好な付着歯肉が存在している。

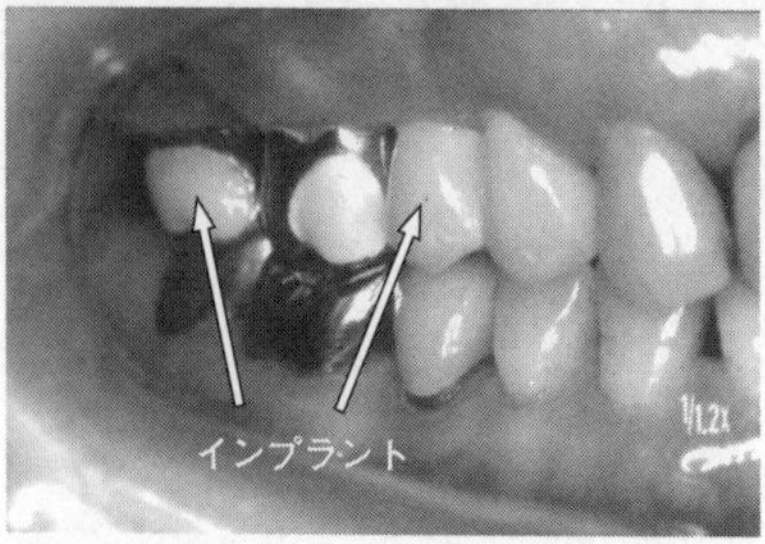

写真 51　被せ物をしたところ。矢印がインプラント。周囲に良好な付着歯肉が存在している。

まりやすいのです。

一般的な説としては、歯とインプラントではインプラントのほうが歯茎への付着が弱く、細菌が進入しやすいため、歯周病を起こしやすいとされていますが、日常的にインプラントの患者さんをみていて、むしろ歯周病で治療した歯より断然インプラントの予後がよく、歯周病の問題を起こすことはまずありません。

しかしながら、このようによい予後を得るためにはインプラント周囲の歯茎が安定した付着歯肉である必要があります。

ご自分の歯茎をみてください。唇を指で引っ張ってみて動かない歯茎が歯の周りに存在する付着歯肉です。動く部分は歯槽粘膜と呼びます（写真49）。歯が抜けて骨が吸収して低くなるとインプラント周囲の歯肉が歯槽粘膜となるケースが多く、唇や頬を動かすたびに筋肉で引っ張られ、インプラント周囲から細菌が進入して痛みや歯茎の腫れる原因となるばあいがあります。これは天然歯のばあいも同じです。このような症状が生じたばあい、歯茎の移植を行なえば改善します。

実際のインプラントの例です。写真50の点線より下が通常歯の周りに存在する付着歯肉。上は筋肉の動きで一緒に動く歯槽粘膜です。この例では矢印のインプラントの周囲は良好な付着歯肉となっています。写真51は被せ物を装着したところですが、周りの歯と同様、矢印のインプラント周囲に良好な付着歯肉が存在していることがわかります。このような例では、インプラントに歯周病（インプラント周囲炎）が生じることはまずありません。

（6）精神的な効果

①来院される患者さんをみて

歯を失うということは、患者さんの手記にもあるように、相当なストレスを感じるようです。患者さんのなかには、歯を失い、入れ歯になると、家族にさえ入れ歯であることを知られまいとする方や、友人との旅行の約束も入れ歯を出し入れする恥ずかしさからつい断ってしまうという方もいらっしゃいました。

人と話すときも歯のことが気にかかり、しだいに口元を隠して小声で話すようになります。そして、人前に出ることさえいやになるという状況になるようです。

インプラント治療を希望して来院する患者さんは、最初は非常に沈んだ表情をしています。治療を始めても最初のうちは、その表情はあまり変化しません。当院には、何軒もの歯科医院を訪れた後、その結果に満足できず、遠くから来院されている方が多く、むしろ通院や治療に多少なりとも苦痛が伴うため、本当にこれでよくなっていくのかと不信感を持つ方もいらっしゃいます。

私は、それでも続けて来院される患者さんに、これまでの苦悩と強い決意を感じ、信じて通院してくださることに感謝の気持ちすら覚えます。また、私自身治療に対する無限のエネルギーが湧き上がってくるのです。

そして、治療が進み、植立したインプラントに仮歯を装着して、しっかり噛みしめた瞬間、生まれ変わったように患者さんの目が輝きます。私たちもうれしい瞬間です。

②ストレスと免疫力

精神的なストレスが引き金となって、体の抵抗力（免疫力）が低下してしまうことはすでに証明されています。

私も過去に、口腔ガンの患者さんの治癒力に驚かされた経験があります。口の中のガンが顔の皮膚に向かって膿の通路をつくり、膿が止まらない状況で毎日消毒と強力な抗生物質の点滴投与を行ない悪戦苦闘していました。入院治療は患者さんにとって相当なストレスであったと思います。お正月休みに何日間か外泊を許可し、家族と過ごした後に帰ってこられたときの患者さんの顔は、喜びに満ちたものでした。それと同時に膿の通路がほとんど消えていたのです。私は現代医学の無力さを痛感し、人の体の治癒力、生命力の偉大さに驚きました。

実存心身医学の分野で優れた業績を残しておられる高島博博士は、人の精神状況と病の関係で興味深い報告をしています。ある会社で賃上げ闘争をしていた労働組合員一〇八四人のうち、四分の一にあたる二六四人に腺窩性扁桃炎の集団発生が生じたというのです。

腺窩性扁桃炎は溶血性連鎖球菌による感染症ですが、疲労や栄養障害など体の抵抗力の低下により発症するものです。同じ飲食物を食べたとか、同じ空気を吸ったなどの共通の特徴はみられず、その家族や会社の管理職の人には発症が認められず、ストレスを受けていた組合員にのみ認められたのです。ストレスと発病について実際の現象をとらえた非常に意義深い結果です。

また、最近ストレスが自律神経を介してアトピーなどのアレルギーを引き起こすことや、免疫力の低下を介して脳の働きにまで影響するという研究結果が報告されています。

③自信と希望を回復

歯を失うことによる身体への害は食の変化という直接的な影響に加え、精神的なストレスという形でも影響を及ぼすといえます。もちろん、その受けるストレスは本人の性格や周りの人びと、社会的な環境によっても異なりますが、身体的にも精神的にも健康に過ごしていくために、インプラントの効果は大きいと考えています。

治療を終えると、顔の輝きが増し、しっかり噛みしめることで生きる自信を取り戻したかのようににこやかになる患者さんをみて、患者さんの治癒力、生命力が向上した確かな手ごたえを感じとることができるからです。

(7) 噛むことと脳の働き

われわれが日常患者さんをみていると、老齢の患者さんであっても、歯がしっかり生えそろっている方は若々しく、矍鑠《かくしゃく》としていらっしゃいます。

これを証明するかのように、六五歳以上の方を対象に調査を行なった結果、歯がしっかりしていて噛む能力が高い人は骨密度が高く、片足立ちなどの運動能力も優れていたとの報告があります。当院でも、初診のすべての患者さんの骨密度を測っていますが、顔の色艶のよい方は骨密度が高い傾向にあります。

また、歯がしっかりせず入れ歯も入れない人は、健康状態が悪く、寝たきりになっているケースが多いといいます。

さらに、脳が広範囲に萎縮する病気であるアルツハイマー病が歯の喪失により増加することが報告されていて、これは噛むという脳への刺激が発病を抑える一つの要因になる可能性を示唆するものといえます。

噛むという行為が、脳を刺激し、知能を発達させたり記憶力を向上させたりすることは、すでに子供の知能指数と噛む能力の観察からわかっています。

最近、痴呆が適度の筋力トレーニングで改善することが話題になっていましたが、体を動かすのと同様、噛むという筋肉を使って毎日三回行なう行為が、脳の血流を上げ、脳の働きを刺激するといえるでしょう。

自然界では、歯を失うことは体が衰え、命を失うことを意味します。これらの結果から考えると、人とて例外ではなく、歯を失うことは、食の変化による肉体的な影響、あるいは精神的な影響だけでなく、脳の働きや運動能力の低下という機能的な部分にも影響を及ぼします。

健康で質の高い生活を送っていくためには噛み合わせの回復は重要といえます。

7 歯を失うことの恐ろしさ

(1) 歯が抜け落ちて衰弱した患者さんをみて

「食べる」という行為を私たちは日常的に当然のように行なっています。そして、それがどんなに大切で、幸せなことであるのか、歯があるときは考えもしません。

私たちの医院には毎日のように、歯を失った多くの患者さんが来院します。残っている歯のすべてが歯周病でふらふら揺れて噛むことすらできない人、このようなばあい「噛む」という顎の動きすら忘れています。また、義歯の適合が悪いために噛むことができない人、あるいは奥歯がほとんどなくなって食べ物を丸呑みして食べている人などさまざまなケースが見受けられます。そしてこのような患者さんには、共通する特徴があります。姿勢が崩れ、爪の色や歯肉の色が悪く、顔の色艶が消え、精神的なストレスからか目が虚ろになっているのです。

これらは当然の結果です。歯がなくなることで、体のバランサーである顎の位置が定まらず姿勢が崩れ、また例外なくすべての生物の生命力を左右する「食」が乱れることで顔色が変化するのです。

私は現在までに二五〇〇本以上のインプラント処置を手がけてきました。インプラントを行なう患者さんのなかには骨が軟らかい患者さんも多く、当院で治療前に測定している全身的な骨密度をみると非常に低い患者さんもいます。そのようなばあいでも、骨密度に関係なくインプラントは良好に経過しています。しかしながら先日最悪の状況ともいえる方に遭遇しました。

骨が脂肪様に変化してインプラントを植立するホールから全く血液が出てこないうえ、一年近く前に抜歯した傷が全く治癒していないのです。体に傷を直そうとする力が感じられない方でした。聞くところによると、この方はここ一年ほど、お酒とおかゆ以外はほとんど口にせず過ごしてきたのだということでした。本人がいうには、「一年ほど前に奥歯を一気に抜かれ食事ができなくなった。入れ歯をつくったが、あんなものは入れたくない。もういつ死んでもいいんだ」と自暴自棄になっていたそうです。歯が一気になくなったショックは相当なもので、生きる気力も失っていたようです。インプラントがあることを知り、一縷の望みをもって来院しました。患者さんに、

「今の状況では衰弱していくだけだ。とにかく早く噛めるようにしましょう」

と説明して六本のインプラントを植立しました。もちろんこのようなばあいは現状を考えた食事指導を始めることは重要な治療の一つです。骨の状況が悪かったため、六本のうち一本はダメになりましたが、五本のインプラントによってかなり噛めるようになりました。するとみるみるうちに顔色、爪の色が改善してきたのです。さらに驚くことに、インプラントをやり直そうと、全く血の通っていなかった場所へ二度目のインプラントを植立しようとしたところ、たった五カ月の食事指導で別人のよ

うに骨が変化していたのです。骨から十分な血液が流れ出る硬い〝生きた〟骨に変化していたのでした。

これはほんの一例にすぎませんが、インプラント治療を終えたすべての患者さんは例外なく姿勢、顔や爪の色艶そして目の輝きが改善していきます。

患者さんが歯を失った経緯はいろいろあるでしょう。ブラシや食べ物など自己管理が悪かったばあいや治療が不良で歯を失ったばあいがあります。健康な自分の歯に勝るものはないといえますが、歯がなくなったばあいでも心配いりません。インプラントが十分、あるいは自分の歯以上に代役を果たしてくれます。そして、再び自信と健康を手に入れることができるのです。

(2) 早く気づけば少しの治療で済む

歯がなくなって、噛めなくなり、体が衰弱していく、その第一段階は、たった一本の歯を失うことから始まります。「一本くらいなくても大丈夫だ」と気にせず過ごしていると、今度は奥歯が何本か脱落していき、治療を躊躇しているうちに、歯の崩壊はある時点から加速度的に進行していきます。それは、家の柱を一本、一本抜き取っていった結果、ある時点で加重に耐えられなくなり一気に崩壊していくようなものなのです。

さらに、崩壊が進むと他の歯にも悪い力が加わり、位置が変化してしまうため、場合により矯正治療で歯を元の位置に修正する必要も出てきます。

柱がなくなって傾いた家を想像してみてください。これを元に戻すには相当の労力と時間が必要になることは容易に理解できるでしょう。ここで決定的な手を打たないと、つまり完璧な治療を行なわないと、状況はよけいに悪くなり、われわれの労力も、患者さんの負担もさらに大きくなります。

その場しのぎの治療では、状況がよけいに悪くなるのです。

人はよほど懲りた目に遭って、途方にくれて初めて行動を変えるに至ります。したがって、来院される患者さんをみているとかなりの手直しが必要になっている方がほとんどです。「早く手を打っていれば、もっと自分の歯が残せたかもしれない。インプラントの本数も減らせたかもしれない。もっと早い段階で患者さんにそのことを理解してもらえないものか」。日々診療を行ないながらそんなことを考えさせられます。「治療は簡単」と私たちが診断しても実際には治す本数が多く患者さんの負担を考えると説明を躊躇してしまうばあいがあるからです。インプラント治療の欠点は費用がかかることです。われわれの診療室では年間二五〇〇本以上のインプラント治療を行なっており、数量効果から一本一八万円程度としていますが、それでも全く歯がないケースでは最低一〇～一二本のインプラントが必要で、かなりの額になってしまいます。なんとか多くの方にインプラントの恩恵を受けてもらえるように、今後も価格面での努力が必要と考えています。

これは、インプラントに限らず、すべての治療に通じることですが、「治療の決断が遅れれば遅れるほど患者さんの経済的な負担や時間、労力が余分にかかることになる」。このことに早く気づいて少しの治療と予防に力を入れることが患者さんにとっては幸せなことなのです。

(3) 歯科医療の現状

私たちの医院での新来患者さんの診察は独特で、患者さんが診察室に入ってこられるところからすでに始まっています。姿勢や顔貌、目の輝き、顔色などから、患者さんの噛み癖や歯の不正、歯の欠損状況、歯周病や噛み合わせなどの患者さんの問題点、食生活の状況等を瞬時に判断します。そして、お口の中をみる前にわれわれが行なった、その診断が外れることはまずありません。患者さんの全体をみて診断、治療方針を決定するこの方法は、本質を突いていると私たちは考えています。全体像をみていないと治療が間違った方向へ進んでしまうことがあるからです。

このような方法で、診療室を訪れる年間一五〇〇人近い新来患者さんを観察すると、顔の色艶がよい人は間違いなく骨や歯茎が丈夫です。ではなぜこのような患者さんの多数の歯がなくなっているのでしょうか?

患者さんを観察していえることは、治療してある部分の骨が歯周病で溶けていたり(写真52)、治療してある部分に噛み合う歯がなくなっていることです。不適切な被せ物で歯に悪い力が加わるため、歯が横方向にゆすられることが原因で外傷性の歯周病が進行し、歯を失ったと考えられます。

歯は横方向の力には弱いのです。さらに、このことを証明するかのように、治療を受けていない歯を観察すると歯槽骨はほとんど吸収していないのです。つまり、治療によって歯が壊されているばあいが多いといえます。一〇人新来患者さんが来院すれば九人までが被せ物や根管治療が悪くて歯がだめになっています。同じ仕事でも、高い意識で取り組む人ばかりではないということを多くの業種で感じますが、歯科でのこのような状況をみると、同じプロとしてむなしさを感じます。

もちろん、適切な治療をしている先生もいて、そちらに通う患者さんが当院を来院することは少ないのでしょうが、当院での現実は先に述べたような状況なのです。

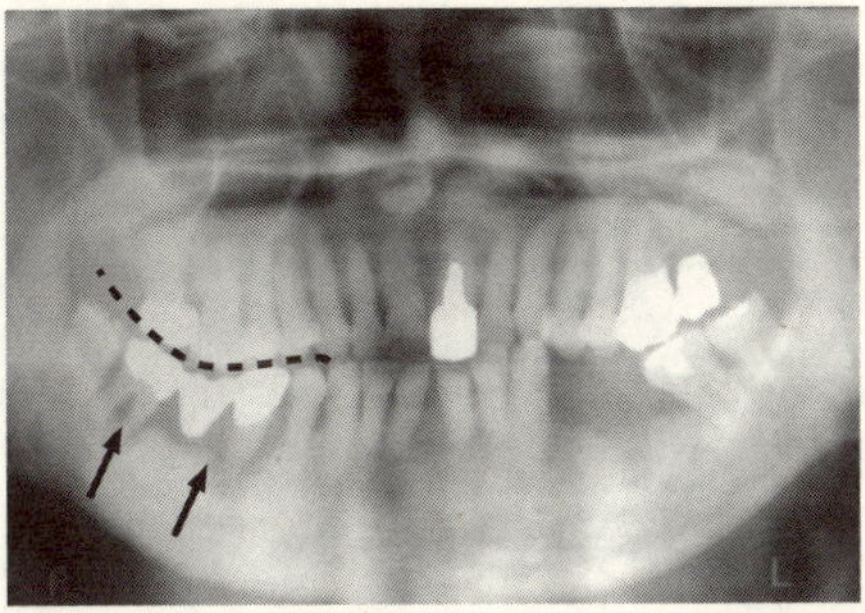

写真 52　被せ物を装着している部位の骨が歯周病で壊れて黒く写っている（矢印）。被せ物の配列が悪く、破線のように湾曲している。

しかしながら、インプラントの予後はかなり期待できるものになっていて、治療で歯を失いつつある状況を一変することが可能になっています。インプラントは丈夫で、全く自分の歯が生まれ変わったように使えるので、壊れかけた歯を蘇らせ、歯をなくした患者さんには福音といえるでしょう。

(4)　急増する若者の歯並びの不正

歯を失う原因はいろいろあります。一つは、患者さんの食生

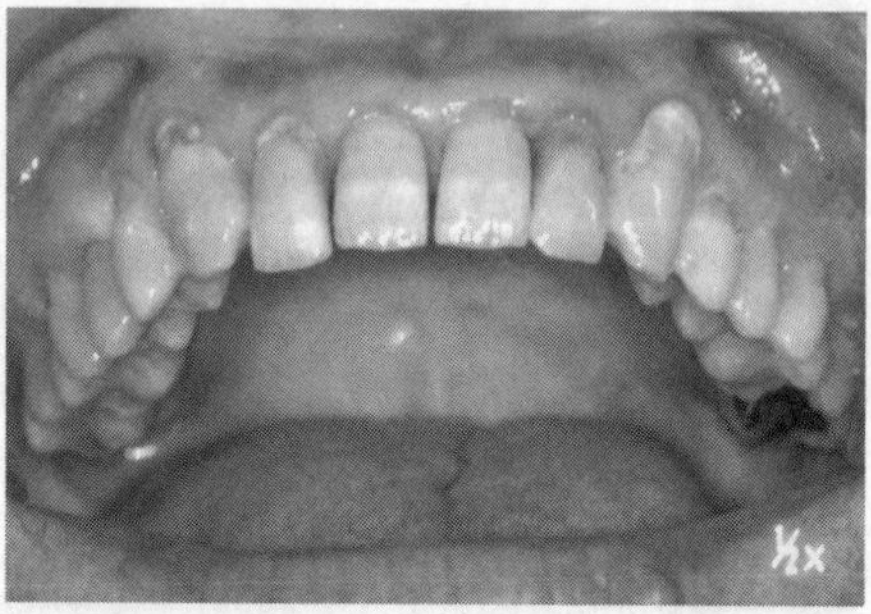

写真 53　初診で当院におみえになった 66 歳の患者さんのお口の中（上顎）。

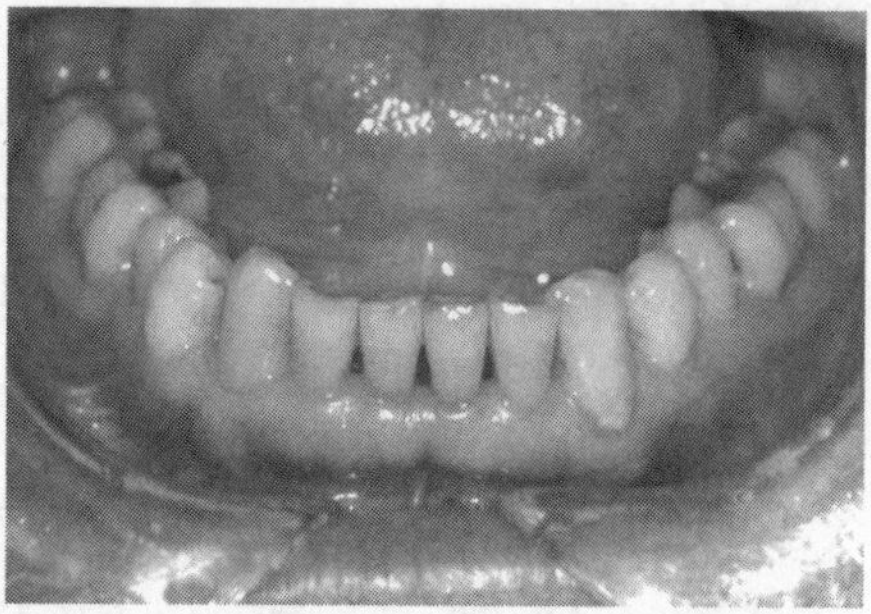

写真 54　同下顎。奥歯までしっかり十分に萌出していて、倒れることなくまっすぐに生えている。

活やブラッシングが悪いために、虫歯や歯周病になって歯を失うケース。このばあい、患者さんに認識を変えていただくことが大切で、私たちの医院では、二〇年以上続けている「良い歯の会」への参加をお勧めしています。二つ目は、不適切な治療により歯をなくしていくばあいで、お気の毒なケースです。そして、三つ目は成長期に生じた歯並びの不正による歯の喪失です。

身の回りに氾濫する食べ物を注意深く観察してみてください。加工食品、冷凍食品の何と多いことか。食品は軟食化し、噛む回数は確実に少なくなっています。弥生時代には一回の食事で実に四〇〇〇回近く噛んでいたと考えられていますが、現在では約六〇〇回程度にまで減少しています。戦前と比較しても戦前が一四〇〇回程度ですので、半分以下に減少しています。

六〇、七〇歳代の患者さんをみると歯並びや歯の萌出の程度がよく、顎もしっかり発達しています。患者さんのなかには、私たちが「すばらしい」と思わず感嘆の声を上げてしまう人もいます。写真53、54は六六歳の患者さんですが、歯が十分萌出していて、しかもまっすぐに生えています。治療の形跡もほとんどありません。

しかしながら、若い世代では、写真55に示すように、顎の発達が悪いため、歯が生えるスペースがなく、歯列不正が生じたり、写真56矢印のように奥歯が倒れて、十分生えていないケースが多くみられます。

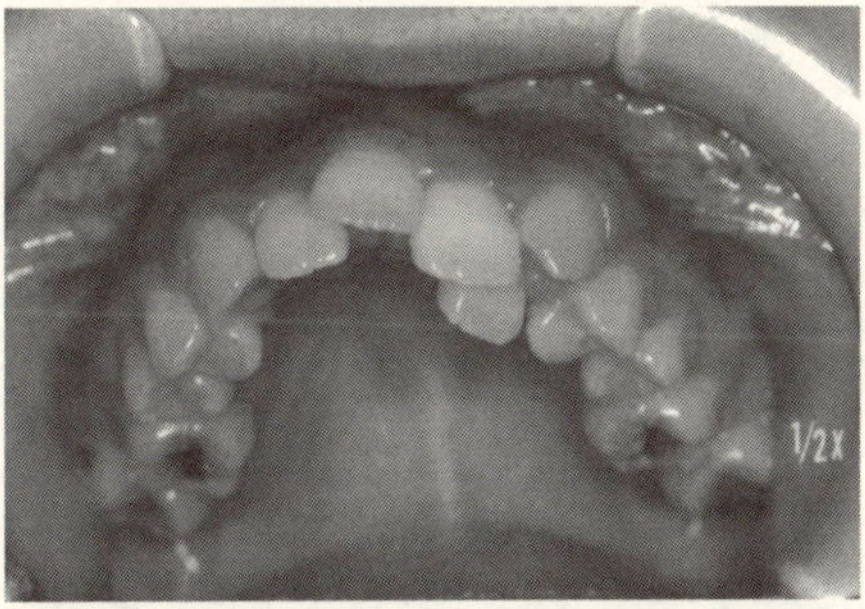

写真 55　初診で当院におみえになった19歳の患者さんのお口の中（上顎）。顎の発達が悪く、歯が生えるスペースがないため歯並びが悪い。

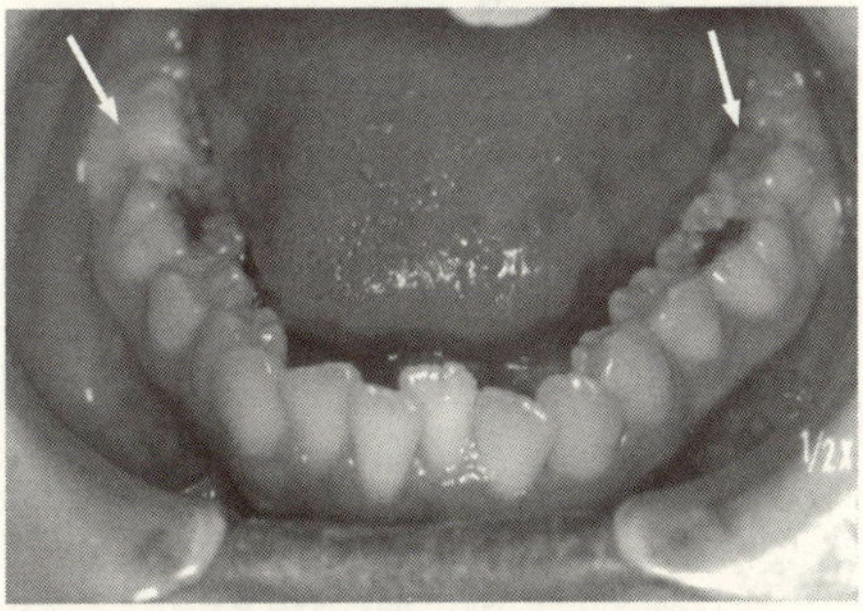

写真 56　同下顎。奥歯が倒れ、歯肉がかぶって十分萌出していない（矢印）。

最近はテレビやゲーム機など室内で遊ぶことが多く、元気に走り回ることが少なくなった結果、運動量も急速に減っています。つまり、噛み締める機会が減っていることは確かでしょう。診察を受ける患者さんをみていると、スポーツをしている人は比較的歯並びがよく、また多少の歯列不正があるばあいでも、歯がまっすぐに生えている傾向があります。顎が発達し、歯がまっすぐ生えるためには、しっかり力を受ける必要があるのでしょう。

歯列不正は、ちょうど不良な被せ物治療を受けたようなものです。歯ブラシが届きにくく、歯に悪い横揺れの噛み合わせの力が働きます。若いうちはよいのですが、体力、抵抗力が衰えてくる四〇歳、五〇歳代の患者さんをみていると、歯列不正が原因で歯を失ったと考えられる方もいます。さらに、歯列不正により、顎、顔がゆがみ、体がねじれ、肩がこる、頭や腰が痛いなどの症状が出ます。

患者さんのなかには「一本も歯を治したことがないのに、なぜ噛み合わせが悪いのですか？」と私たちに尋ねる方もいますが、現在の顎の位置、噛み合わせが必ずしもよいとはいえない状況になってきているのです。

このまま食習慣が崩れると、顎はさらに小さくなり、つまり退化し、噛み合わせに問題を持った大人が多くを占めるようになるでしょう。歯並びが原因で歯を失うケースが増えるのではないかと心配しています。

インプラントを適応する人も、治療や管理が悪いために歯を失う人たちから、歯並びや顎の発育が悪いために歯を失う人たちへと変化しつつあるのかもしれません。

(5) マサイ族・モンゴル遊牧民の調査から

私の述べていることは、単なる推測なのでしょうか？ そうではありません。自分たちの生活習慣をしっかり守って生きている人びとを観察すると、日本の現状において退化は間違いなく生じていると確信できます。

①マサイ族をみて

ケニアに住むマサイ族は高温、乾燥の過酷な条件下に生活を営んでいます。周囲には水もほとんどなく、ヤギや牛の肉、それに牛の血や乳を飲んで生活しています。

私たちは、歯や歯茎の健康、食生活を中心としたマサイ族の調査を行なうため、彼らの村を訪れました（写真57）。二時間程度の調査でしたが、お互いへの指示や住民の誘導であわただしく動いたこともあり、それ以上長く滞在すると倒れるスタッフも出てきたかもしれません。

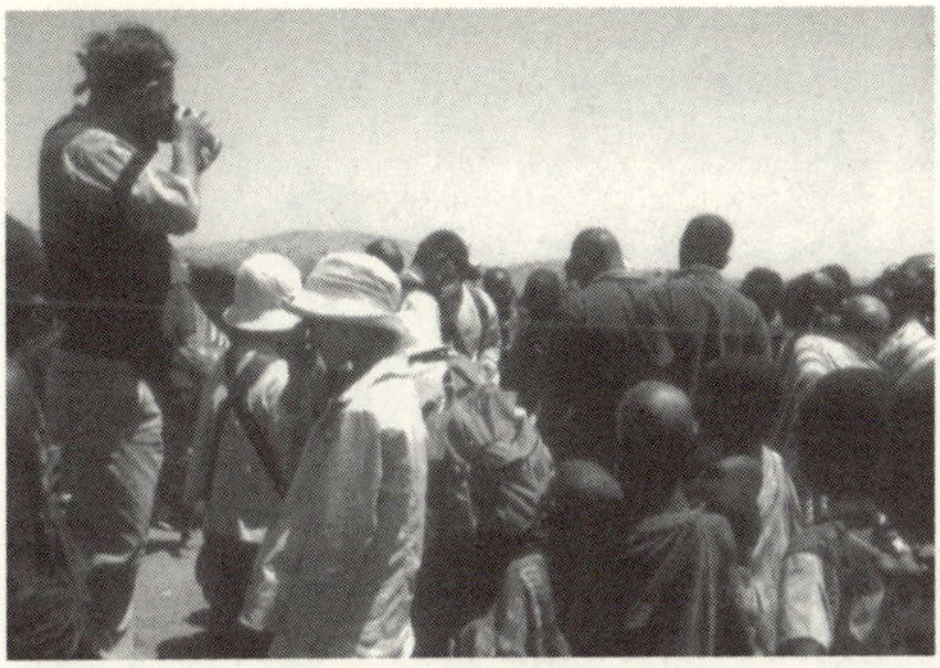

写真57　マサイ族の方の歯や歯茎の健康、食生活を中心とした調査を行なったときの風景。

そのようななかでも彼らは元気に走り、精悍な顔、バランスのとれた姿勢でサバンナに立っていました。

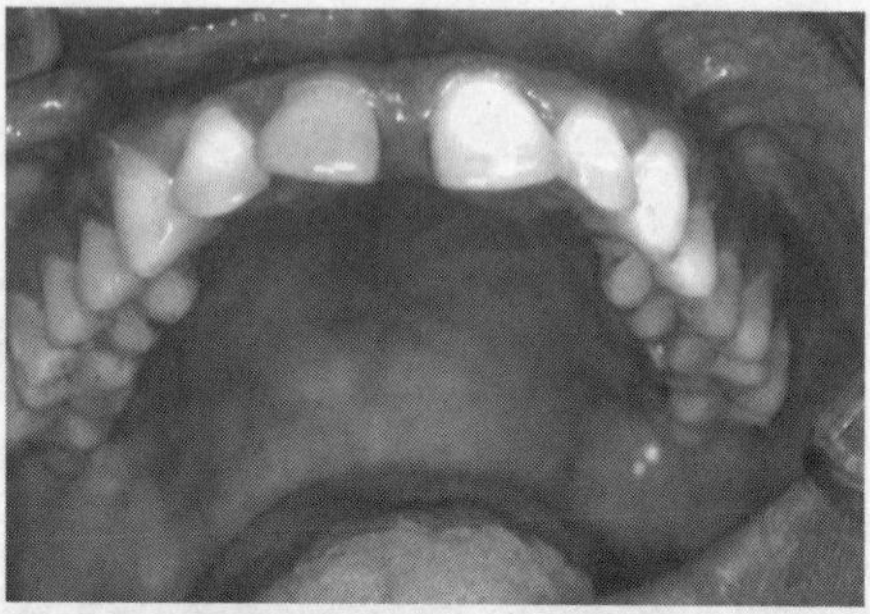

写真 58　調査を行なったマサイ族の 56 歳の女性（上顎）。幅の広い美しい歯並びである。

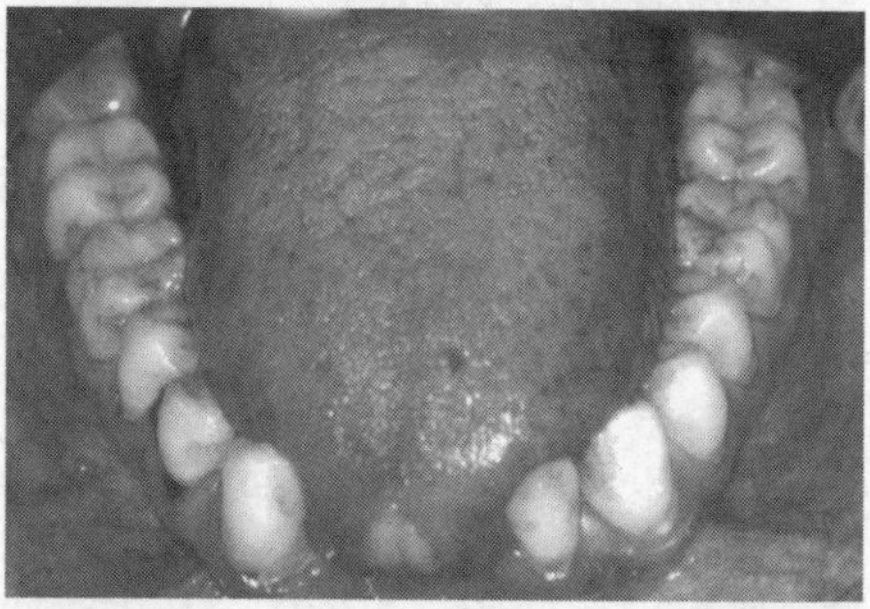

写真 59　同下顎。親知らずまでまっすぐ萌出している。前歯は幼少の頃に儀式で抜歯したが、全く倒れる気配がない。

調査のときに撮影したマサイ族の方の口腔内写真をみてください（写真58、59）。この方は、五六歳の女性ですが、大臼歯、特に親知らずまでまっすぐ、十分に萌出しています。また歯を結んだライン（歯列弓）が幅広く、しっかり力を受け止めることができます。前歯は幼少の頃に儀式で抜歯するそうですが、全く倒れる気配もありません。彼らは木の枝のようなもので簡単に歯磨きをしますが、歯科治療など全く受けたことがないのです。次の写真60、61は一三歳のマサイ族の子供です。マサイ族の子供は先ほどの大人の例と同じように幅広い歯列弓を持ち、臼歯もまっすぐ十分に萌出していました。今日、治療をしていても、このような立派な歯列をした方はほとんどみられなくなりました。

マサイ族は、何十年か前の生活と比べても、食や生活環境に大きな変化がなく、一世代間の歯並びをみてもほとんど変わりがありませんでした。日本であれば食に気をつけていないと一世代で変化してしまうこともあります。

残念なのは、観光客が砂糖入りのお菓子を子供たちに与えることで、虫歯が生じている子供がいたことです。虫歯になっても彼らは治療を受けられないのです。

②モンゴルでの調査から

モンゴルでの調査では今までの食や伝統を守って生活している人と都市生活者の間で明らかに差が認められました。

写真62、63は、ゲルと呼ばれる住居を移動しながら遊牧生活を送っている一六歳の子供の口腔内写真です。日本人と同じモンゴロイドであり、マサイ族の歯列弓の形よりさらに広い、馬蹄形のすばらしい歯並びをしています。臼歯もまっすぐ、十分に萌出しています。日本人のばあい、一番奥の歯が歯

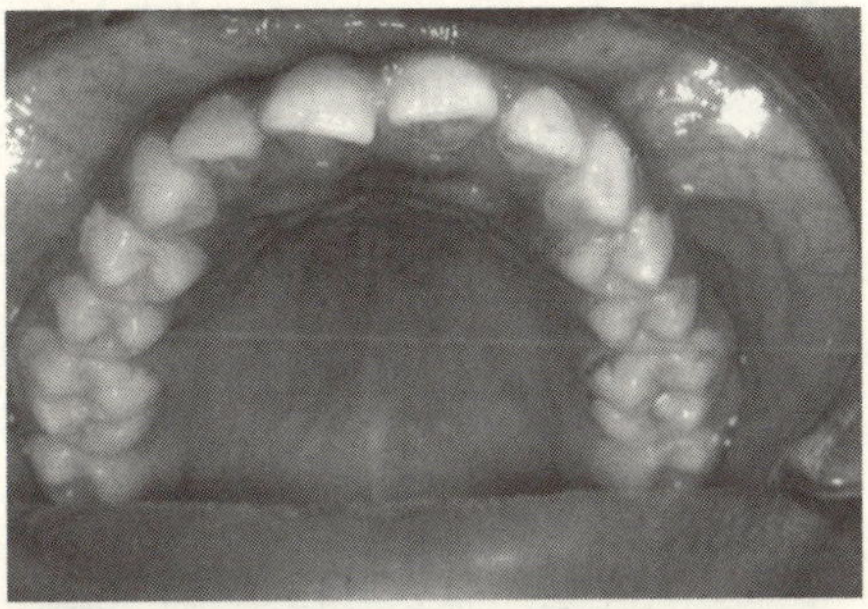

写真 60　マサイ族の 13 歳の子供（上顎）。

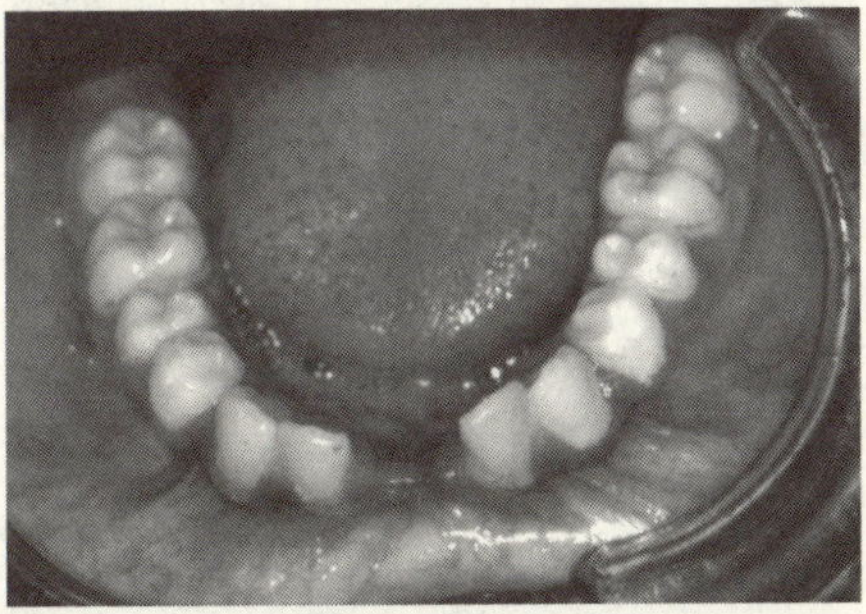

写真 61　同下顎。伝統的な生活習慣を守るマサイ族では、1 世代間に顕著な歯列の変化はみられない。

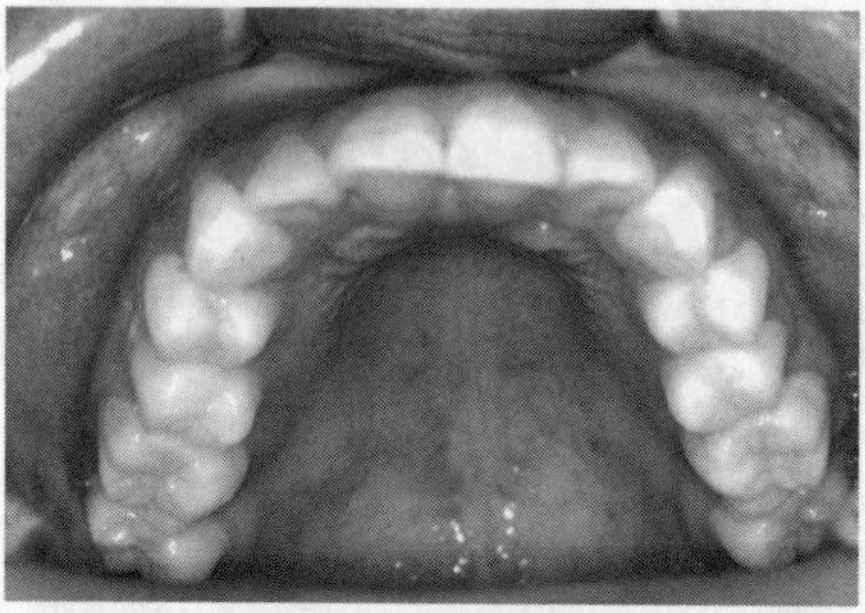

写真62　ゲルと呼ばれる住居を移動しながら伝統的な遊牧生活を送っている16歳の子供の口腔内写真(上顎)。馬蹄形の美しい歯列をしている。

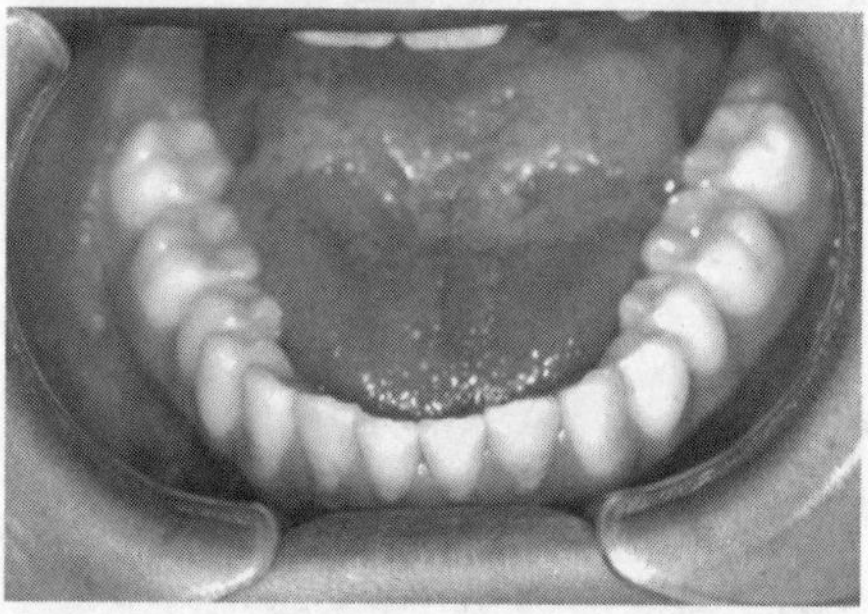

写真63　同下顎。調査をしたほとんどすべての子供が写真のように奥歯までまっすぐしっかり萌出している。

茎に隠れているケースがほとんどです。驚くことに遊牧生活をしている十数人の調査でほとんどすべての子供が写真のようなすばらしい歯並びでした。日本で学校検診をしても写真のような例はほとんど見当たらないことを考えると、かなりの割合であるといえます。

遊牧生活を送っている方々の食事は、われわれが食べると顎が痛くなるような硬い乾し肉や、羊の乳からつくったヨーグルトチーズに、穀類が主体の食事です。体をよく動かし、砂糖の入っていない硬い食事をとっていることがこのすばらしい歯並びの原因でしょう。

一方、モンゴルの首都ウランバートルでも調査を行ないました。ウランバートルでは明らかに生活様式や食べ物が違います。日本に近い軟らかい加工食品が多いようです。写真64、65がウランバートルの一四歳の子供です。軟らかい加工食品や砂糖を含んだお菓子、飲み物が多いため虫歯があります。

上下の歯がまっすぐに生えておらず、噛んでも隙間があいています。顎の発育が悪いため歯並びが悪く、噛み合わせが悪いためか歯垢がつき左上の飛び出した小臼歯周辺の歯茎から出血が認められます（写真66矢印）。将来、このあたりの歯は抜け落ちる運命にあるでしょう。ウランバートルでの調査では逆に、ほとんどすべての子供に写真のような歯並びの異常や虫歯がみられました。

同じ民族でも昔ながらの生活や食事を守って生活している人とそうでない人ではこのように歯並びに差が出てきます。

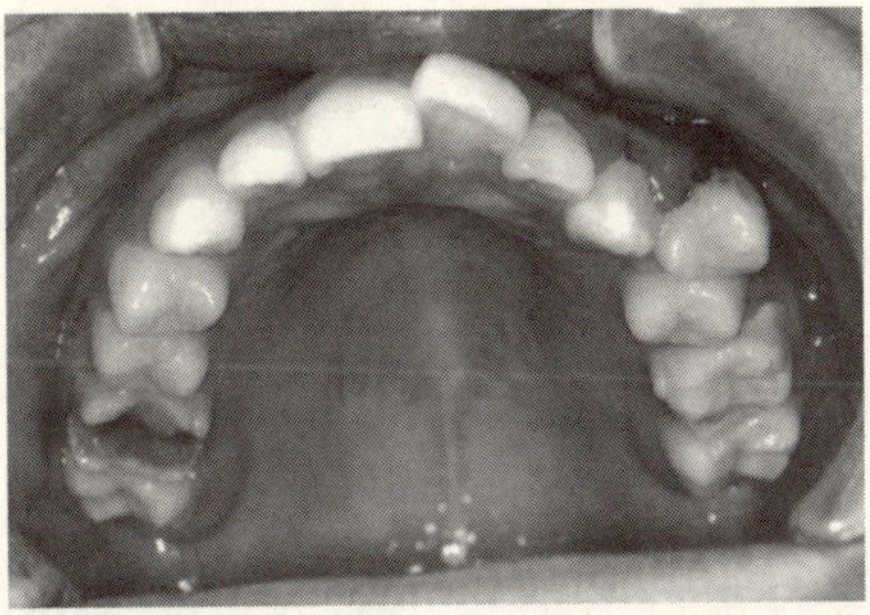

写真64　モンゴルの首都ウランバートルの14歳、子供の口腔内（上顎）。加工食品が多く、遊牧生活者とは逆に調査をしたほとんどの子供にこのような歯列不正や虫歯が多かった。

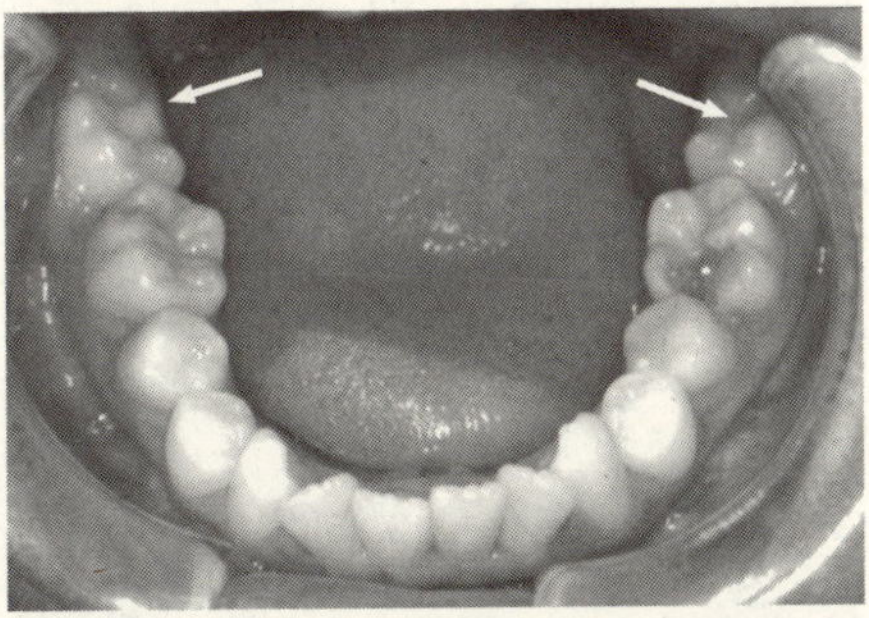

写真65　同下顎。歯の萌出が悪く歯肉が歯を覆っている。

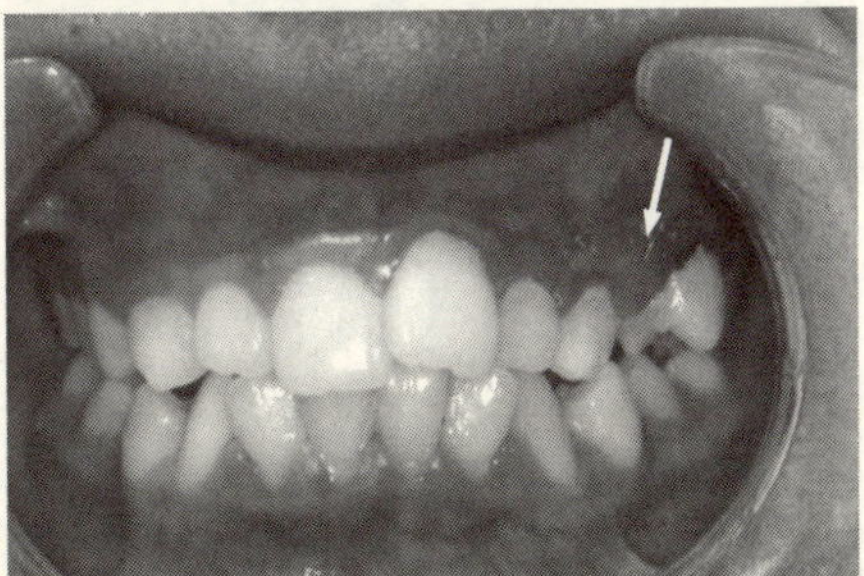

写真66　同じ子供の噛み合わせたところの写真。矢印のように歯に悪い力が加わるため、もう歯周病が生じている。このままでは歯を失うのも時間の問題であろう。

添加物の入った保存食や加工食品、ファーストフードが急速に氾濫している日本において、顎の退化や歯並びの不正はますます増えていくことでしょう。そして、その不正な歯並びが原因で、将来歯をなくすことになるのです。

万一歯がなくなれば、インプラントを使えば十分代役をはたせるのですが、まずは歯がなくならないように、特に顎が発育する子供のときからの食事には気をつけるべきなのです。

(6) 歯を失うことによる体の変化

①歯茎は体の健康のバロメーター

私は、歯茎は体の抵抗力の指標になると考えています。つまりは、体が弱るとまず歯茎が衰えてくるのです。私が大学勤務時代にみた多くの入院患者さんのなかには糖尿病や腎不全などの患者さんがいましたが、このような方は歯茎がやせていました。また、余命いくばくもない状況の方もだんだん歯茎がやせてきます。このような特殊な例でなくとも、当院に来院する患者さんのなかにも同様なことがいえます。貧血の方、食生活が乱れている方は歯槽骨が溶け、歯茎がやせてきます。同じ年代の方でも、歯茎や骨の状況が全く異なるばあいがあります。

医学的な血液検査には異常がみられなくても、このように歯茎が衰えてくる方は、先に紹介したマサイ族やモンゴルの人たちに比べ、歯茎だけでなく顔の色艶もかなり悪いといえます。

体の状況を改善するにはよい食べ物を食べること。しかしながら、歯がないと状況は好転しません。どうしても限られた食事になるからです。インプラント治療を希望して来院する方は、歯がないため最初は顔の色艶や歯茎の色が悪い例がほとんどです。

治療が進むにつれて、顔の色艶が改善し、歯茎は健康なピンク色へと変化していきます。つまり治療によって体が元気になっていくといえます。

②歯を失うことによる姿勢の変化

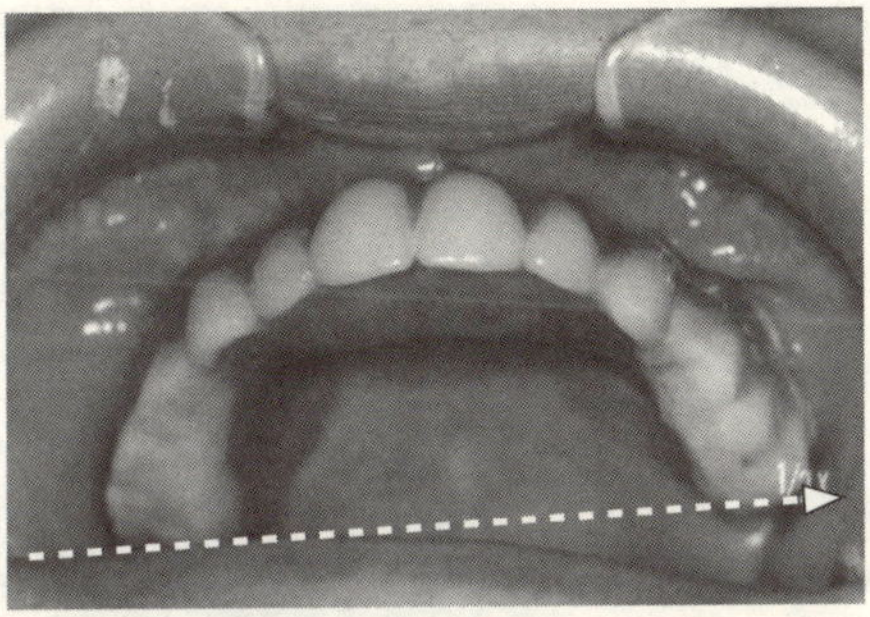

写真67　義歯を装着していた例。明らかに左が低く、噛み合わせの面が左上がりになっている。下顎が滑って左に偏位しやすい。

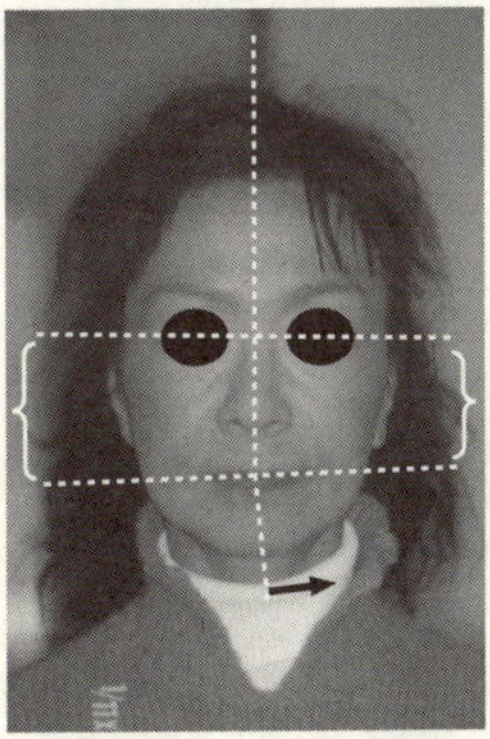

写真68　初診時のお顔。唇が左に上がり、左のお顔がつぶれている（破線）。下顎が左にずれている（矢印）。左目も右より小さい。

奥歯がなくなると、歯がない側の噛み合わせが低くなるため顔がゆがみ、唇が歯のないほうに向かって吊り上がります。同側の肩が下がり、体がねじれ、頭痛がする、肩がこる、腰が痛いなどの症状を引き起こすことになります。

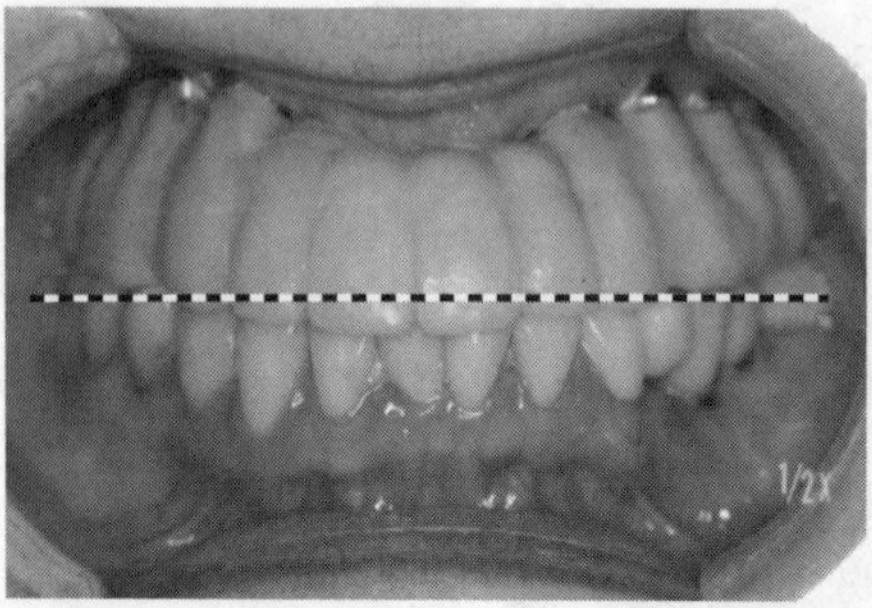

写真 70　義歯からインプラントに変わり、仮歯で顎の位置を補正している。噛み合わせの面をまっすぐにそろえていった（破線）。

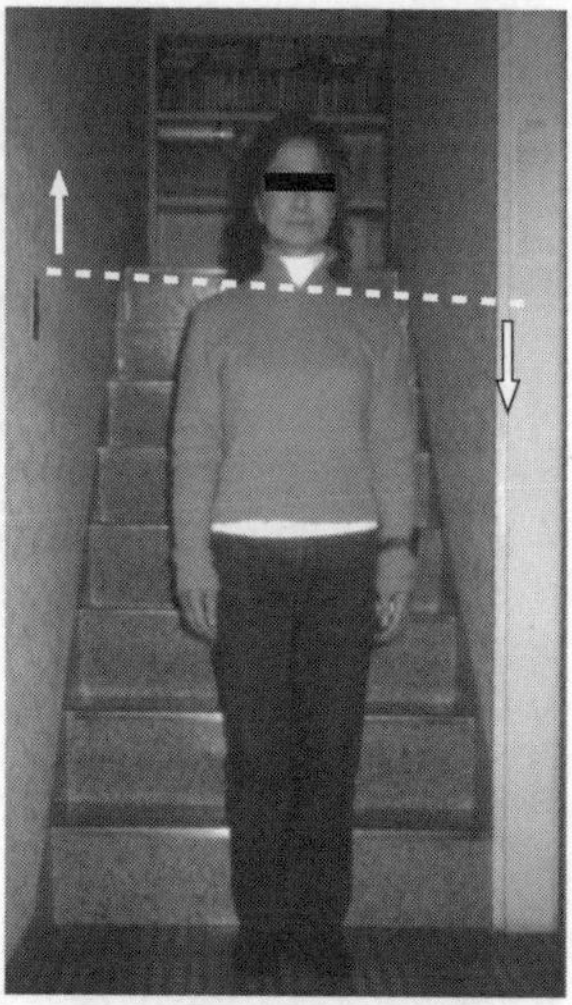

写真 69　左の肩が下がり体がねじれている（矢印）。

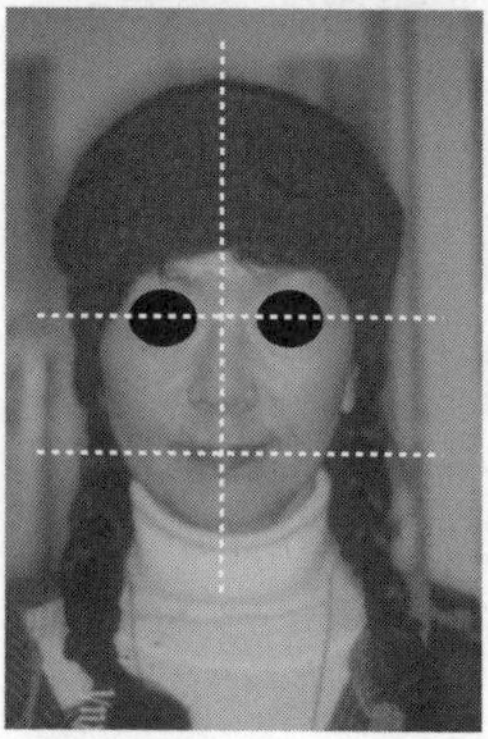

写真 71　治療後はお顔のゆがみがとれた（破線）。

写真67は上顎に総入れ歯が入っている方ですが、もともと左側の歯がなくなり、顎が偏位した位置で入れ歯をつくったのか、入れ歯がすり減ったのか、明らかに左側が低く（矢印）、顔が左側に曲がっています（写真68）。肩も左側が下がっていて、体のねじれが認められます（写真69）。このようなばあい、総入れ歯で治療しても入れ歯はフラフラ動くうえ、強い力によって転覆してしまうため、顎の位置を補正することはできません。インプラントを植立し、仮歯で顎の位置を補正しました（写真70）。写真71のように顔のゆがみがとれ、肩の位置も補正

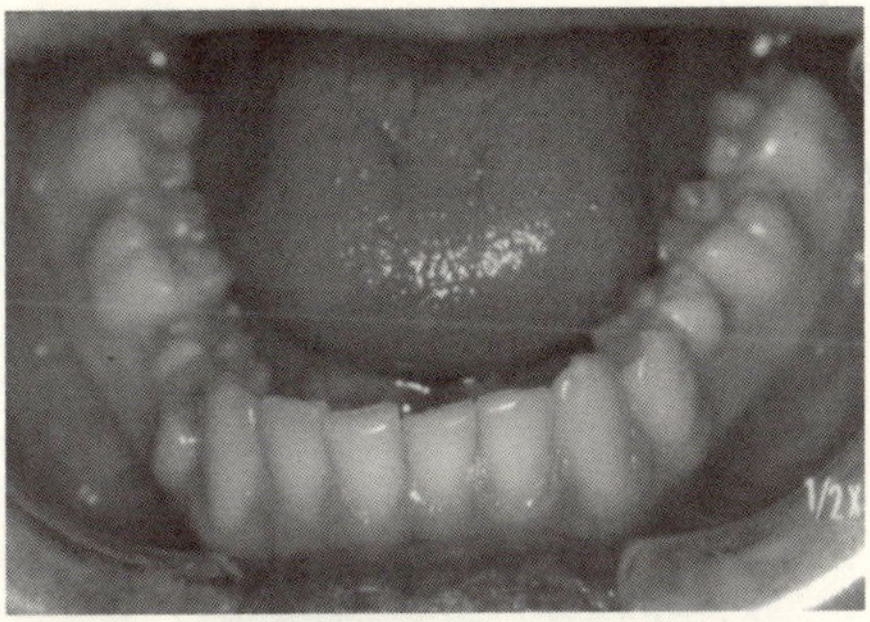

写真 73　食生活の乱れで歯列不正を生じた若者の例。歯列不正が顎のずれを引き起こす。

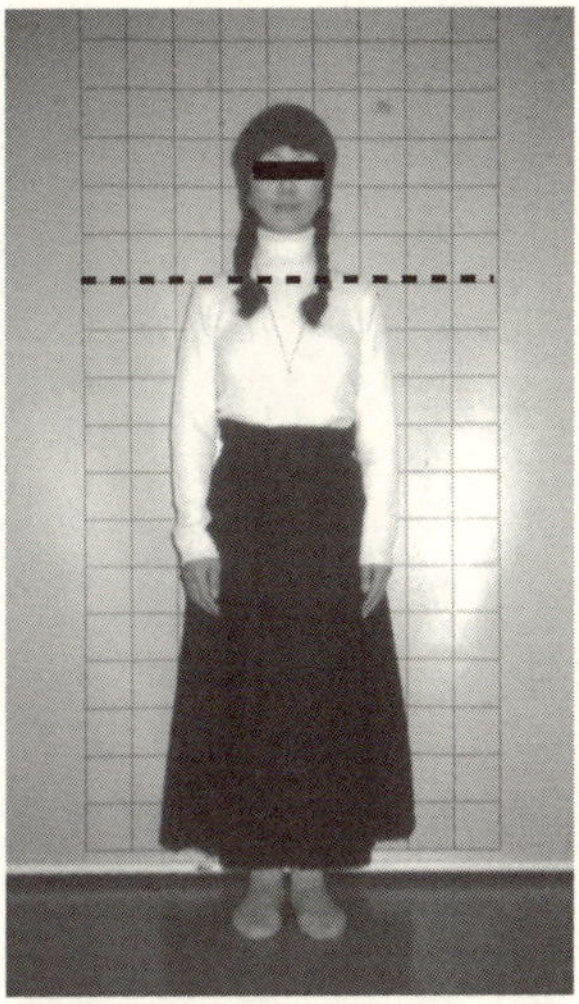

写真 72　両肩の位置もそろい（破線）、からだのねじれもとれ、姿勢がよくなった。

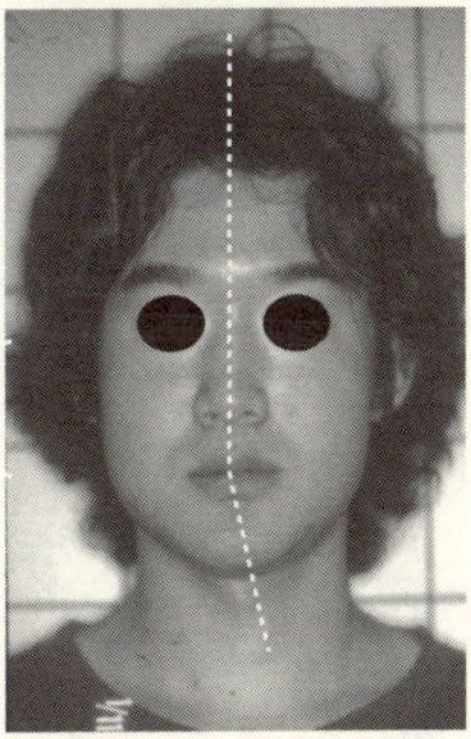

写真 74　写真73の方の口腔内。下顎がずれ、お顔が「く」の字に曲がっている（破線）。

されています（写真72）。

歯がなくなったばあいだけでなく、先に述べたように生活環境や食事の変化で歯列不正となったばあいも顎がずれ、肩こり、腰痛などを起こす原因になります。写真73は歯列不正を生じた若者の口腔内写真です。歯が斜めに生えていて、歯に横方向の力が加わるだけでなく、歯の土台である顎の骨にも横方向の顎をずらす力が働きます。その結果、顔が「く」の字に曲がり（写真74）、肩が下がり、体がねじれている（写真75）のがわかります。年齢や偏位を生じていた期間にもよりま

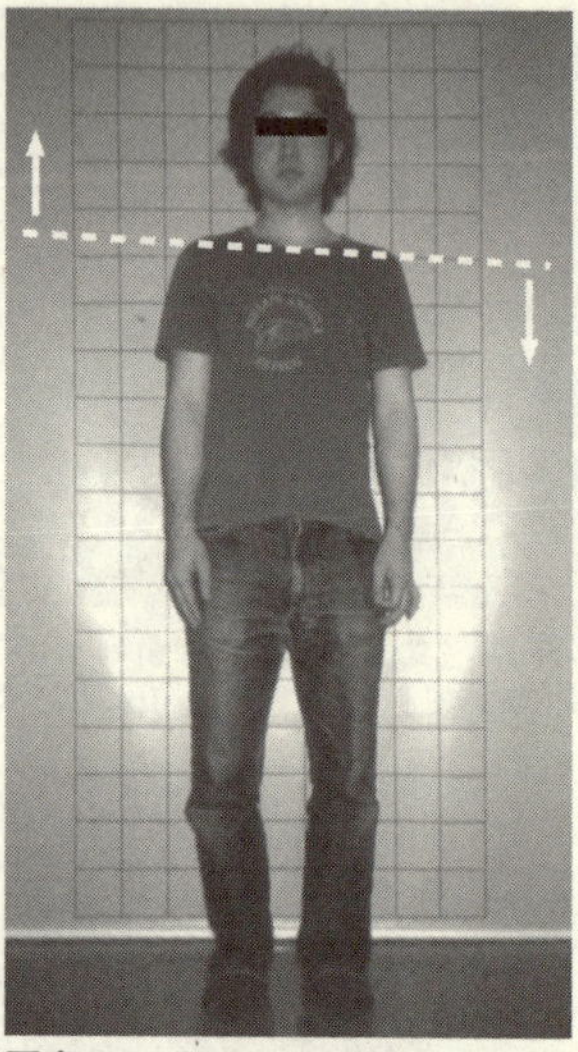

写真75　歯列不正が原因で肩が下がり（破線）、体がねじれている。

すが、このような例のばあい、顎の位置を補正する噛み合わせをその場でつくり、一五分ほど噛んでいると顔のゆがみがとれ、肩の高さがそろってきます。そして、徐々に肩や首が楽になってくるのです。

写真のような例では矯正治療が必要なケースが多く、第2章で述べるような強力な固定源となる矯正専用のインプラントが必要なばあいもあります。

(7)　治療の間もなく歯を失ってきた人たち

治療のため来院する患者さんのなかには、治療が受けたくても通院する時間さえとれずに今まで過ごしてきた方がいらっしゃいます。歯の治療を受けたいけれどなかなか仕事が休めない。そうしているうちにだんだんに歯を失い、五〇歳、六〇歳を過ぎてやっと時間をつくって受診される方です。なかにはかなりの歯を失っている方もいます。

日本の労働時間の推移をみると昭和三十五年の年二四三二時間をピークに徐々に減少しますが、昭和四十八年前後までは年二二〇〇時間程度で推移しています。週休二日制が定着し、多くの職業ですっかり労働時間が減少し、年一九〇〇時間程度となった現在、日本の力があらゆる方面で低下していることは憂慮されるところです。

それゆえに、日本の発展を支えてきた年代の方々には敬意を持ち、治療にもつい熱意がこもります。

「今までなかなか時間がとれなくてね。今度は頑張って通院してくるのでよろしくお願いします」

といわれると、私のほうも俄然やる気がでてきます。

(8)　歯は予防が一番、でも歯がなくなっても心配しないで

健康な自分の歯に勝るものはありません。治療にはある程度の苦労や苦痛、経済的な負担もかかるのです。食べ物など生活習慣に気を配れば、そう歯がダメになることはありません。マサイ族の例をみても明らかです。

とはいうものの、この章で述べてきたように、歯を失う原因はいろいろあり、期せずして歯を失ってしまうばあいもあります。

しかし、決して落胆する必要はありません。インプラント治療を行なえば歯が生えそろった頃のように何でも噛めるようになります。

歯は予防が一番。でも歯がなくなっても心配いりません。インプラントがあなたの健康を取り戻してくれるのです。

第2章

インプラント治療の実例集

この章では当院で実際にインプラント治療を行なった患者さんの例を、患者さんからいただいた手記を交えながら具体的に解説します。治療前の状況が治療によりどのように改善してゆくか、写真による実例をおみせします。また、治療前、治療中、治療後の患者さんの心理状況の変化や治療の感想などもインプラント治療を理解するうえで非常に参考になると思います。

1　残る歯を助ける例

(1)　よい歯を削ってブリッジかインプラントか

全く治療していない健康な自分の歯を削ってブリッジになると説明を受けたばあい、どうしますか? 私なら迷わずインプラントを選択します。

①通常のブリッジによる治療例

写真76は上顎の前歯がなくなってしまった例ですが、インプラントをしないのであれば、両隣の歯を大きく削って(写真77矢印)ブリッジをセットすることになり、被せ物も三本分必要です(写真78矢印)。

②一本歯がなくなった例にインプラントを植立

先ほどのブリッジの例と同じ部位の歯を失ったケースです（写真79）。この方はインプラントを植立して（写真80矢印）、両隣の歯を削らずに、インプラントの部分一本だけに被せ物をしました（写真81）。歯茎のくぼみが気になりますが、今後時間とともに美しい形になります。インプラントによって隣のよい歯は守られました。治療費も、被せ物が二本減るため、ブリッジを選択したばあいとほとんど変わらなくなります。

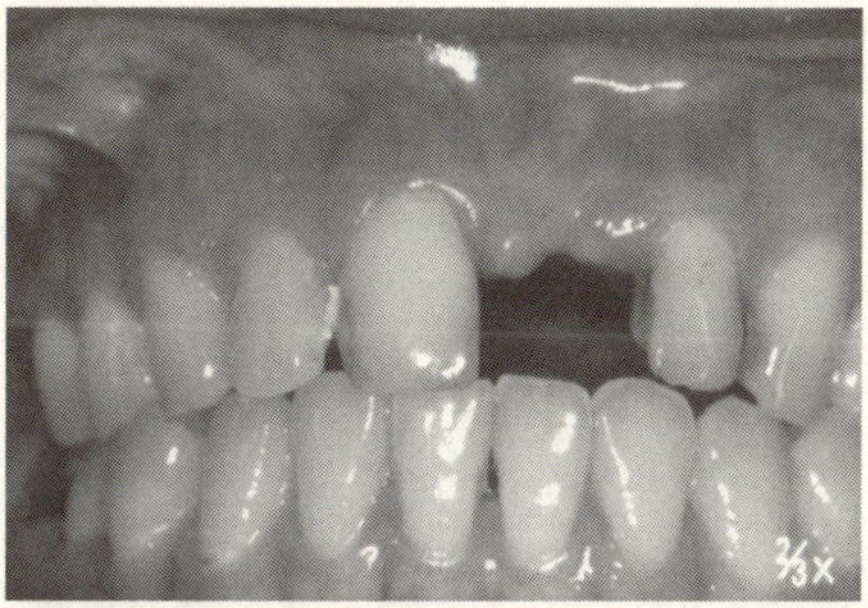

写真 76　上顎の前歯が1本なくなった例。

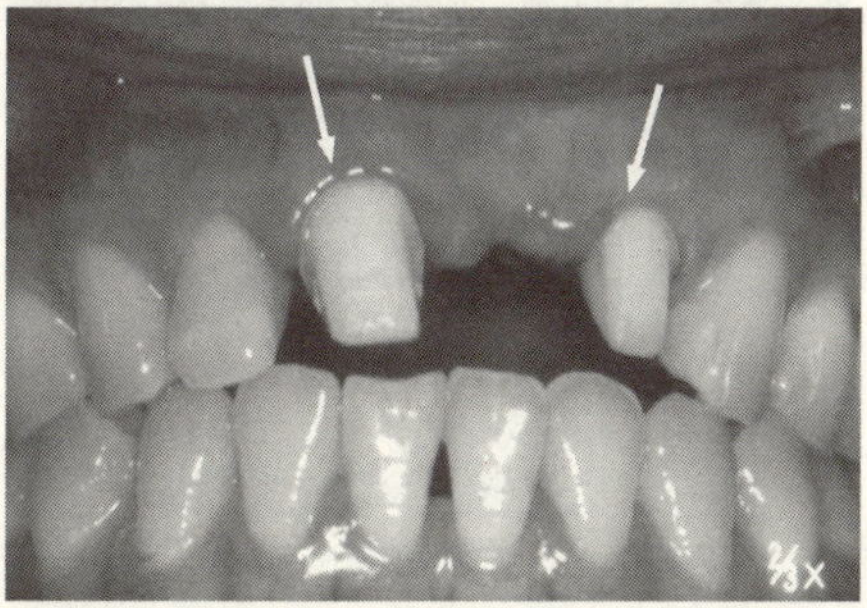

写真 77　矢印のように、両隣の歯を大きく削り、ブリッジを装着することとなった。

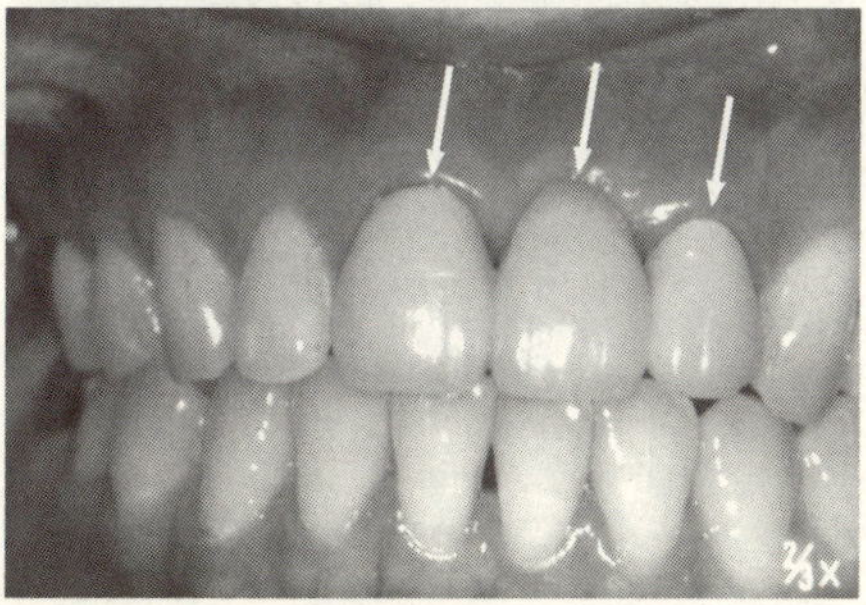

写真 78　歯のない部分を橋渡しして、ブリッジが装着された。被せ物は矢印のように3本となる。

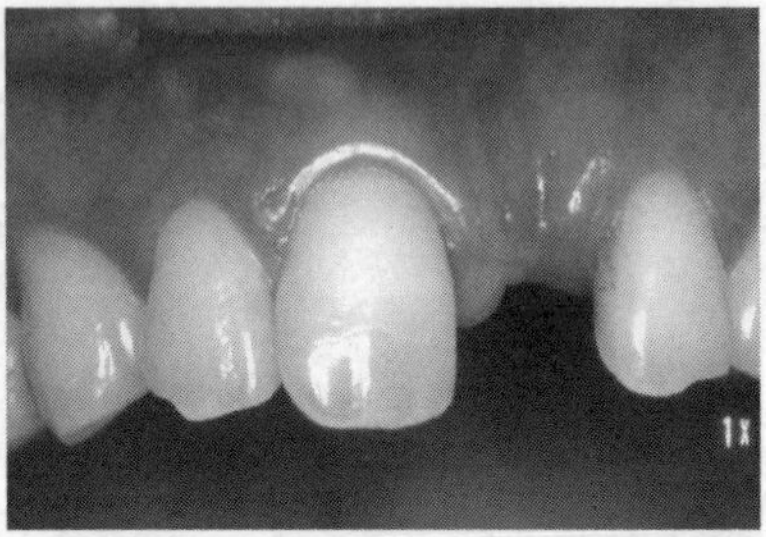

写真 79　写真 76 と同じ場所の歯を失ったケース。

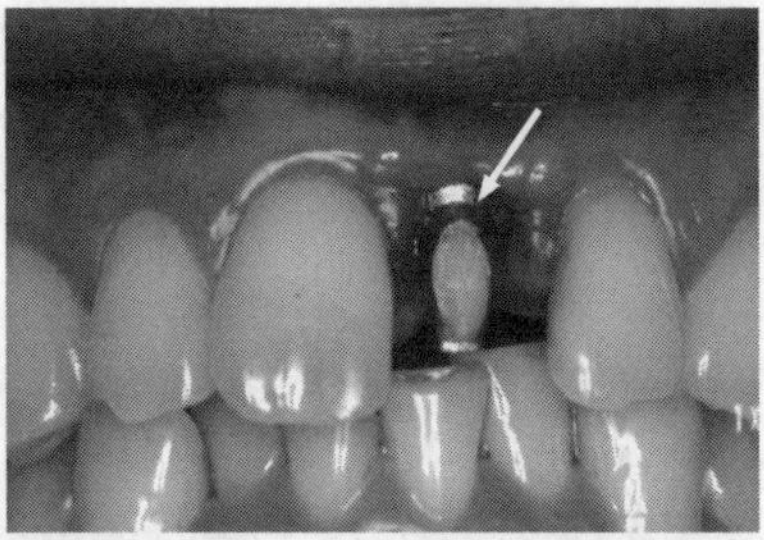

写真 80　インプラントを植立した（矢印）。

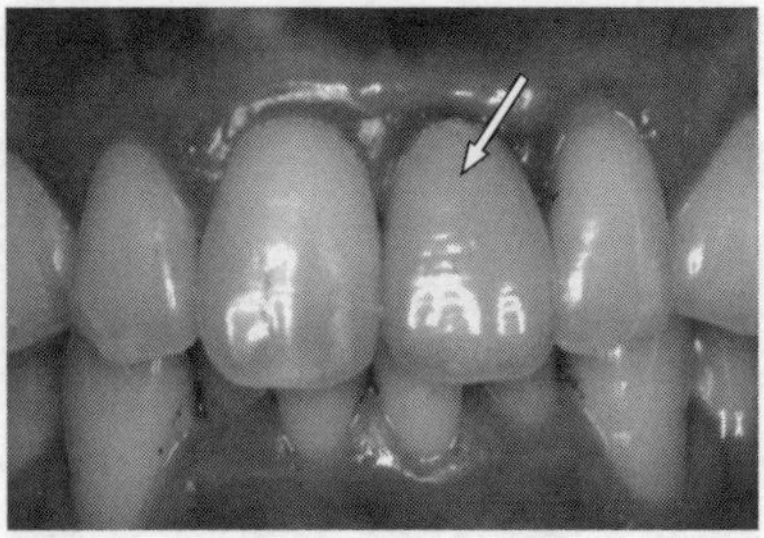

写真 81　被せ物は矢印の 1 本だけですんだ。

次は、右下の下顎大臼歯がなくなったため、治療を希望されておみえになった患者さんの例です。写真82のレントゲン写真をみると、すばらしい歯並びをしており、五七歳の今日までほとんど歯の治療を受けていません。よい歯を削りたくない患者さんの希望もあり、歯のない場所に一本インプラントを植立しました（矢印）。二カ月待ったあと、写真83のようにインプラントに芯（アバットメント）をネジ止めし、歯のない場所一本だけに被せ物をしました（写真84）。インプラントを植立すれば、両隣の歯を削らずに治療を終えることができます。

また、この例のように強い力を受ける第一大臼歯がなくなったばあい、ブリッジにすると強い力で噛めないばあいが多く、ついつい歯がそろっている反対側で噛むことが多くなってしまいます。このことは顎をずらしてゆくことになり、肩こり等の原因になります。また、支台の歯に過剰な力が加わり、前記した歯のクラック（ひび割れ）が起こることもあります。インプラントの恩恵は大きいといえます。

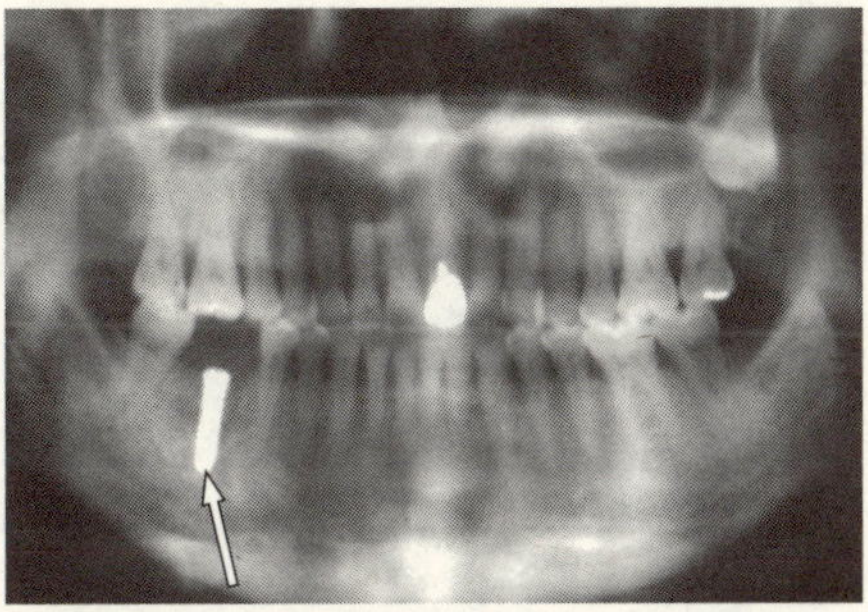

写真 82　ほとんど歯科治療を受けたことがない57歳の患者さん。右下の第一大臼歯がなくなったためインプラントを植立した（矢印）。

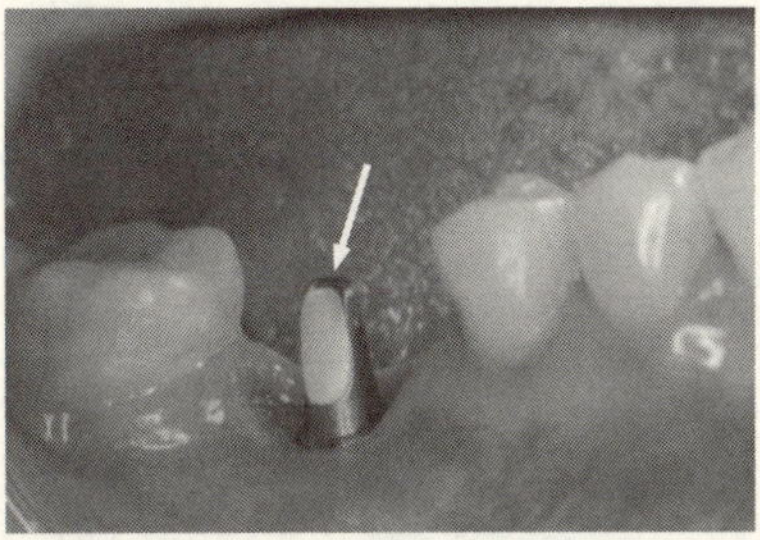

写真 83　インプラントにネジ止めされたアバットメント（矢印）。両隣の歯は削るにはおしい、よい歯である。

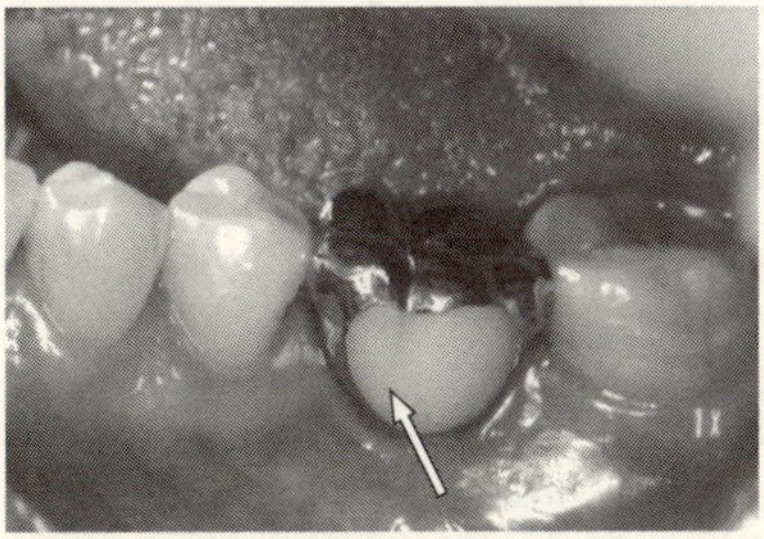

写真 84　両隣の歯を削らずに矢印の歯１本だけに被せ物を行なった。

(2) 根の治療をした歯の負担を減らす

ここでは、三九歳という若さで、入れ歯の危機から脱した患者さんの例をご紹介します。

写真85は当院に初診でおみえになったときのレントゲン写真です。奥歯がないため、ほとんど前歯でしか噛めず、このままでは負担のかかる前歯がダメになるでしょう。総入れ歯になるのが目前の状況です。

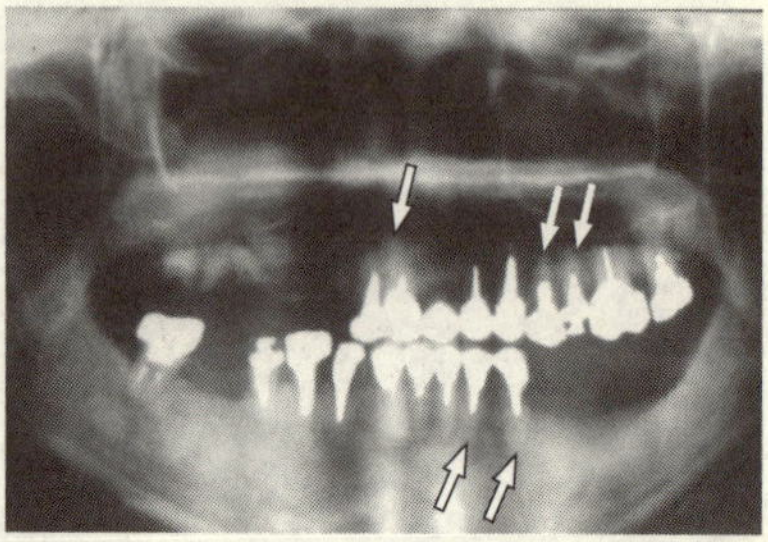

写真85　初診時のレントゲン写真。太くて長い芯が歯に装着されており、残っている歯はかなり薄く割れやすい状況である。矢印のように根の先が膿んでいる歯もある。

残っている歯の多くに、金属の長くて太い芯が装着されています。

噛む力は非常に強力です。治療をしていない歯でも噛む力によって割れることがありますが、根管治療をした歯ではちょうど乾燥した竹のようにしなやかさがなくなり、割れやすいといえます。

このように長くて太い芯が入っているということは、残っている歯が非常に薄くなっており、噛む力をインプラントでしっかり受けなければ将来歯が割れる（クラック）ことになります。

悪いことに、この長い芯の入った歯は根管治療が不十分で、白い充填剤が全くみえない歯がほとんどです。当然根の先は膿んでいます（矢印）。前歯は根が一本で、根管治療は比較的簡単なのですが、この状況です。しかも、一本一〇万円近くする被せ物がこの不十分な根管治療を受けた歯に装着されています。憤りを感じながら、大変な労力ですが、被せ物、芯をすべて除去して、根管治療をやり直しました。

患者さんの目にみえない、しかも歯科医師にとって労力と時間のかかる根管治療を完璧に行なうことは医師の良心を問われる部分です。丸橋全人歯科に入ると、徹底的に根管治療のトレーニングを受けますが、その繊細さがすべての治療の基本になります。

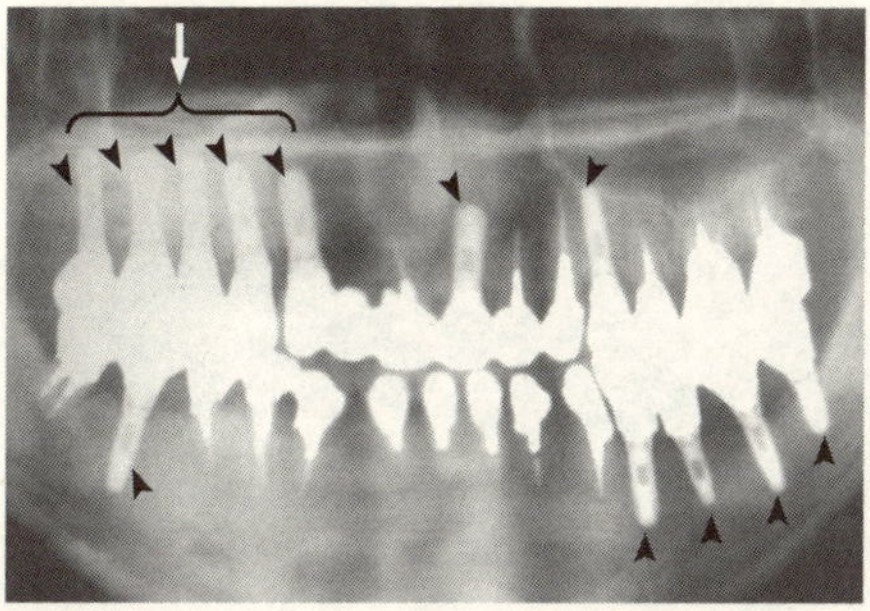

写真86　インプラント治療をして1年後のレントゲン写真。矢印の部分はサイナスリフト（増骨）を行ない、インプラントを植立した。インプラント（矢頭）で噛む力が支えられ、薄い歯が割れずに助かっている。

写真86は、すべての治療が終了して一年後に来院されたときのレントゲン写真です。インプラントを支える骨は非常に安定しています。この方は、右の上顎の骨が薄く、サイナスリフトを行ないました（矢印）。奥歯をインプラント（矢頭）でしっかり支え、前歯の負担が減り、根管治療で薄くなった歯はインプラントに支えられ、負担が軽くなっています。残る歯を守るのもインプラントの大きな役割です。写真87、88のように上下に自分の歯が甦りました。

当院の患者さんは、多くが遠くから通院しており、時間との戦いです。遠くても、毎回きちんと通院してこられる

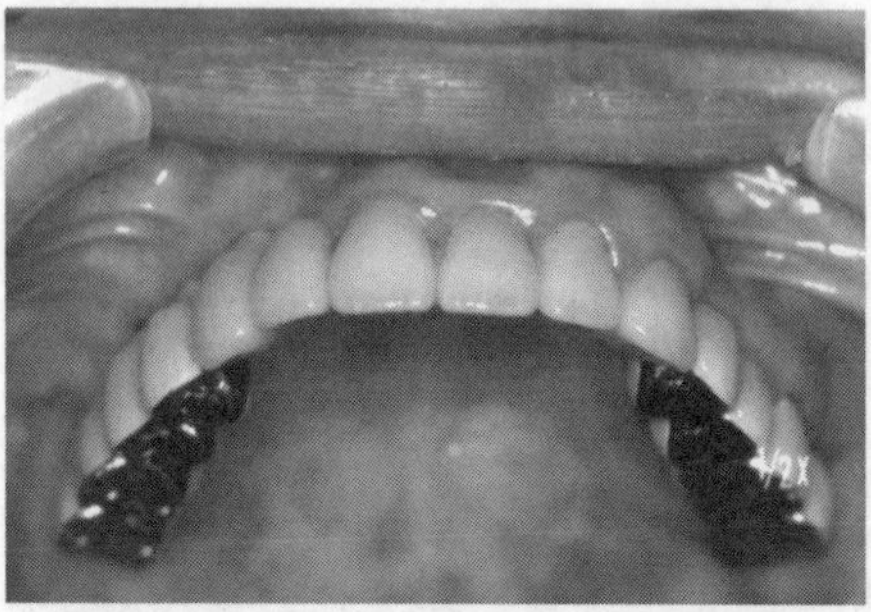

写真 87　甦った上下顎の歯（上顎）。

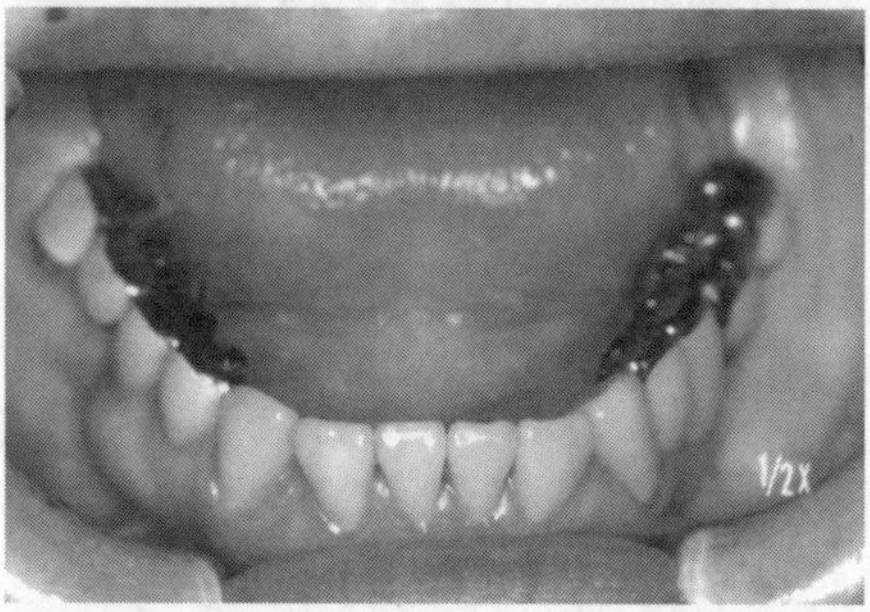

写真 88　（下顎）

患者さんの強い決意と現状に対する苦悩を感じ、私もかなりプレッシャーはありますが、逆にそれがエネルギーにもなります。

この患者さんも、月に一度の通院を二年間よく投げ出さずに最後まで続けてくださいました。私自身感謝の気持ちです。最後まで治療を行なわなければすべてが無駄になるのです。

それでは手記をみてみましょう。

一冊の本と出会った幸せ

山梨県　主婦（四一歳　女性）

私が「丸橋歯科クリニックに通院しよう」と決心したのは、ふと立ち寄った本屋さんでみつけた『インプラントで安心』という本に出会ったのがきっかけです。私は幼い頃から歯に対して常に悩んできました。歯が丈夫なのを羨ましく思いましたが、誰を恨むでもなくずっと悩んでいました。歯だけが健康に対する最大の悩みでした。しかし、悩んでいるだけで全くインプラントというものの存在を知りませんでしたので、本をみたときは、この私が求めていた理想的なもの（インプラント）に助けていただきたく、急いで行かなくては、と予約の電話を入れたことを憶えています。そのときは高崎市が遠いところなどとは思いもせず、「私の最大の悩みが解決するんだ」という明るい希望でいっぱいでした。やはり人気のある診療所ですから予約がすぐにはとれず残念に思いましたが、今にして思えば早いほうだったのです。

初日の電車の中ではひたすら本を繰り返し読み、電車の乗り継ぎを確認し、五時間近くかかる道のりは結構アッという間でした。ドキドキしながら探しあてた診療所に辿り着いた日は今でも忘れられません。丸橋先生に、相当たくさんの治療が必要だということを診断され、ダメな歯を四本抜かれました。帰りはすごく落ち込んではいましたが、なぜかやる気満々でした。初めて待望のインプラント手術をしたときは恐さや痛みより、本で読んでいた、その後の感染についてのほうが恐かったのです（めったにないことのようですが）。感染するかもしれないと、飲食が恐くて、その頃は（皆知らないので）周りの人たちに心配されました。

しかし、二カ月ほどたって仮歯を装着できたときは本当に嬉しかった。両奥歯が使用できませんでしたので、何も噛めませんでしたから。入れ歯のように取り外す必要もなく食事ができました。これは、歯を失った人のみぞ知る喜びなのです。まだまだ多くの手術が私には待っていましたが、「最後まで頑張ろう」とその日から新たに思いました。私のばあい、抜歯しない歯も残すのがかなり難しく、インプラントも多く、サイナスリフトまで必要でしたので、担当の辻本先生は大変ご苦労されたことと思います。家が遠いため、治療をできるだけまとめて行なうので、いつも最後まで治療することが常でした。それでもまめに通ったのと、長時間治療していただいたおかげで、一年後にはかなり歯が整いました。その後一年ほどかけて補綴物をていねいに装着していただきました。

通院中は必死ですし、今は幸せなので苦しい日々を思い出すのは難しいのですが、本に出会って決心し、通院したことは、確かに私にとって宝なのです。出会ってなければどうなっていたかと思うと〝ゾッ〟としてしまいます。

治療後は歯磨き、会話、笑うこと、食事、歌うこと、すべてのことが安心とともに楽しくなり、やる気も前よりいっそう出ました。何よりもあれだけ通院してやり遂げた達成感が「これから何があっても戦っていける」という自信になったのです。診療所で働く大勢の方々から優しく親切に接していただき、勇気づけられながらたくさんのことも勉強しました。

今悩んでいる方、特にまだ若い方などは思いきって絶対に治療するべきです。今など、相談してもらえれば、インプラント、通院することなど、患者さん側の不安について私が答えられるところは答えてあげたいくらいです。治療前の通院していた歯科医院、丸橋歯科での治療内容など、とても書ききれるものではありませんが、とにかく「悩んでないで実行に移しましょう」ということを伝えたい。

それと、大勢のお医者さまはいますが、やはり信頼関係がないと治るものも治らないと思います。信じて最後まで一緒に戦ってほしいと思います。わからないことは何でも質問していいと思います。

約二年間、長いような短いような日々でした。やっと手に入れた幸せです。これからも定期的に小旅行のつもりで高崎まで通院させていただこうと思っています。本当に丸橋歯科クリニックの皆様、辻本先生ありがとうございました。

(3) 親知らずを利用した無理な設計のブリッジをインプラントに

写真89は歯槽膿漏を心配して来院された患者さんのレントゲン写真です。

歯槽膿漏の心配は全くありません。この方のお顔の色艶は非常によく、歯槽膿漏であるはずがありません。レントゲンをみても二〇歳代の若者に引けをとらないようなすばらしい歯槽骨で、ほとんど溶けておらず、十分骨があります。

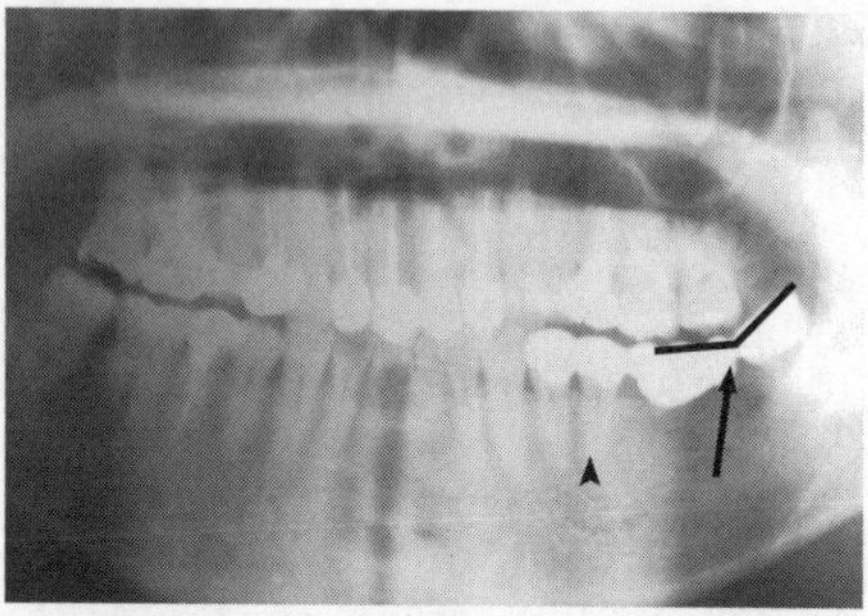

写真89　左下に装着されている、設計上無理のある長いブリッジ。このままでは矢頭の小臼歯がダメになってしまう。しかも矢印のように「く」の字に曲がったブリッジは体調を崩す原因になる。

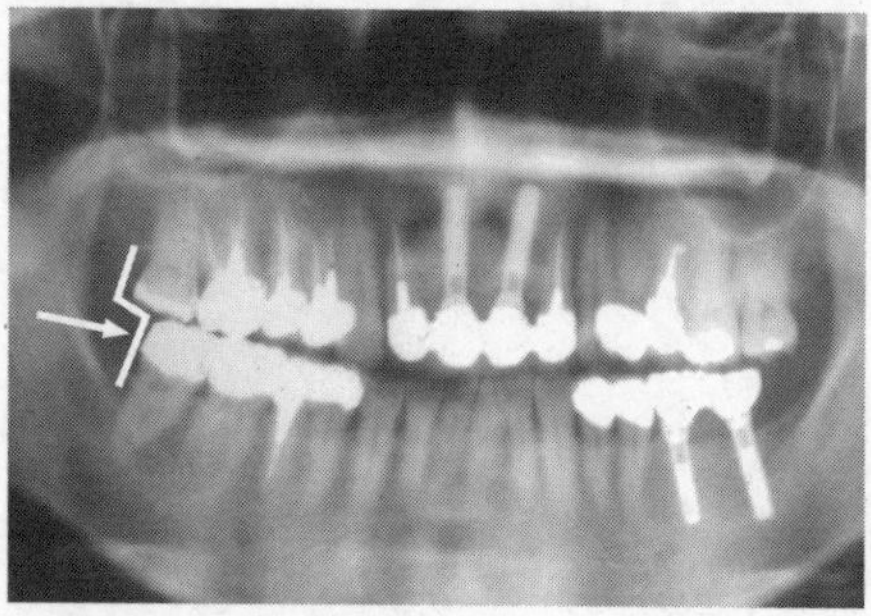

写真90　インプラントを４本植立し、被せ物を行なって数年が経過している。体調もよく、歯やインプラントの周りの骨も全く問題がない。矢印のように、後退していた下顎が治療前に比べ前方のいい位置に変化している。

問題は左下に入っているくの字に曲がったブリッジです（矢印）。

このようにまるで絶壁のように傾いた被せ物は非常に危険です。下顎が後退してねじれ、肩こりや腰痛などの不定愁訴が生じたり、噛み合わせのストレスによりノイローゼになったりします。現代人は顎が小さくなってきており、親知らずがまっすぐ萌出するスペースがありません。ほとんどのばあい、ブリッジの支台として使用するのは無理があります。

さらに、非常に荷重がかかる大臼歯が二本もない場所へのブリッジであるため、支台となっている前方の小臼歯（矢頭）が破折したり、強い力で金属がたわみ、隙間ができることで虫歯になったりします。また、このままでは形のよくないブリッジと噛み合っている上顎の大臼歯も悪い力で揺すられ、噛み合わせが原因で歯槽膿漏になり、歯がダメになります。二本の前歯は、すでに、強すぎる噛み合わせが原因で、破折していました。

写真90はインプラント治療後、数年経過時のレントゲン写真です。破折していた前歯と大臼歯部に四本インプラントを植立し、後退していた下顎を補正して被せ物をしました。矢印の下顎の奥歯が前方に変化しているのがおわかりいただけるでしょう。

肩こりや頭痛がなくなり、経過は非常に安定しています。この方の手記をみてみましょう。

一つの決断—インプラントとの出会い

大阪府　主婦（四八歳　女性）

小学校六年生のとき、奥歯一本を虫歯でなくしてから、私は虫歯に対して過度の不安を持つようになってしまいました。少しでも気になる箇所があれば、歯科医へ出向きます。それは、これ以上悪くならないために、取り返しのつかないことにならないためにという自分自身の不安を解消するためです。しかし、実はこれが、どんどん歯を悪くし、悪い噛み合わせをつくった原因だったのです。

上の前歯に初めてジーンという違和感を感じてから約二カ月後、今度は噛むとキーンという痛みを感じ、あわてて近くの歯科医を訪れました。そこで、「歯槽膿漏やね。入れ歯やね」と冷たく（私にはそう聞こえました）いわれ、頭が真っ白になりました。私は日頃から、入れ歯をした自分の姿を想像するだけで、寒気を感じていました。入れ歯をする日はずっとずっと先でありますようにと、いつも願っていたのです。なのに、もうすぐ現実になるというのです。それも一番目立つ上の前歯です。落ち込み悩みました。しかし、じっとしてはいられません。どうにかして治す方法はないのかと、次の日から図書館や本屋へ行き、歯槽膿漏関連の本を読みあさりました。そこで出会ったのが、丸橋先生の『新しい歯周病の治し方』でした。丸橋先生の決してあきらめない前向きな姿勢に、「この先生だ！」と直感し、大阪に少しでも近い先生を紹介していただこうと電話をかけました（高崎は、生まれてからずっと大阪に住む私にとって、はるかかなたの地でしたから）。でも、まあ当然のことですが、一度診察してからということで、高崎へ出向くことになりました。

高崎駅に最初に降り立ったときの心細げだった気持ちは、今でも忘れられません。そして、丸橋歯科クリニックにたどり着き、丸橋先生の「これはひどい！」という一言も忘れられません。長年の歯科通いのため、至るところに金属冠やブリッジがあるほか、噛み合わせも非常に悪くなっていました。噛み合わせたとき、下の前歯が上の前歯の裏に当たっている状態で、特に睡眠中はぐっと噛みしめているらしく、下の前歯で上の前歯を強く押していたのでした。私のキーンという痛みは、長年の不適切な治療によるものだったのです。私は体が強かったのか、元気に暮らしていましたが、噛み合わせが悪いと、体調まで悪くなる人が多いそうです。

上の前歯の差し歯をはずして、下の歯が悪くなければ噛み合わせを直し、もし歯が割れていたりすれば、抜歯してインプラントにしたらどうかと奨められました。歯槽膿漏の治療とばかり思ってきたのに、あまりにも違う事態になったことに、すぐに頭は切り替えられませんでした。しかし、結局、このクリニックにお世話になることを決意したのは、丸橋先生の「よくなりますよ」という暖かいお言葉、私の主治医となっていただいた辻本先生の真摯なお人柄に、地元の歯科医との大きな違いを感じたからでした。（結局、私の上の前歯二本は、中で亀裂が入り、抜歯するしかないということでした。）

このようにして、二週間に一度の高崎通いが始まりました。まず、奥歯二本がなく、ブリッジにしてありましたので、それをはずしてのインプラントです。インプラントという未知のものに対しての不安はいっぱいでしたが、長年の歯科治療のせいで、少々の痛みには耐えられる自信はありました。実際の手術は半時間程度で、その途中も、また手術後も痛みはなく、抜歯のほうがどれほど痛いかわかりません。いただいた痛み止めも飲むことなく過ごせました。私の歯槽骨は、レントゲンではインプラントにうってつけのしっかりしたものでしたが、手術をしてみて少し軟らかいということでしたので、その後は甘いものは控え、カルシウム補給に気をつけるようになりました。

インプラントが歯槽骨に定着する期間、亀裂が入っている上の前歯二本の抜歯と、過去の根管治療のやり直しをしていただきました。そうしていくうちに、私の気持ちも、体も、高崎通いに慣れていき、今では高崎が第二の故郷のようにも思えます。

上の前歯の除去から四カ月後、同所に二本のインプラントの手術をしていただきました。さらに四カ月後、治療はすべて完了いたしました。今では何の違和感もなく、自分の歯そのものです。入れ歯のように見苦しくもなく、手入れも簡単で、インプラントに本当に感謝しています。

とにかく歯科治療は、信頼できるよい先生に巡り会えること。そして、必ずよくなるという希望を持つことだと思います。

今は、一年半の定期検診と、この状態を維持できるよう、ブラッシングに励んでいます。いつも一番遅くまで治療していただいた辻本先生、有難うございました。日本いたるところに、丸橋歯科クリニック分室ができ、歯で悩んでいる人に明るい光が当たればと願っています。

2 インプラントで驚異的に回復する歯周病

歯を支える骨が溶けていくことを、一般には歯周病といいますが、すべてが同じ原因で起きるわけではありません。本当の歯周病は、患者さんの体質改善なくして治りません。治ろうとする力が弱まった結果、歯周病になるわけですから、少しでも噛み合わせのバランスが崩れて歯に負担がかかると容易に骨が吸収して歯周病が進行します。

　このような患者さんに、入れ歯は用いるべきではありません。バネを引っ掛けた歯を中心に、揺れる入れ歯が次々と歯を壊していくことになります。噛み合わせの力を受ける奥歯をインプラントでつくり、残る歯の負担を減らす必要があります。また、インプラントで残る歯をしっかり固定することで、歯が甦り、骨が回復し、歯周病が驚くほど改善するのです。

患者さんにとっては、まさに天国と地獄ほどの差のようです。

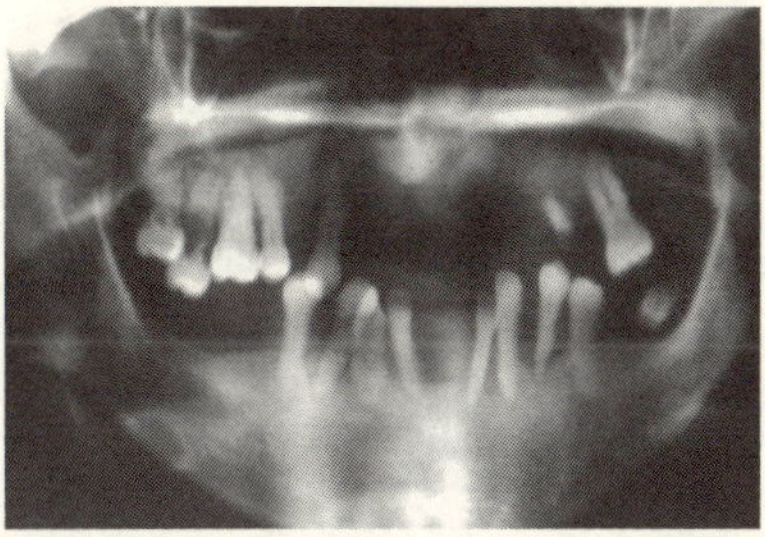

写真 91　歯周病がかなり進行した、50 歳女性の方のレントゲン。歯を支える骨がかなり溶けてしまっている。エアーをかけるとフラフラ揺れている状況でした。

(1)　噛むことを忘れた歯周病患者さんの例

写真91は歯周病がかなり進行した五〇歳、女性の患者さんのレントゲン写真です。

歯を支える骨がかなり溶けてしまっています。歯はエアーをかけただけでフラフラ揺れています。食べ物を丸呑みするような状況ですので、バランスのよい食事などできるはずもなく、ますます体の抵抗力が落ち、歯周病が進行していくという悪循環に陥っています。当然、顔色は蒼白で艶がなくなり、この状況では歯周病に打ち勝つだけの治る力がありません。

来院されたときのお口の中は写真92、93のような状況です。すべての歯がフラフラ揺れるため噛みしめることができません。普通ならすべての歯を抜いて総入れ歯になるところです。決定的に状況を変えるために、インプラントが力を発揮しました。

早急にインプラントを植立し、レントゲン写真（写真94）のように七本の歯（矢印）をインプラントを利用して固定することで、ピンセットで摘まんでもほとんど揺れないまでに回復しました。

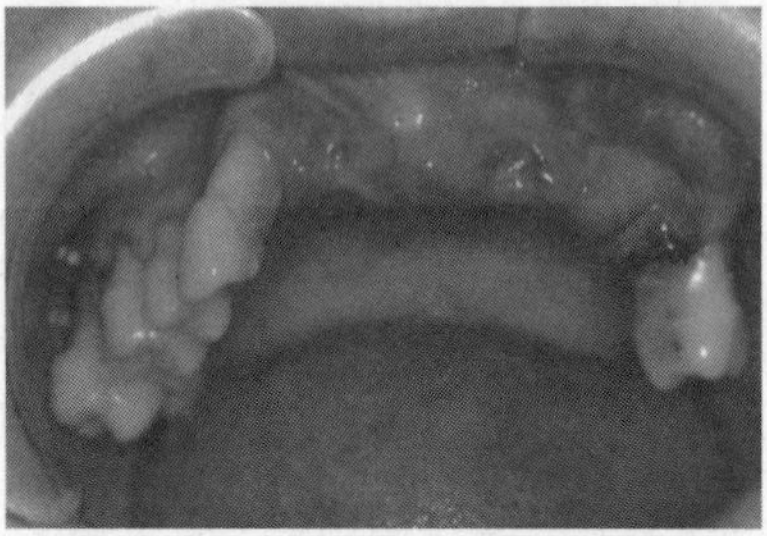

写真 92　来院されたときのお口の中の状況（上顎）。

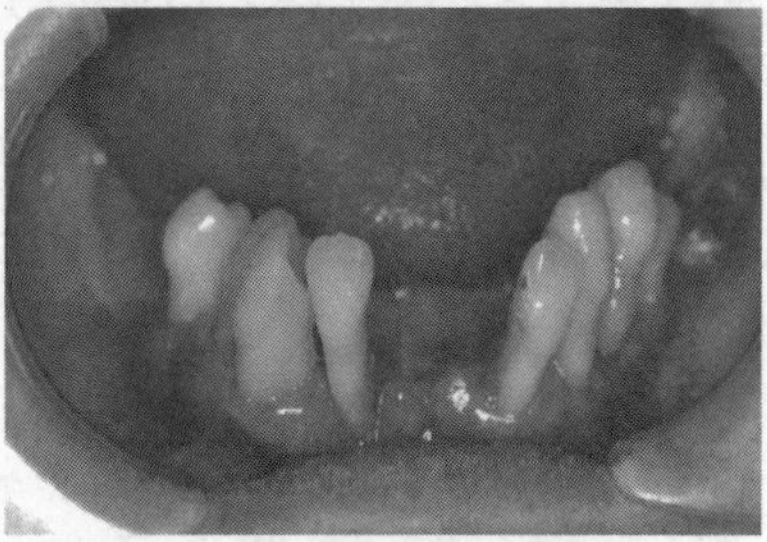

写真 93　（下顎）

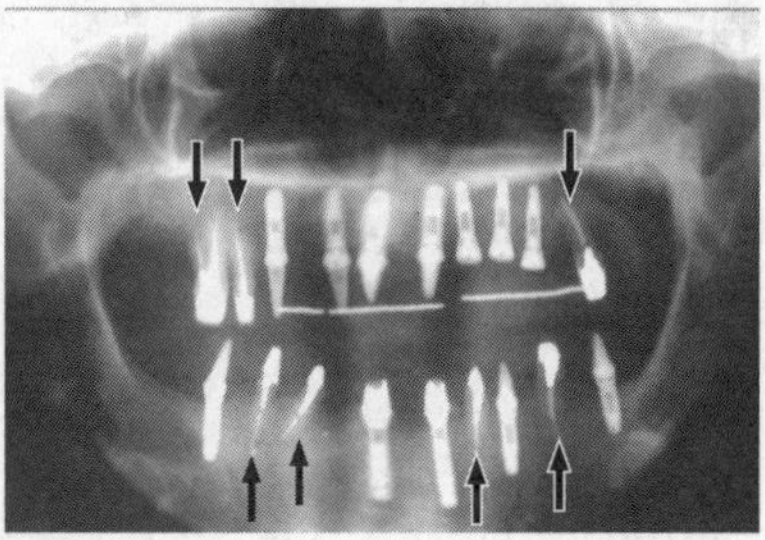

写真 94　早急にインプラントを植立し、噛み合わせの力を受ける奥歯をつくり、残っている歯（矢印）を固定した。

長い間噛んでいなかったため、噛むことを忘れてしまっています。仮歯で噛む訓練をした後、写真95、96のように最終的な歯が入りました。

現在では何でも噛んで食べられるようになり、顔色が非常によくなっています。お友達から「きれいな歯が入ったね」といわれたそうです。初め来院されたときは口元を隠して、ほとんどしゃべらない方でしたが、積極的に話すようになりました。歯を失って大変な苦しみがあったのでしょう。明るくなって苦悩が取り除かれたこともインプラント治療の大きな効用といえます。

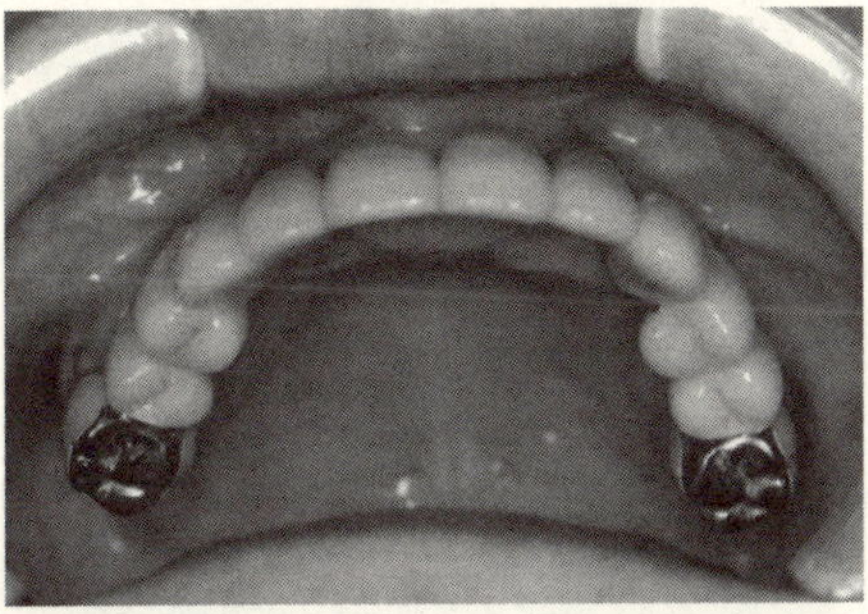

写真95　治療を終えて、何でも噛める歯が入ったところ。残っていた歯はピンセットで摘まんでも揺れないほど回復した（上顎）。

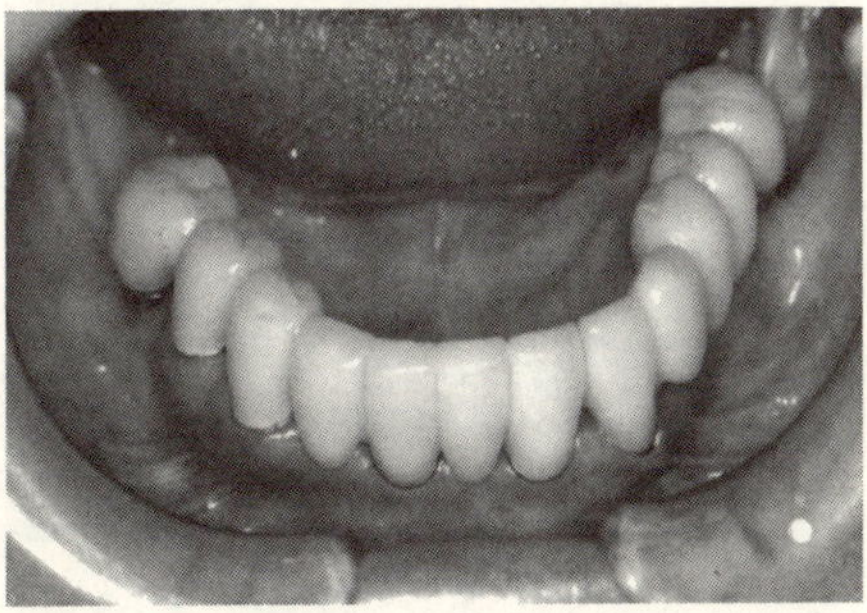

写真96　（下顎）

（2）奥歯をしっかりさせることの重要性

歯周病の方は、家でいえば柱がすべてグラグラ揺れている状況です。こんな状況ではいつか屋根も落ちてしまうでしょう。

治療としてまず一番に考えることは、揺れる歯を固定するこ

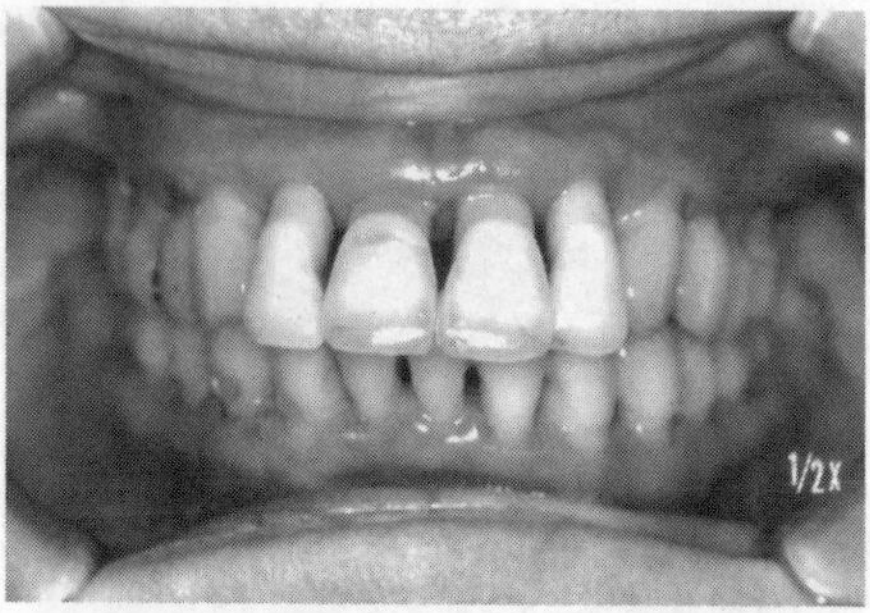

写真97　奥歯の歯周病が進行した例。噛む力が前歯に加わるため、歯周病で歯茎が全体的に赤く腫れている。

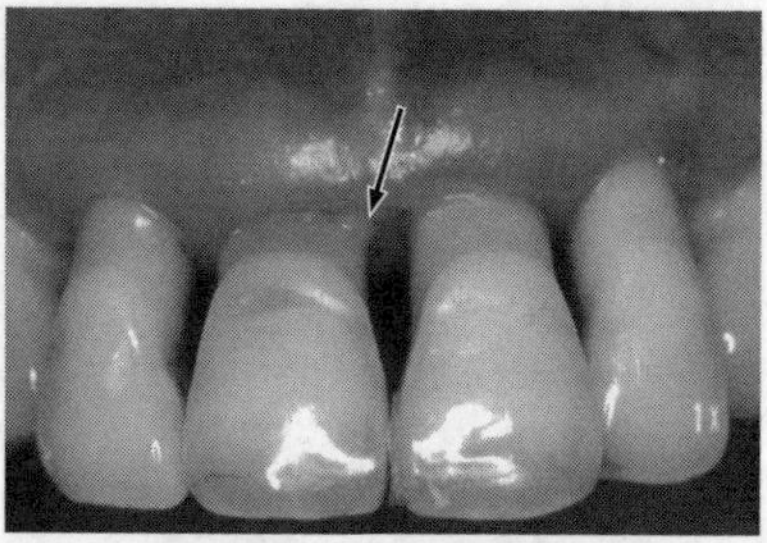

写真98　前歯の部分の拡大写真。力のかかる前歯を支える骨が溶け、矢印のように膿が出ている。

とと、顎を支える奥歯をしっかりつくることです。まさにインプラントは両方に最適の治療法といえます。

写真97は、歯がグラグラ揺れて奥歯で噛めないということでおみえになった患者さんです。歯茎は全体的に赤く腫れています。奥歯は噛み合わせに問題があり、骨がかなり吸収していて四本の抜歯が必要でした。写真98は上顎の前歯の写真ですが、骨が溶けて歯茎が下がり、矢印のように膿が出ています。奥歯が揺れて顎を支えられなくなり、前歯に強い負担がかかった結果、前歯の歯周病が進行したのです。

インプラントで顎を支える奥歯をつくる必要があります。骨が薄いのでサイナスリフトの増骨を併用して、写真99矢印のようにインプラントを植立しました。

この方は、少し貧血気味で、お顔の色艶もやや悪い傾向がありましたので、食事指導も行ないました。治療後は写真100のように歯茎が引き締まり、健康なピンク色になりました。膿がピタリと止まり、奥歯でしっかり噛み締めて食事ができるようになっています。歯茎がよい色になったことは、体が元気になった証拠といえます。

　歯周病治療には大黒柱の奥歯が重要なのです。

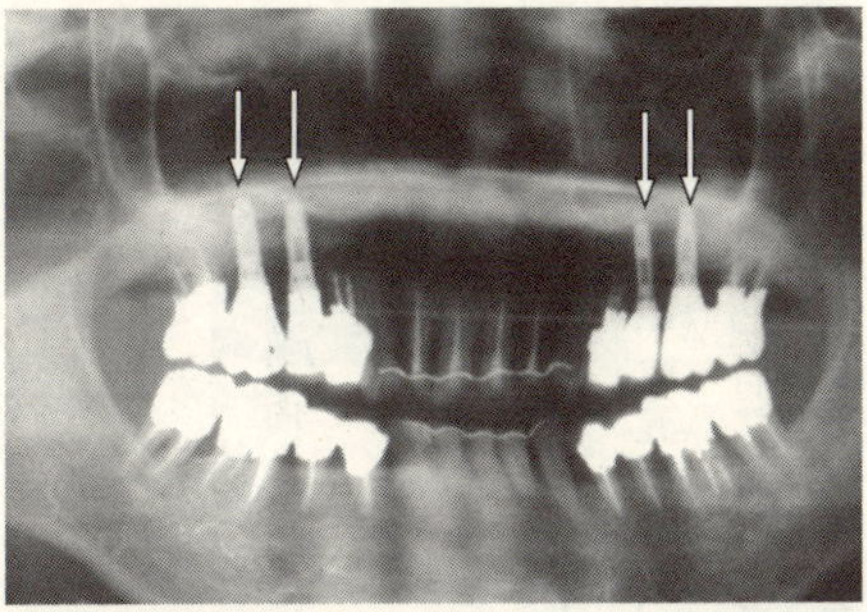

写真99　増骨処置のサイナスリフトを行ない、顎を支える奥歯をつくるためインプラントを植立（矢印）した。

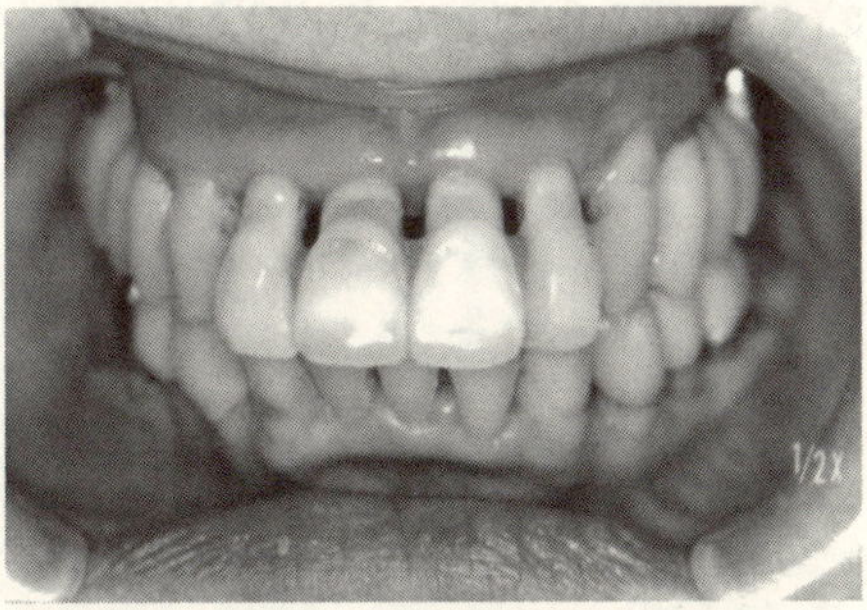

写真100　治療を終えた後の健康なピンク色の歯茎。お顔の色艶もよくなった。歯茎の色の変化は、体が元気になった証拠。

(3) 歯周病を克服した患者さんの手記

①歯周病と闘った一〇年

岐阜県　国家公務員（四一歳　男性）

一、丸橋歯科に来院するまでの歯周病歴

私は、平成五年の春、歯周病の自覚症状が急速に進み、平成十二年の暮れまでの約七年間、地方の一般歯科に通院していた。しかしながら、通院治療を受けていても、だんだんとあちらこちらの歯や歯茎の症状が悪化していき、わずか七年の間に、上の歯を三本、下の歯を三本喪失した。その七年間というもの、歯や歯茎によいとされる情報をつかんでは、何でも試した。口内うがい薬、乳酸菌歯磨き、レーザー治療とさまざまなことを試してみた。私にとってはまさに修羅場であった。そのうちに、自分自身は無論、歯科医も認める、超重度の歯周病患者になっていったのである。

二一世紀を迎える直前の平成十二年の暮れ、私は、もうこの泥沼から一日も早く脱出したいと思いながら、何をするあてもなく、途方にくれていた。

二、丸橋歯科との出会い

二一世紀を迎えた平成十三年の初頭、新聞の一面の下欄部に、新刊既刊図書の記載欄があり、そこで偶然、丸橋歯科クリニック『新しい歯周病の治し方』『インプラントで安心』という著書をみつけた。私は歯周病という言葉に過剰に敏感になっていたのであろうか、その著書のタイトルに強い関心を持ち、出版社から取り寄せて何回も読み返した。

するとどうであろう。私が今まで体験してきた歯周病歴と似かよった患者さんの体験記がいくつも本に記載されているではないか。一般の歯科医院に通院し、自分が歯周病を克服したいと願う気持ちとは反対に、治療を受ければ受けるほど、どんどん症状が悪くなってゆく悲しさ。これは、歯周病にかかった患者本人にしか、到底、理解できないものだ。

どんなに症状の悪かった人でも、丸橋歯科でみごと歯周病を克服し、完治していくようすを、患者の体験記から痛感し、いつしか私は、丸橋歯科を訪れてみたいものだと考えるようになっていった。それでも私は、初診で丸橋歯科を訪れるまで、四カ月もの間迷っていた。

それは、私の脳裏の中に、実際問題として遠い距離を通院持続することが可能であろうか、という心配があったからだ。しかも自費診療で交通費もかかる、そして歯周病の治療は大変につらい。どれをとっても最悪の条件である。そして、何よりも本当に歯周病を克服し、再発することはなく、完全完治するのかという点である。これだけ長い間、地方の歯科医に通院し、何をやっても治らなかった私の歯周病が丸橋歯科で本当に完治するのだろうか、半信半疑の心境だったのである。

三、丸橋歯科へ来院

あれこれと考え悩んだ末、初診で丸橋歯科を訪れたのは、平成十三年五月のことだった。
丸橋先生は、私の顔色や手、爪の色等を検診され、いわれた。「あなたは何を治したいのですか」と……。

私は答えた「歯周病です」

先生は私の口をみるまでもなく「あなたは歯周病の体質ではありません。きっと噛み合わせが悪いか何かでしょう」といわれた。

その後、私の口内の歯並びとレントゲン写真をみながら、「やはり歯の噛み合わせが悪いのです。噛み合わせの力でだんだんと歯と歯に隙間が生じて、長い年月の間に歯が開いてしまったのです。治療を受ければ治りますよ」

初診から一週間、自分の中で自問自答を繰り返し、いよいよ歯周病治療の第一歩をふみ出す決意をした。

四、治療状況とその後の口内症状

平成十三年七月、いよいよ治療が開始された。受付で看護婦さんにいわれた。「あなたの担当医は、辻本先生です。症状等があれば、ご相談してください」……と。

平成十三年度中は、歯周病の治療を重点的にやっていただいた。辻本先生はおっしゃった。「歯周病は放っておくと、だんだん症状が進行していきます。ですから、歯周病治療、根管治療をできるだけ早く行ないます」ということだった。

今までの歯科医院とは、治療期間も治療方法も全然違うものだった。一般の歯科医院だと、せいぜい一五分程度しか治療をしてもらえないのに、丸橋歯科のばあいは、何時間も、あるいは一日、二日がかりでやっていただけるというものだ。それと、歯の根管治療は再発を起こすことのないように試みられた治療なので、治療効果は絶大なるものだと思った。

なぜなら、私の歯肉は、血や膿が出たり歯茎が腫れる症状をよく起こしていたが、治療後だんだんと歯茎が引き締まり、赤黒い歯茎がピンク色に変化していった。それと同時に、歯茎の奥の重い重圧感がスーッと消えてなくなったのである。

明けて、平成十四年、いよいよインプラント治療が始まる。これは、歯の抜けてしまった歯茎に手術によってインプラントという人工歯根を植立していくものである。最初、話を聞くと、ちょっと腰がひけてしまうような話であるが、手術は三〇分程度でアッという間に終わってしまう。そして、そのインプラントを植立後、三カ月くらいたつと、しっかりと自分の歯茎に同化し、自分の歯根のようになっていくのである。しかもそれは、びくともせず、不動のものである。そして、そのインプラントで固定された歯周病の歯は、以前健康であった頃のようにだんだん骨が再生されていくという。私は、そんな説明を辻本先生から聞いたとき、あまりのすばらしさに言葉もなく、絶句した。最初は一般の歯科医院での今までの治療経過もあり、そんなことが実際にありえるのだろうかと思った。今では自分が身をもって体験したのだから、疑う余地はない。現に、私のインプラントは、全く動揺することはないのである。

私は、歯周病の症状がかなり進んだ末期の頃、自分の下の奥歯でやわらかな食パンを噛むことさえできなかった。しかし、今では硬いせんべいや漬物の沢庵をバリバリ噛むことができる。しかも、一番うれしいのは熟睡できるようになったことである。歯周病がひどかった頃は、食も進まず、精神状態もよくなく、夜中になると歯茎の奥のほうが痛みだし、鎮痛薬を飲んで眠っていたものだった。あのとき丸橋歯科へ通院することをあきらめていたら、今の私はどんな状態になっていたのだろうか。非常に恐ろしいことである。

平成十五年になり、だんだんとインプラントの上に仮歯がはまり、やがて完成した歯ができあがる。一年の間に数回しか通院できないが、完全に完治するまで歯の完成に向けて頑張りたい。

五、丸橋歯科の先生方、看護婦さんの応対

丸橋歯科の治療の応対は非常に手際よく、先生方、看護婦さんの迅速な応対には非常にすばらしいものがある。どんな細かな患者の疑問に対しても、親切ていねいに、いやな顔ひとつされず、

答えていただける。また、診療方法や日程の説明等きちんとしていただけるので、非常に信頼感のある歯医者さんであるといえる。

六、終わりに

私は、自分が通院する距離を非常に遠くとらえていたが、丸橋歯科へ来訪される患者さんのなかには、北海道や九州から飛行機に乗って通院された患者さんがいらっしゃると聞いた。この歯科は、全国の歯科医院から見放され、行き場のなくなった患者さんが助けを求めて来る歯科なのである。そして、その患者さんを裏切ることなく、完治させてくれる歯医者が丸橋歯科なのである。

私は、以前自分が通院していた歯科医院を恨んではいない。それは、私自身が、真の歯医者をいち早くみつけることができなかった、あるいは知識がなかったからだと考えているからだ。

全国で歯周病や虫歯で悩んでいる方がいらっしゃるのであれば、いち早く丸橋歯科の門戸をたたかれることをお勧めする。

手ごたえは、十分にあると思う。

そして、丸橋歯科の先生、スタッフの皆さん、今後も健康に十分注意され、私たち患者のために、全国の歯周病患者のためにご活躍されることを願っています。

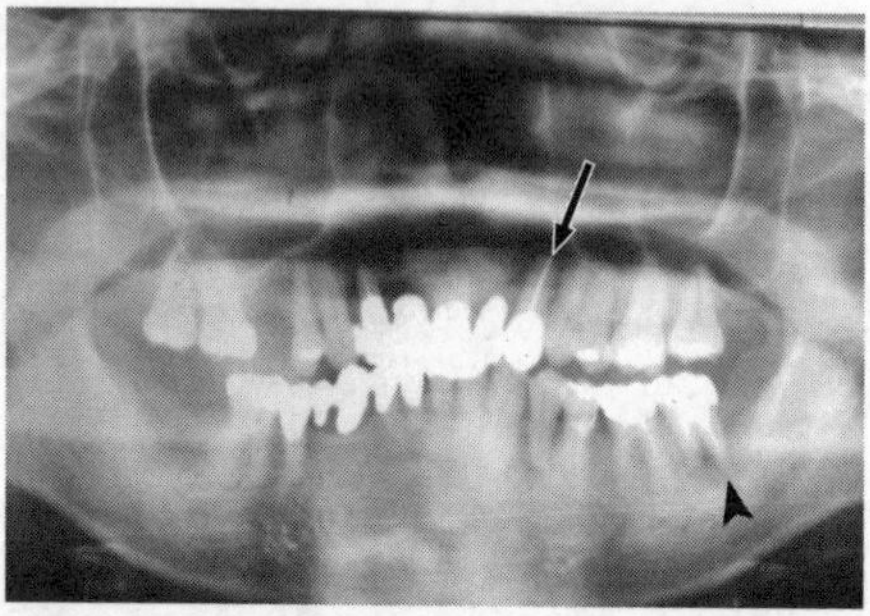

写真101　患者さんの初診時のレントゲン写真。上顎にかぶせた前歯が強く当たっているため、矢印の犬歯を支える骨が黒く溶けている。左下の大臼歯を支える骨も噛み合わせが原因で大きく溶けている（矢頭）。

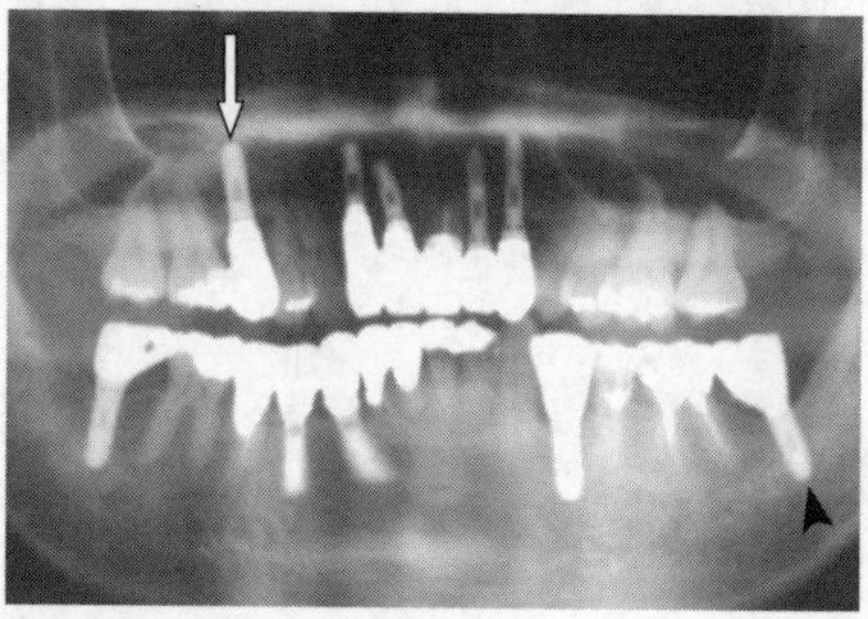

写真102　増骨処置のサイナスリフト（矢印）やGBR（矢頭）を併用してインプラントを10本植立した。膿はピタリと止まり、インプラントに支えられ歯が甦った。

この患者さんの初診時のレントゲン写真（写真101）です。おそらく上顎に装着された前歯が原因で顎が後退したことが歯周病を悪くした一因でしょう。前歯を治療するばあい、奥歯が噛めるように調整しておかないとちょうど猿轡《さるぐつわ》を噛ませたように患者さんは苦しむことになります。前歯にばかり強く当たるため、矢印の犬歯を支える骨が大きく溶けています。左下の大臼歯の周りの骨も噛み合わせが原因で壊れています（矢頭）。この部分は後に述べるGBRという増骨処置を行ないました。

初めて拝見したときは、お口のあちこちから膿が出て、歯も揺れていましたが、顔色がよく、レントゲンでも治療を受けていない部分の骨はしっかりしています。この方は本当の意味での歯周病ではありません。歯周病は、原因をはっきりさせ、絶対的に正しい手を打たなければ治るものではありません。

かなりの軒数の歯科医院を回られたうえ、治らなかったのでしょう、最初は治る見込みがあるのか半信半疑のようすで、よく質問を受けました。無理もないことです。治療が進むにつれてしっかり噛めるようになり、治療にも前向きに取り組んでくださるようになりました。

写真102のように、増骨処置のサイナスリフト（矢印）やＧＢＲ（矢頭）を併用してインプラントを一〇本植立し、治療を行ないました。あちこちから出ていた膿はピタリと止まり、揺れていた歯が甦りました。

手記のように沢庵やおせんべいがバリバリ食べられるようになっています。

②歯周病が治り、インプラントで歯が蘇る幸せ

群馬県　パート（五七歳　女性）

私の歯肉が腫れ始めたのは、二八歳くらいだったと思います。歯周病ということもわかりませんでした。それから二〇年以上、体調が悪いとき、風邪をひいたときにはいつも腫れて痛いというやな思いをしてきました。

歯がグラグラ動くようになり歯医者さんに通うようになりました。一年に一本抜け、二本抜け、三本目のときには、「このままいくと一～二年で総入れ歯になる」といわれました。

二本目が抜けたときに部分入れ歯が入りました。それは、左右の上の歯に引っ掛けるものでした。入ったとき、ろれつが回らず話しづらくなり、熱いものを食べれば左右に引っ掛けたところが熱くなり、とても辛い日々が続きました。

そんなとき、娘から丸橋歯科さんの話を聞きました。「歯槽膿漏が治るんだってよ」というのです。こんなにグラグラした歯が治るわけがないと思いましたが、三本目が抜けるときに丸橋歯科を訪れました。いろいろ費用のこと、治療のことと不安はありました。今までは、一般的な保険治療しか受けたことがありませんでした。でも、入れ歯から解放されるのであればと思い、先生にお任せして治していただこうと心に決めました。

担当医は辻本先生でした。それからの治療は今までに受けたことのないようなすばらしいものでした。インプラントという言葉も知らなかった私ですが、説明していただき、すぐに理解し、納得できました。

まず、治療の内容を詳しく説明していただきました。最初にグラグラした歯を固定し、根管治療を行ない、歯茎の手術も受けました。歯のないところはインプラントを入れることになりました。

治療が進み、仮歯が入ったとき、部分入れ歯から解放され、口の中が今までのことが嘘のように楽になり、嬉しくてたまりませんでした。治療期間中、急な出血や腫れに対し、診察日以外でも親切に対応していただきました。

インプラントが一本二本と入っていくにしたがって、しっかり噛めるようになり、揺れていた歯もしっかりしてきました。もう信じられない出来事でした。

すべての治療が終わり、気がつくと三年の月日が経過していました。今では、インプラントも自分の歯と錯覚するほど自然に噛め、幸せな日々を送っています。

その後の経過は良好で、先日、半年に一度の定期検診でレントゲンを撮ったところ、あのグラグラして骨の溶けていた歯がしっかり固定し、骨が回復しているというのです。インプラントも何の問題もありません。レントゲンをみせていただきながら説明を受けましたが、とても信じられないことでした。

毎日感謝しながら食事をしつつ、一生今のままで行けたらと願っている今日です。

今後も、私のような患者さん、もっともっと辛い患者さんを助けてあげてください。

丸橋先生、辻本先生、スタッフの皆様、本当にありがとうございました。

患者さんの初診時のレントゲンです（写真103）。この方は、体質的にやや歯周病が進みやすい傾向がありました。来院されたときはすべての歯が揺れていました。矢印のように右上の犬歯の周りの骨はかなり溶け、黒く抜けて写っています。

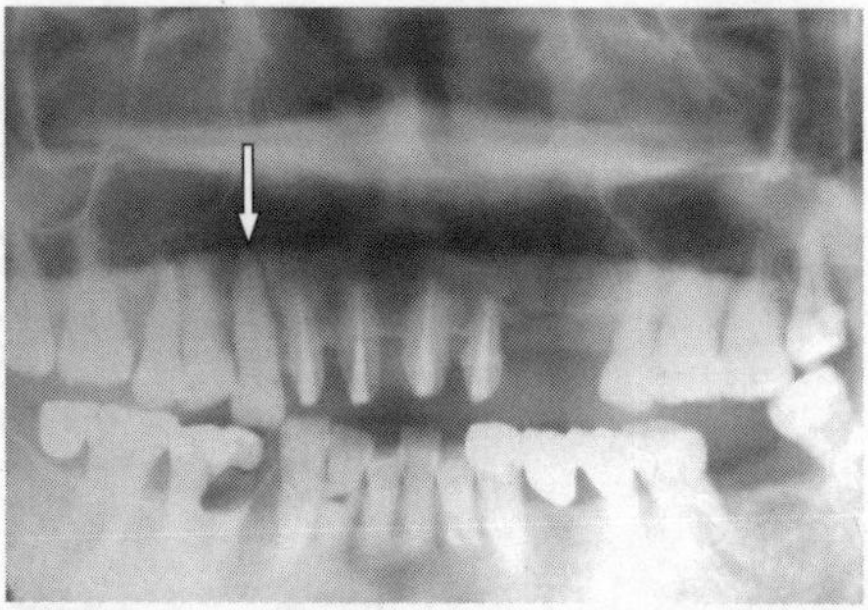

写真103　初診時、患者さんのレントゲン写真。体質的に軽度の歯周病の傾向があった。矢印の犬歯の周りの骨が黒く溶けている。

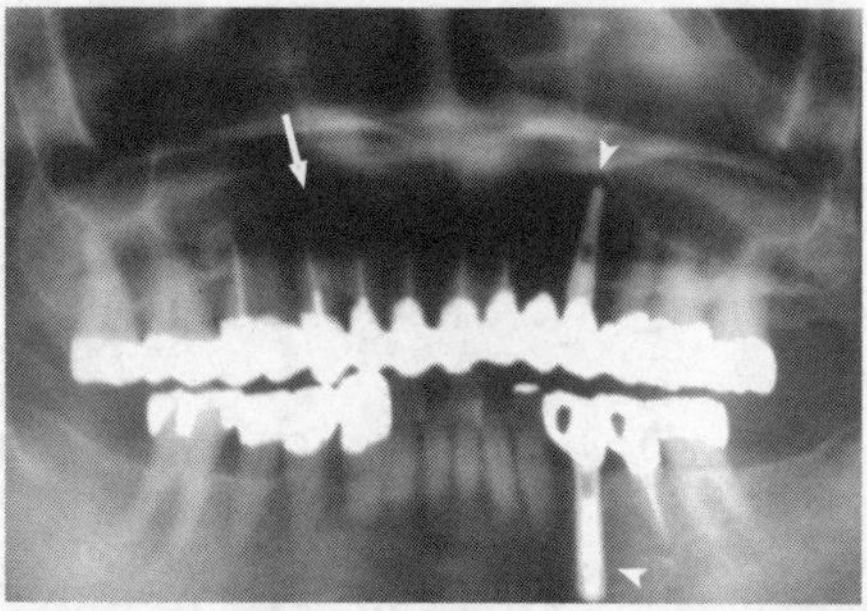

写真104　矢頭のように２本のインプラントを植立し、歯を固定した結果、溶けていた骨が矢印のように回復した。

歯のないところに二本だけインプラントを植立し（写真104矢頭）、被せ物をしました。食事指導を受けていただき、歯に悪い揺れが加わらないように、精密な噛み合わせ調整をした結果、写真104矢印のように溶けていた骨が回復しています。一～二年で総入れ歯といわれたようですが、その年限はとっくに過ぎています。いつも笑顔で定期検診におみえになります。一生自分の歯で快適に生活できるように私もお手伝いするつもりです。

③私の回復した歯

大阪　会社員（四六歳　男性）

いつの頃からでしょうか。私の歯茎が腫れるようになりました。会社の近くの歯医者に行くと、「歯茎が腫れています。歯槽膿漏の徴候です」といわれましたが特に気にもせず、生活していました。平成五年十月に結婚する頃には毎日のように腫れ、膿が出るようになりました。会社と家の近所の歯医者にもそのたびに切開して膿を出してもらっていたのですが、平成八年十一月には「歯槽膿漏で抜歯しなければダメです」といわれてしまいました。以前に丸橋先生の本を書店でみていたので、「高崎に抜かずに歯を治す先生がいるのでそこに行ってもよろしいですか」と相談すると、「私の力では、抜歯するだけです。もしもそこで治るのなら行ってください。治療は長引くので、緊急のときは来てください」という言葉を胸に、同十二月に丸橋歯科の門をたたきました。

初めて通院すると、院長が全身をみて、「あなたの症状は私の治療では五年で必ず治ります。病気は患者さんが治すものです。私はその手助けをするだけです。私のいうようにしてください」といわれました。早速治療の方針の説明を受け、動揺していた歯をワイヤーで固定し、治療が始まりました。

治療中は、当日の治療の説明、歯の状態の説明を受け、私の治療の希望などを聞いてもらい、最初に受けた説明の内容も次第にわかるようになってきました。

さらに、毎月丸橋歯科で開催される良い歯の会にも出席して、食生活の指導も受けました。

普通ならば、これだけのことをきちんとすれば、歯の状態はよくなるのですが、私の歯はいっこうによくなりませんでした。先生に「回復が遅いですが、きちんと食事療法はやっていますか？」といわれ、「やっています」と答えたものの、嫁さんに任せた料理は冷凍物や惣菜屋ののがほとんどで、ひどいものでした。そうしているうちに、歯が悪くなり、会社や近所の歯医者でも緊急の治療のとき「これだけよい治療をしてもらっていても悪くなっているのだから、抜いてもらったほうがよいのではないですか。向こうでそういったらどうですか？」とまでいわれました。このままではダメだと思い、一食だけでもと自分で弁当をつくり始めました。良い歯の会でできれば無農薬、無化学肥料の野菜を食べるようにいわれていたのですが、今ではどこでも売っている有機野菜も、この当時販売している店が少なく、普通の野菜も料理して食べていました。それでも二カ月を過ぎた頃から歯茎の具合がよくなったような気がしていました。ちょうどその頃、治療で丸橋歯科を訪れたところ先生に、「急に歯茎の状態がよくなっていますが、何かされたのですか？」と尋ねられ、「実は先生に嘘をいっていました。今まで食事療法はほとんどやっていませんでした。すみませんでした」というと、「なるほど、原因はわかりました。私も原因がわかってよかったです。現状は仕方がありません。今からでも遅くないので、しっかりと食事療法をしてください」と、叱られるどころか励まされ涙が出る思いでした。今の食生活が一〇年後の体をつくるという言葉を身をもって体験しました。嫁さんが料理をつくらないと、人任せにしておいてはダメです。自分でつくるという気持ちがなければ体は蘇りません。食事こそ自分への愛情と栄養です。

この頃になると、歯の状態もだいぶよくなりましたが、最初に治療した左下奥歯の回復が思わしくなくインプラントを勧められました。自分の体内に金属を入れるという恐怖感がありましたが、もうここまで来たし、近所の先生や大阪のインプラントセンターの先生に相談すると、「最近のインプラントはよくなっているので心配いりません。高崎の先生に勧められたのであれば間違いないです」と助言を受けたこともあって、今さら怖がっても仕方ないという気持ちでインプラントの治療をお願いしました。麻酔の注射も以前とは違い痛くなく、思ったより簡単に手術は終わりました。二本同時に植えたのですが、一本の痛みがとれず一カ月した頃にポロッと外れてしまいました。先生に報告すると、「骨の硬い方や歯周病の方など何百本かに一〜二本の割合でダメになります。少し期間をおいてやり直します。心配いりませんよ」といわれました。四カ月後にやり直しましたが、術後の痛みもなく植立できました。インプラントに人工の歯をかぶせてもらい食事をすると、硬い豆類やスルメも以前のように噛めるようになり、おいしい食事ができるようになりました。

最後に、歯周病やインプラント治療で悩んでこの手記を読まれる方もいらっしゃると思いますが、どんな病気も早期治療が大切です。早ければ早いほどよく治ります。丸橋歯科で完璧な治療

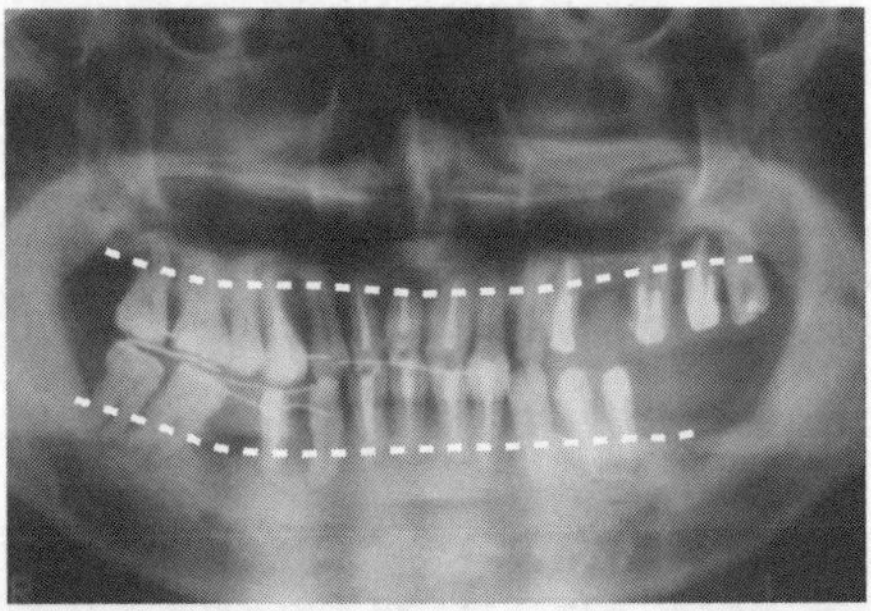

写真105　治療経過中の患者さんのレントゲン像。点線が歯を支える骨のラインだが、全体的に骨がかなり溶けている。

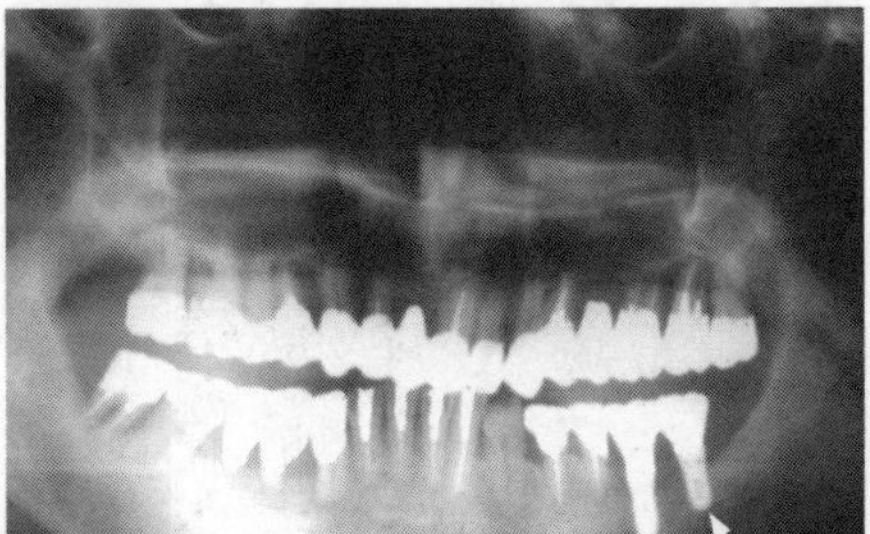

写真106　矢印のようにインプラントで顎を支える大臼歯をつくった結果、歯周病が回復した。食事改善や噛み合わせの細かな調整も功を奏したといえる。

を受けて健康な日常生活を送ってください。また、治療でわからない点、疑問点はどしどし質問することです。それにより自分で治療しているという気持ちになり、医療不信もなくなります。

治療が終わって会社と家の近所の歯医者に報告に行くと、「いい仕事をしていますね。完璧です。保険治療だと日常生活に困らない程度の治療しかできません。どうしても限界があるのです」。また、「以前、何人かの人にブラッシング指導をして、保険請求したところ、不正請求ではないかといわれた。それ以後、ブラッシング指導はしてないのです」という話を聞き、患者のために行なう行為が批判される歯科保険制度の矛盾を感じました。

「また何かあったときはみてあげるからいつでも来てください。よく頑張りましたね」。結局六年かかりましたが、私の歯は回復し、健康を手に入れたのでした。

私は途中からこの患者さんの治療に携わりましたが、比較的治療に苦闘した患者さんです。写真105は治療途中のレントゲン写真です。点線が歯を支える骨のラインですが、全体的に骨がかなり溶けています。最初は、歯周病の治療をしても、さらに予期していなかった違う場所から膿が出るようになる状況でした。まるでモグラたたきの様相です。そこで私が打った手は、食事改善をしていただく、見込みのないダメな歯をすっぱり抜く、インプラントで左下の大臼歯部を噛めるようにして噛み合わせのバランスをとることでした。患者さんの強い希望で抜歯やインプラント植立を躊躇していましたが、説明して納得していただきました。写真106矢印のようにインプラントによって顎のバランスがとれた結果、歯周病はよくなりました。食事改善など患者さんの努力もよい結果を生んだといえます。

3　義歯よりはるかに快適なインプラント

インプラントは義歯と比較にならないくらい快適な使い心地です。義歯からインプラントにした例をみてゆきましょう。

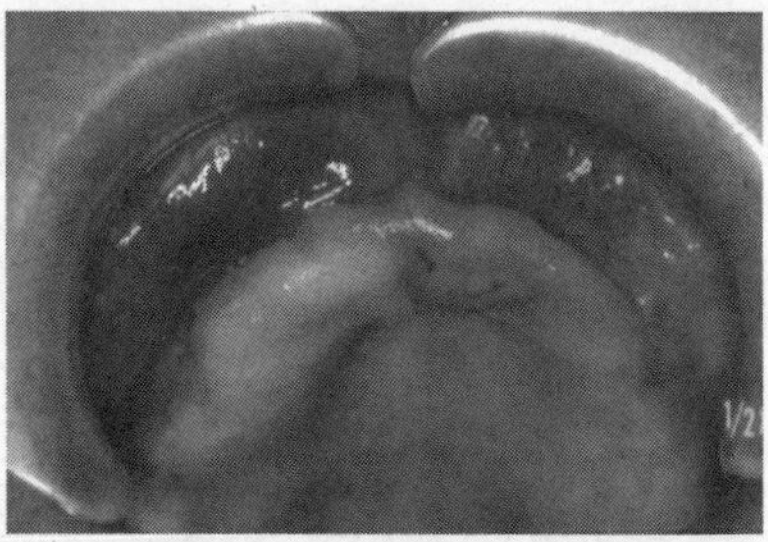

写真 107　上顎に全く歯がない、72 歳の男性患者さんの例。

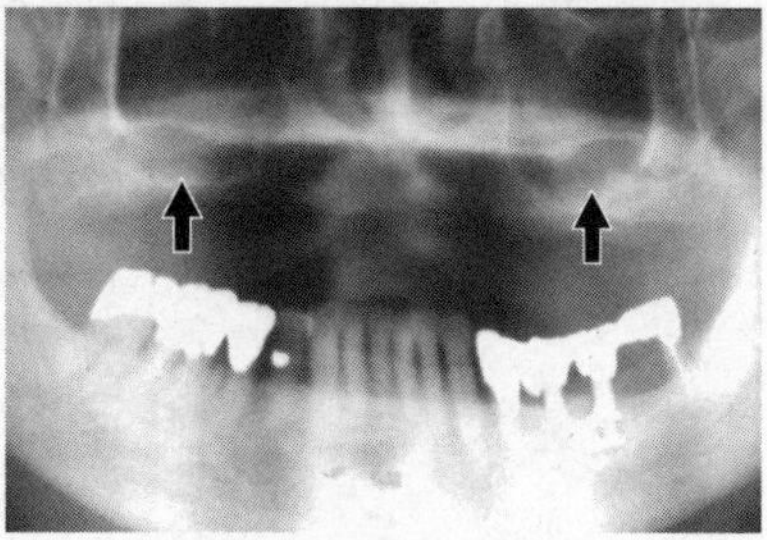

写真 108　初診時、治療前のレントゲン写真。矢印の部分の骨が薄いため増骨（サイナスリフト）が必要である。

(1) 上顎の総義歯をインプラントに変えた例

七二歳の男性の患者さんです。上顎は写真107のように全く歯がありません。下顎はほとんど歯が残っており、噛む力が強いため上の入れ歯が負けてしまいます。不自由を感じたのか、しっかりしたインプラントで歯をつくりたいと希望して来院されました。写真108は治療前のレントゲン写真ですが、歯がないことに加え骨が薄い（矢印）ため、増骨（サイナスリフト）が必要でした。

この方のようなばあい、義歯がなくては食事ができませんし、すぐ目につく前歯がなくなっては困りますので、増骨手術、インプラント植立後も義歯は装着したままで過ごしていただきます。

上顎に一一本のインプラントを植立しました。インプラントが骨についた後に、型を取って、技工士さんにアバットメントを作成してもらいます。写真は、アバットメントと同時に仮歯（写真109矢印）

を装着したところです。

義歯をはずしたその日に仮歯でしっかり噛めるようになります。

写真110は最終的な被せ物が装着されたところです。写真111はこのときのレントゲン写真ですが、一本のインプラントに適合のよい被せ物が装着されました。上顎の入れ歯は比較的安定しやすく、それなりに噛めていたようですが、インプラントになると比較にならないほど噛めるようです。特に前歯で物を噛むと入れ歯は転覆しやすいのですが、インプラントだと自分の歯のように噛めます。患者

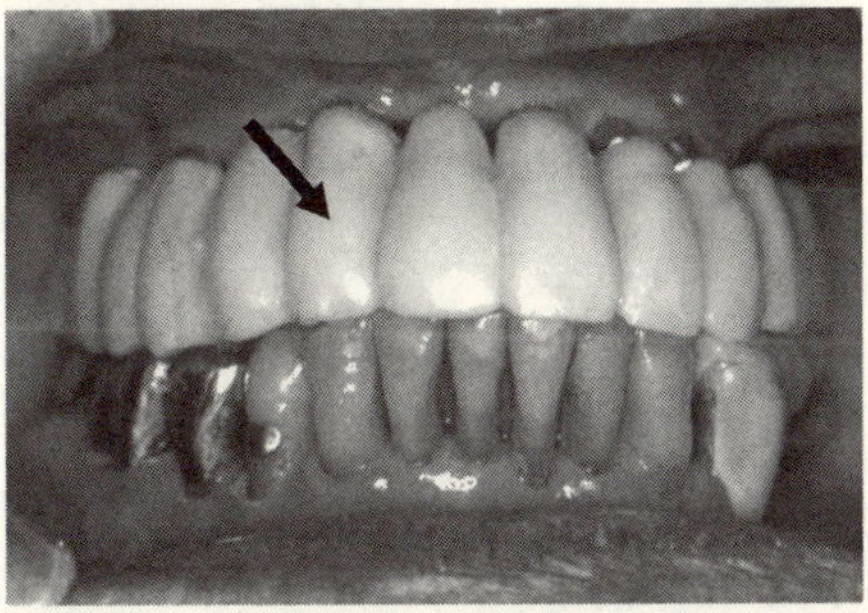

写真109　入れ歯をはずしたその日にアバットメントと仮歯（矢印）を装着し、しっかり噛めるようになる。

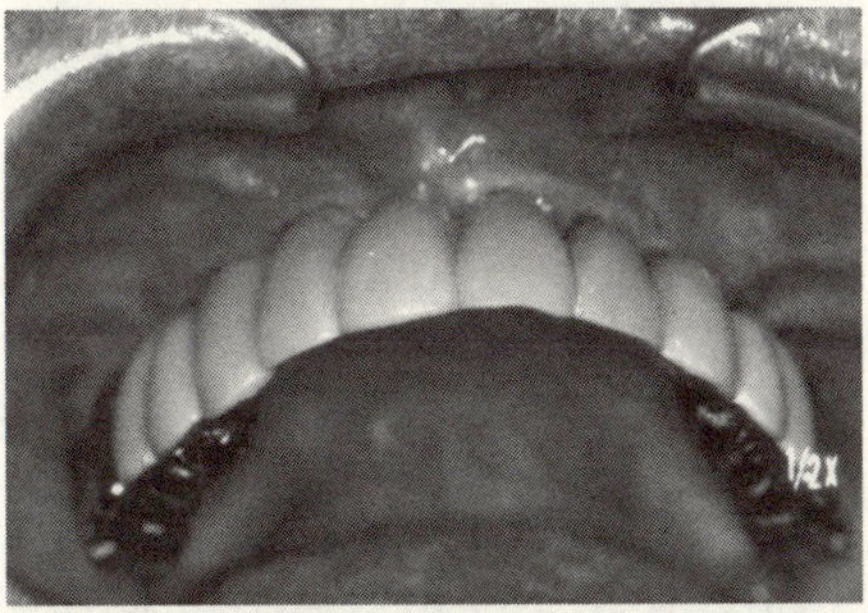

写真110　最終的に装着された歯。噛み合わせの面が左右対称で広く美しいことが基本。

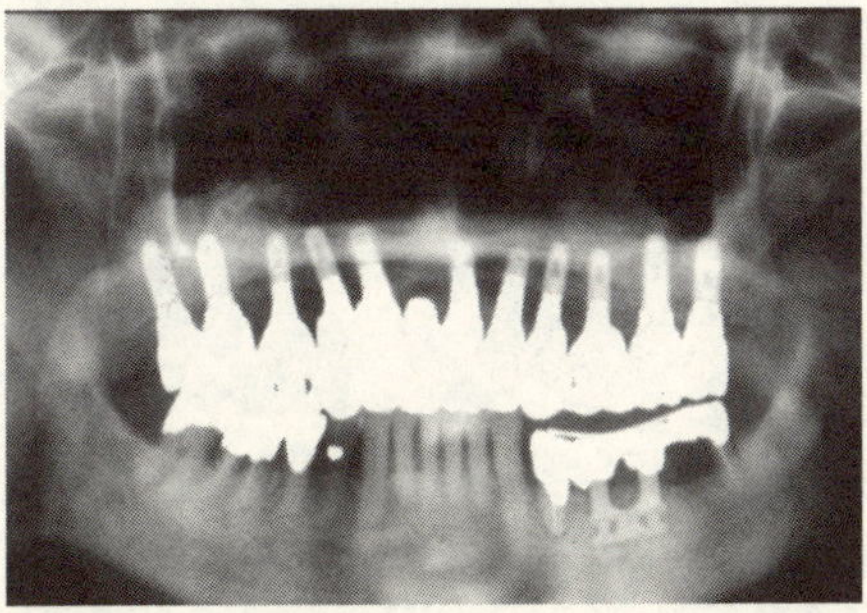

写真111　上顎に最終的な被せ物が装着されたときのレントゲン写真。11本のインプラントに適合のよい被せ物が装着された。

さんも非常に喜んでおられました。

(2) 義歯からインプラントへ（噛み合わせを含めた全人的な治療例）

初めて当院を訪れたときの患者さんのお口の中です（写真112）。矢印のように上顎と下顎に義歯が入っていますが、極端に噛み合わせが低くなっているため、とても使えるものではなかったようです。いつもは写真113のように入れ歯をはずしていることが多いとおっしゃっていました。歯茎と歯で挟ん

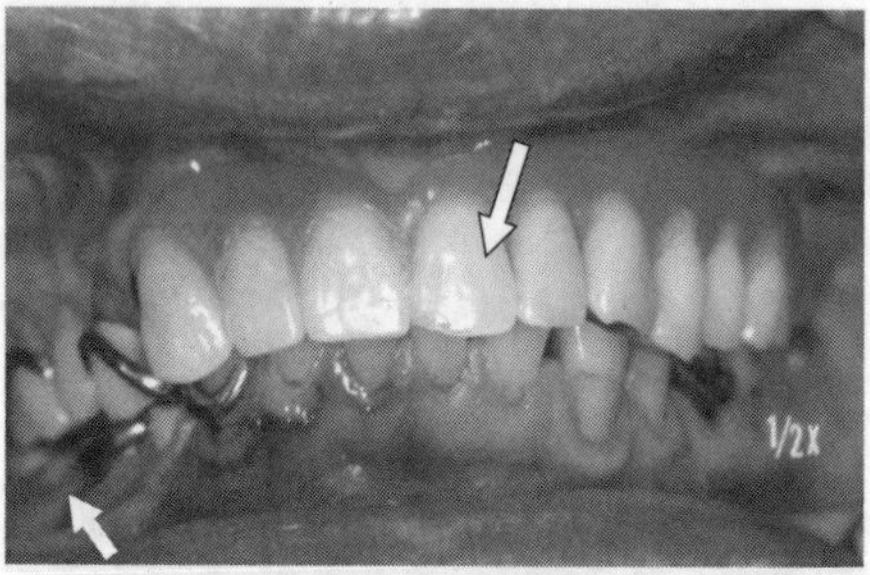

写真 112　初診時の患者さんのお口の中。矢印のように上顎と下顎に義歯が入っているが、とても噛めるものではなかった。

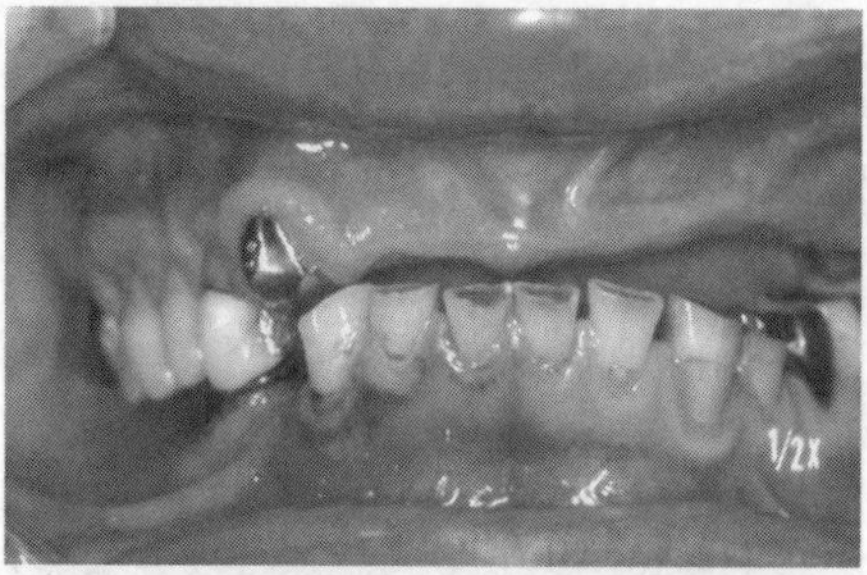

写真 113　ほとんどのばあい、写真のように入れ歯をはずして生活していた。食べ物も歯茎と歯で砕いて食べていた。

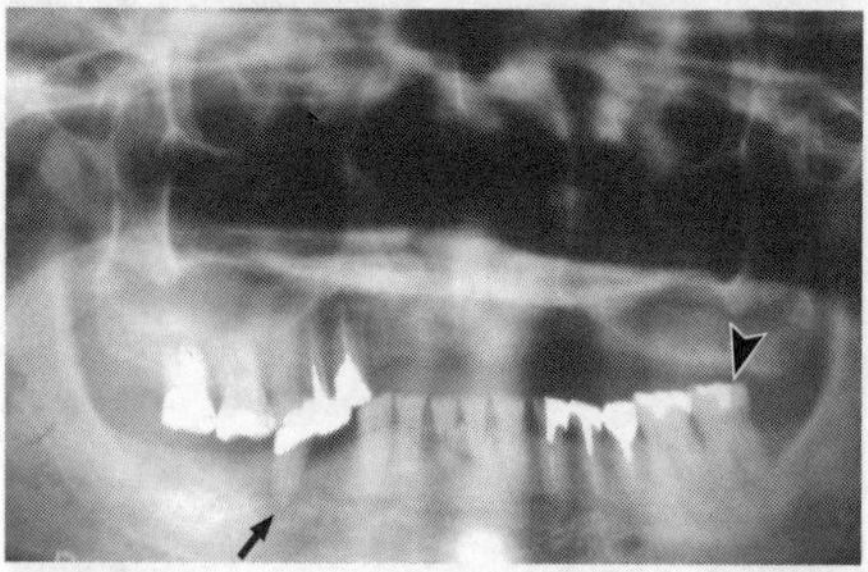

写真 114　初診時のレントゲン写真。ただ１本噛み合っている歯（矢印）は、負担過剰で周りの骨が溶け、グラグラ揺れている。歯がないため、噛み合わせが低くなり歯と骨が当たりそうになっている（矢頭）。

で食べ物を食べている状況です。初診時のレントゲン写真（写真114）です。右側は下の歯がなく左側は上の歯がない「すれ違い咬合」と呼ばれる噛み合わせで、ただ一本咬み合っている歯（矢印）は歯周病でグラグラ揺れています。歯がないため、当然噛み合わせは低くなり、レントゲンでは歯と骨が当たりそうになっています（矢頭）。さらに、下顎が発達した顔立ちで噛みあわせが非常に強いという難しさがありました。写真115のように薄かった骨をサイナスリフト（矢印）で厚くしてインプラントを植立しました。

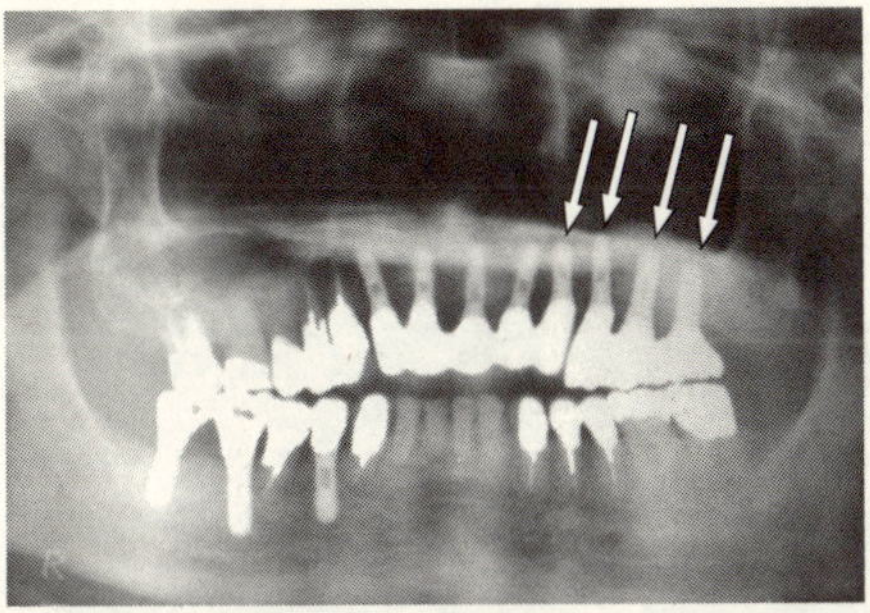

写真 115　上顎の薄い骨をサイナスリフトによって厚くした場所にインプラントを植立した（矢印）。

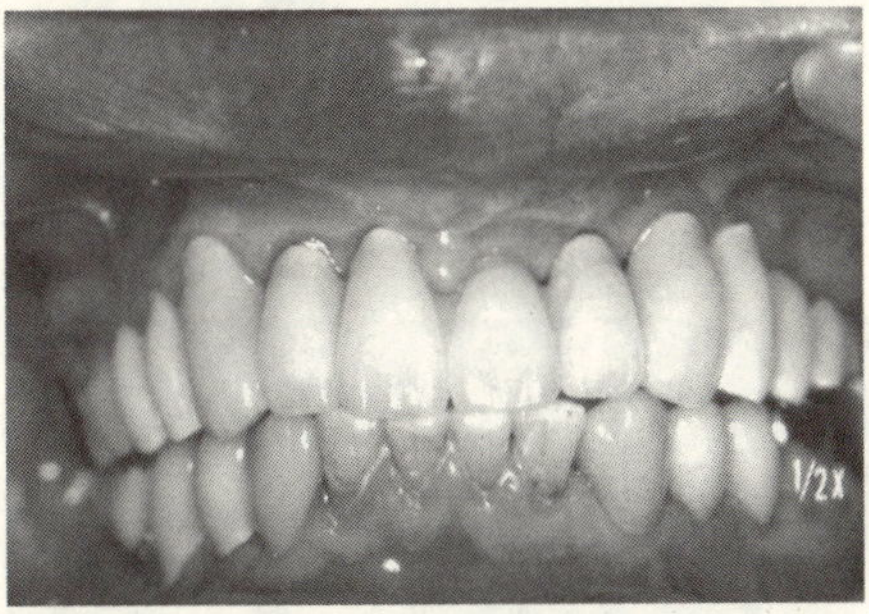

写真 116　最終的な被せ物が装着された。

右下の揺れていた歯もインプラントで固定しました。噛み合わせはかなり高く補正しています。写真116は最終的な被せ物が装着されたところです。治療によって肩こりや長年苦しんでいた腰痛がよくなりました。治療の前後でお顔を比較するとつぶれた口元、右上がりだった唇が改善しています（写真117、118）。人間の体は本来、左

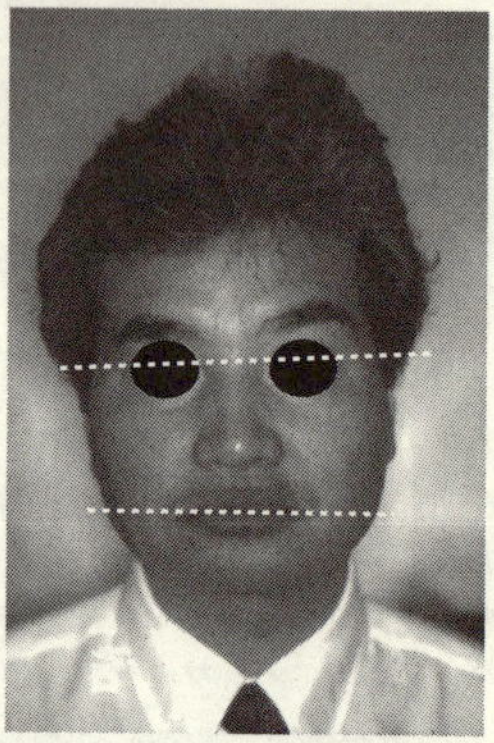

写真117　治療前の顔貌。口元はつぶれ、右半側の顔がゆがみ、唇が右上がりになっている（点線）。

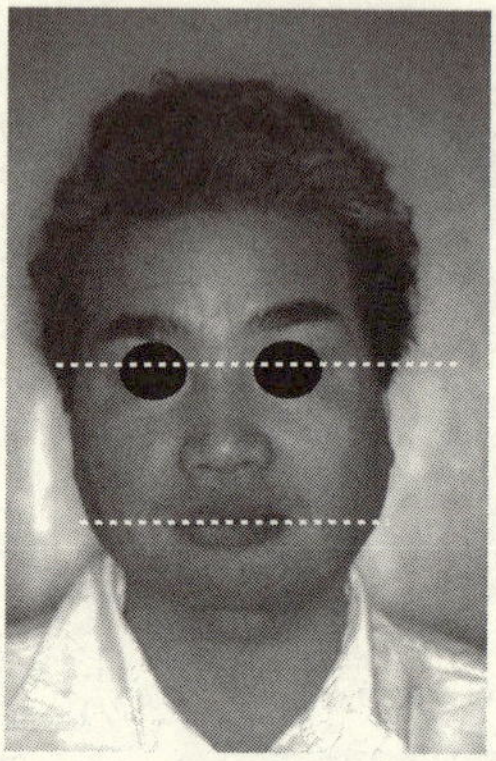

写真118　治療後の顔貌。つぶれた口元、顔が改善し、バランスがよくなっている。

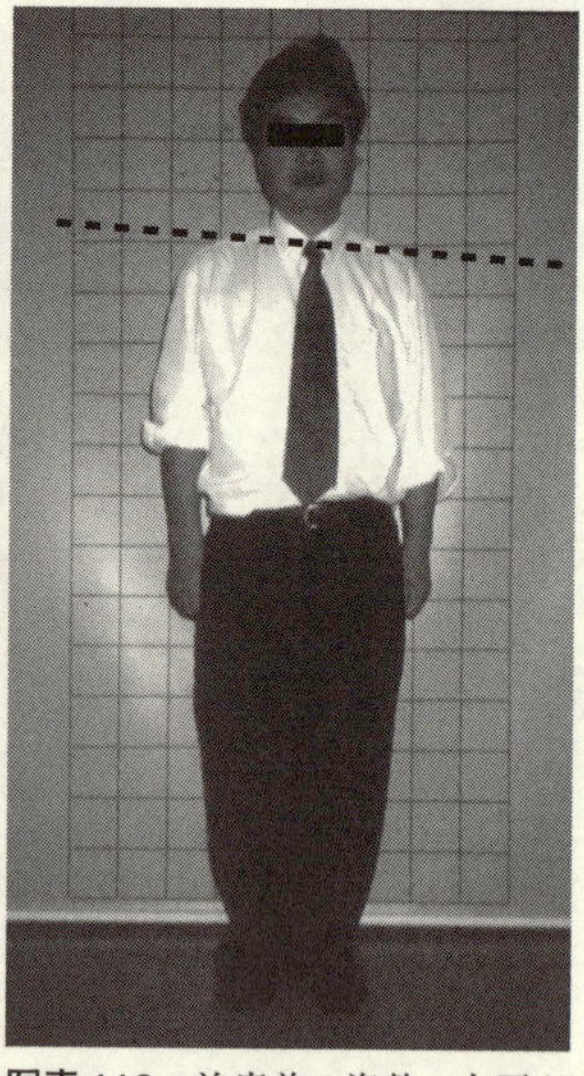

写真119　治療前の姿勢。左肩が下がり、頭が右に傾いている。

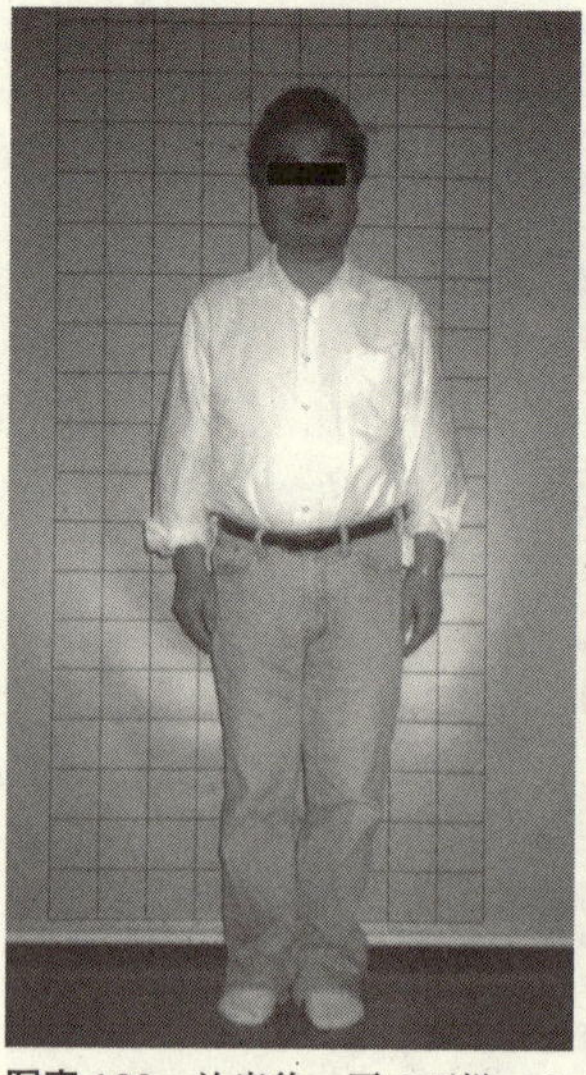

写真120　治療後、肩の不揃いや頭の傾きが改善した。

右対称であるべきなのです。顎のバランスを整えた結果、体の姿勢を前後で比較すると、下がっていた左肩、右に曲がっていた頭など、写真119、120のように改善しています。この方のばあい、義歯でこのような治療を行なうことはまず無理です。手記をみてみましょう。

治療を終えて

埼玉県　建物管理（五三歳　男性）

インプラント一二本、それに付随する手術と、治すべきすべての治療を辻本先生にお願いした。先生は悉く事無げに十全に余る術をみせられた。審美性我人生、どのときより最高。特筆すべきは、咬合調整のとき医者としての誇りと拘りを垣間みせ、痛く感激の胸を打つ。怪訝な思い、初期治療時に起こる。学会より誉れある称号を勝ち得、冴え渡る手付きみせる医師がここにいることを。貪欲な知識習得なのか、その裏に院長の魅力窺い思う。医道優なる医師、巧みさ感じさす技工、朴訥な姿みせる助手。

掲げる理想の旗下に率いる院長に偉大を覚える。完全なる治療を受けたと自負している。が一抹の不安はある。だがこの二年余り丸橋歯科で見聞きした事が安心を生んでいる。

自己責任が世に流布するようになった。施術受ける己にも当然。その真の意味を知り得たときに初めて、丸橋医院の求める理想を理解し鑽仰《さんぎょう》に値するのだと思う。

4　矯正治療にインプラントを利用する

矯正治療は歯に力をかけてゆっくりと動かしていく治療です。当院では、二〇歳を超える成人での矯正が非常に多く、なかにはインプラントがなければ矯正治療ができないケースもあります。いくつかの例をおみせします。

(1)　歯周病の矯正治療に必要なインプラント

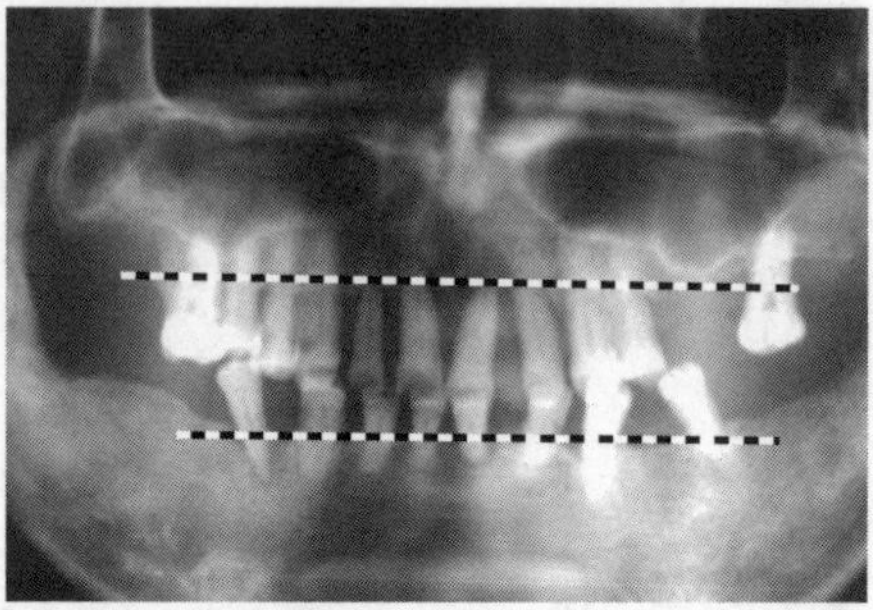

写真121　治療前のレントゲン写真。破線の位置まで全体的に骨が溶けてしまっている。

写真は初診時のレントゲン写真です（写真121）。歯周病で全体的に骨が吸収しており（破線）、奥歯を失い、前歯に力が加わった結果、歯が倒れ、隙間が開いています。写真122はお口の中の状況ですが、矢印のように奥歯がありません。矯正治療を行なうとき、歯に加える力は何百グラムの単位です。この状況で前歯を動かそうと矯正力を加えたとしても、何十キロもの噛み合わせの力がこれを妨害して矯正治療は不可能です。写真123矢印のように奥歯にインプラントを植立し、噛み合わせの強い力をインプラントが受け止める状況にして矯正治療を行ないました。

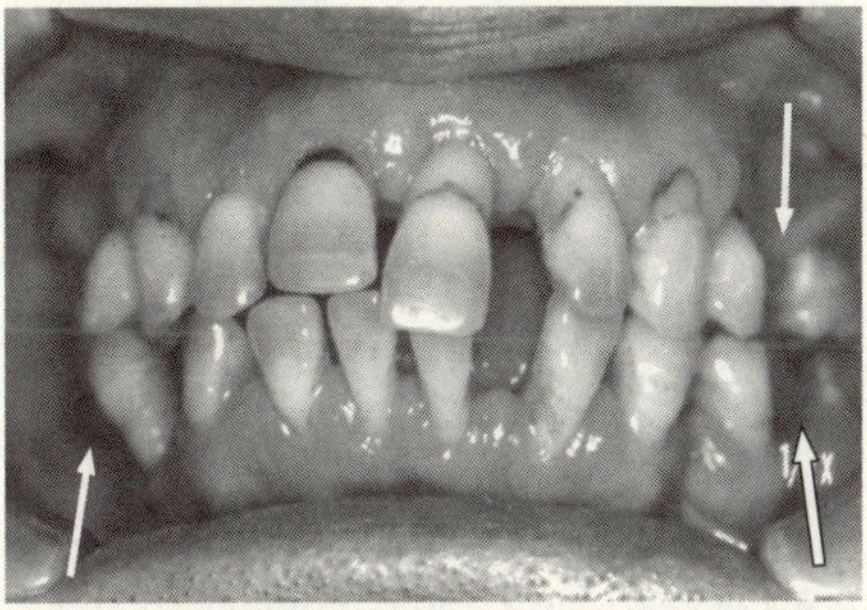

写真122　前歯は倒れて隙間が生じ、矢印のように力を受けるべき奥歯がなくなっている。

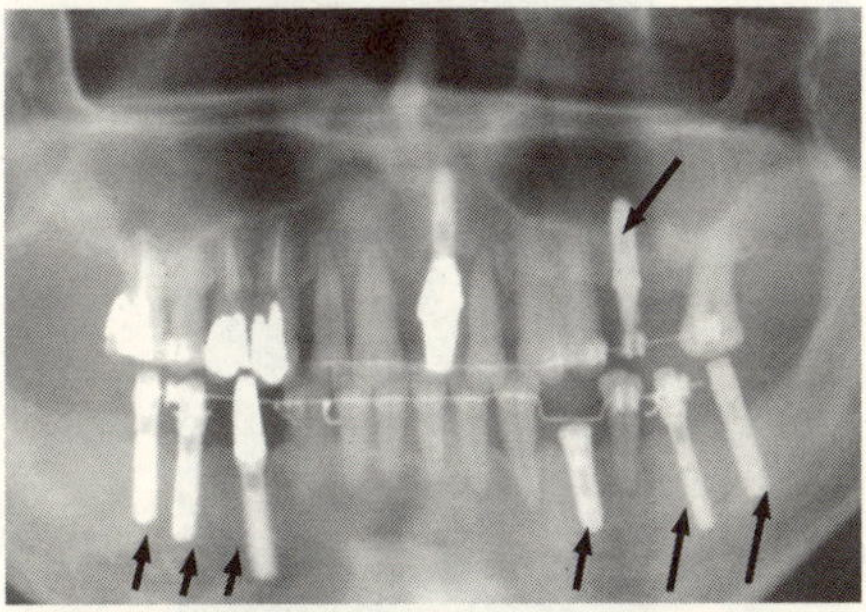

写真123　矢印のようにインプラントを植立し、奥歯で噛み合わせの力を受けることができる状況で矯正治療を行なった。歯の隙間がなくなっている。

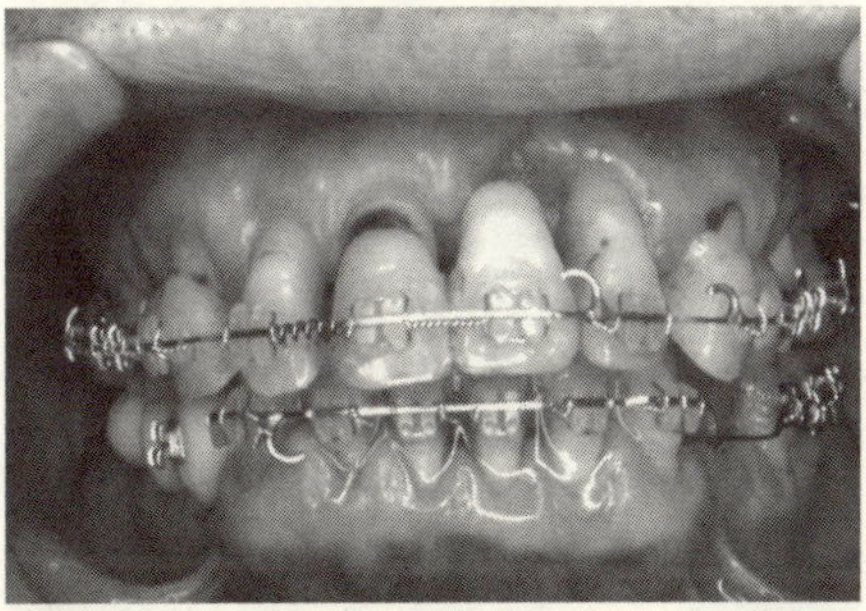

写真124　矯正治療で歯がきれいに揃ったところ。

また、矯正治療は、力を加えて歯を押して動かしてゆくのですが、当然反作用として押し返される力を受けるしっかりした歯が必要です。歯周病のばあい、力を受けるべき歯が揺れているため非常に矯正治療が難しくなります。インプラントは全く動かないため、矯正の力を受ける「しっかりした歯」の代わりにもなります。インプラントの力を借りて写真124のように歯がきれいに揃いました。

(2) 顎のずれを補正して矯正治療が必要な例

写真125はクロスバイトと呼ばれ、片側の上下の奥歯が通常と反対の位置関係で噛んでいます（矢印）。前歯の部分で上と下の歯列が交叉（クロス）しています。この噛み合わせが原因でお顔は右に大きくずれています（写真126）。肩や首、背中の凝《こ》りがあり、足が動きにくいという症状もあります。顎の位置を補正して、症状が軽減する位置で矯正治療を開始したいところですが、写真127矢印のよう

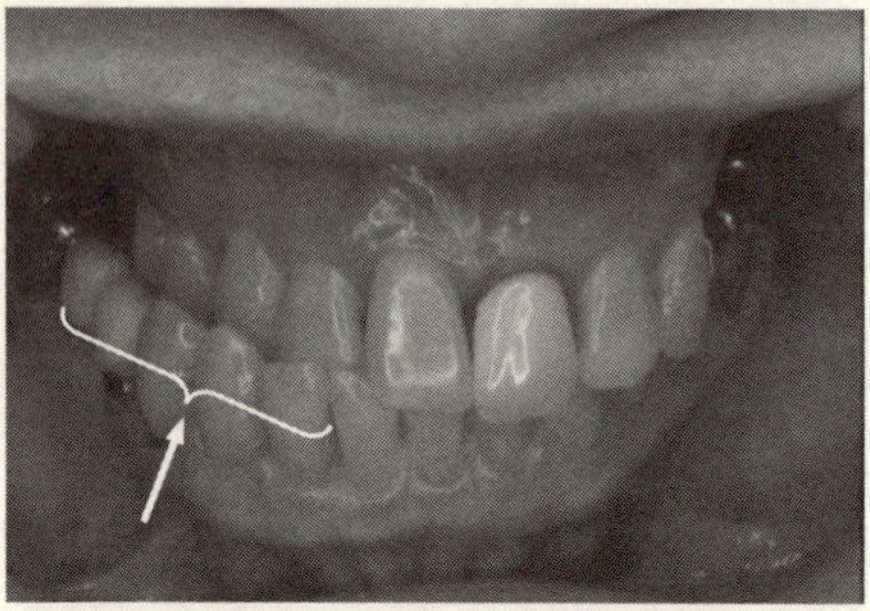

写真125　クロスバイトの例。矢印のように上下の奥歯が通常と反対の位置関係で噛んでいる。

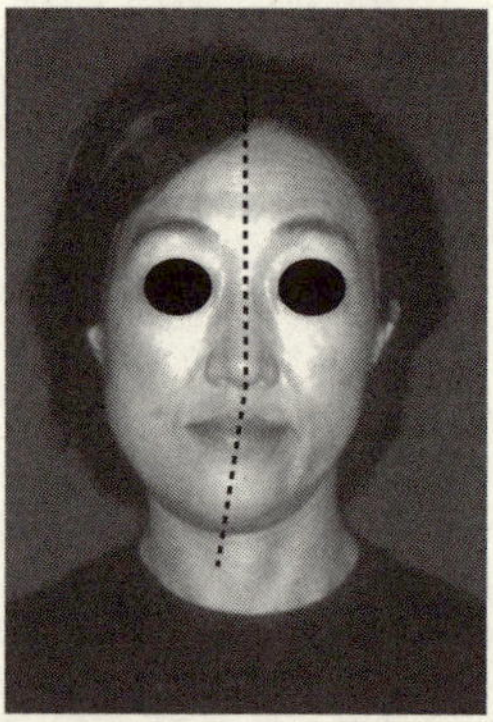

写真126　噛み合わせが原因で、お顔が破線のように右に大きくずれている。

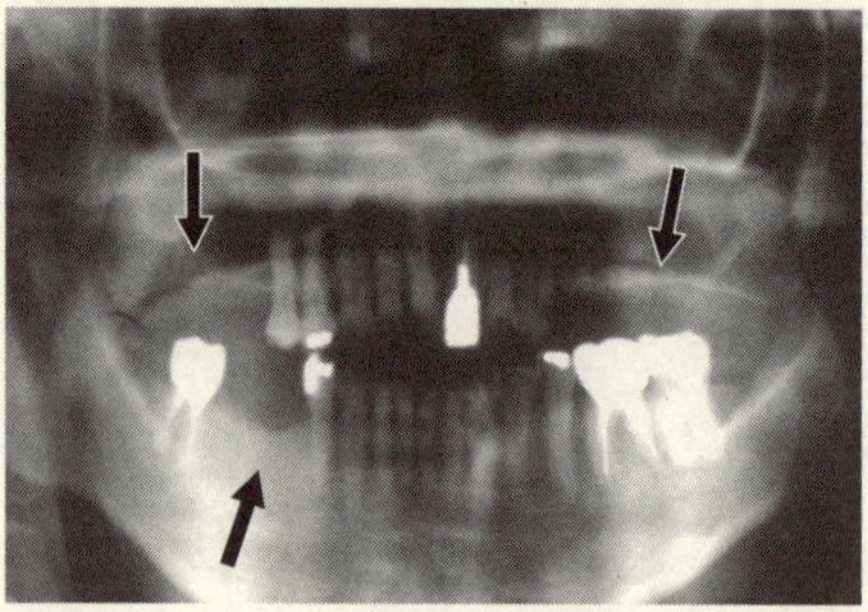

写真127　奥歯がないためこのままでは顎の位置を補正することができない。

に奥歯がありません。顎の位置を決めるのは奥歯ですから、奥歯をつくる必要がありました。上顎は骨が薄いため、両側にサイナスリフトを行ないインプラントを植立しました（写真128矢印）。

植立したインプラントを利用して顎の位置補正を行ない、矯正治療がだいぶ進み、噛み合わせは写真129のように改善しました。骨の左右非対称がありますが、顎の位置もかなり補正されています（写真130）。

それと同時に体調も改善しています。咬合治療と矯正治療を行なうためにインプラントがなくては

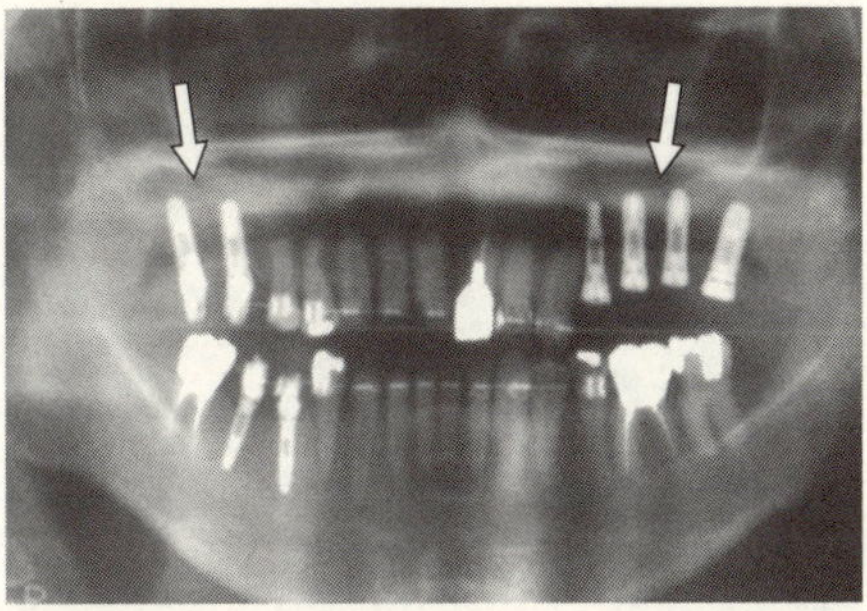

写真128　上顎の骨が薄いため、サイナスリフトを行ない骨を厚くして、奥歯となるインプラントを植立した（矢印）。

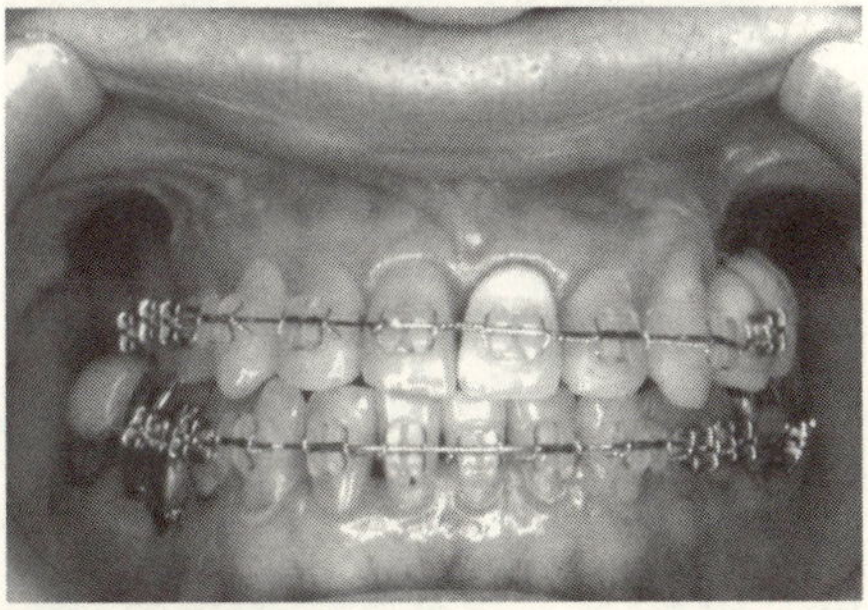

写真129　問題であったクロスバイトが改善している。

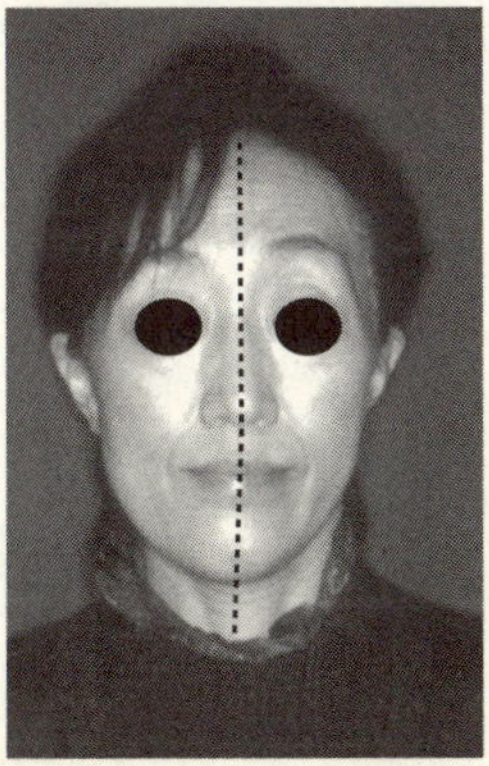

写真130　下顎の骨の非対称はあるが、お顔はほぼまっすぐに改善した。問題があった症状は消え、体調もよい。

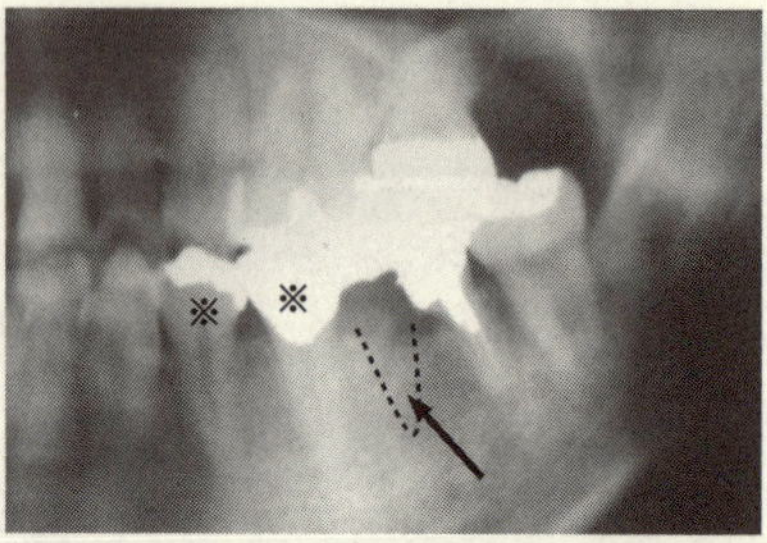

写真131　２本の根のうち矢印の部分の１本が抜歯された大臼歯。米印の２本の小臼歯を動かすには固定源として弱い。

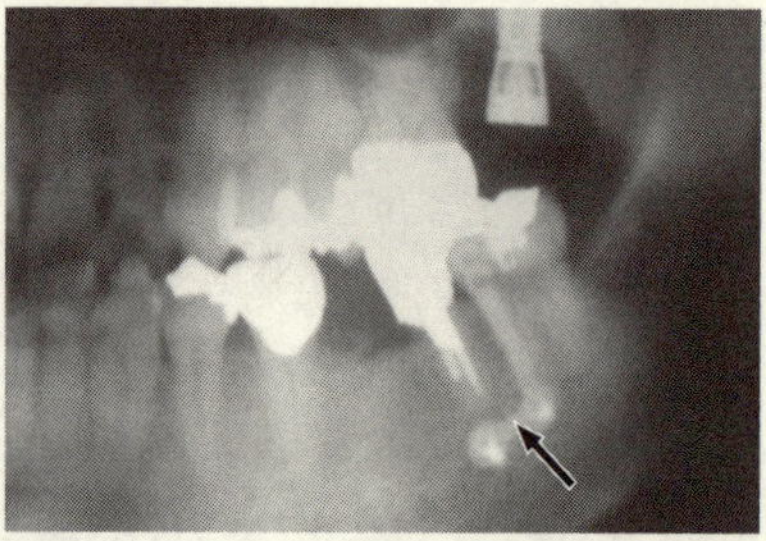

写真132　SMAPと呼ばれる矯正専用のインプラント（矢印）。歯を引っ張る強力な固定源となる。

ならないケースであったといえます。

(3) 矯正治療専用のインプラント（SMAP）

インプラントは全く動かないため、矯正治療の力を受けるしっかりした歯（固定源）として有効であることをすでに説明しました。写真131は、下顎の大臼歯部ですが、歯の根が一本抜歯されています（矢印）。前歯を並べる場所をつくるためまず小臼歯二本（米印）を後ろに移動したいのですが、根が半分になった歯では固定源として不十分です。写真132矢印のように矯正専用のインプラント（SMAP）を設置しました。処置はそう難しいものではありません。写真133は実際に小臼歯二本（米印）を矯正用のゴムで一気に引っ張って動かしているところです。矢印がSMAPです。図1は、この部位をイラストにしたものですが、矢印の方向に歯が引かれます。矯正は通常、歯を一本ずつ動かしてゆきますが、このインプラントがあれば、四本程度の歯を一気に動かして矯正期間を短縮したり、通常不可能な歯の動きを可能にしたりすることができます。

5　噛み合わせ治療の強力な助っ人

インプラントは噛み合わせの力を強力に受けることができます。噛み合わせに問題があり、ねじれた顎の位置を補正するときには、パンクした車をジャッキアップするような力を加える必要があります。インプラントはこの力を十分受けて、新しい顎の位置で噛み合わせのリハビリテーションを行なうことができます。噛み合わせ治療にもインプラントはなくてはならないものなのです。

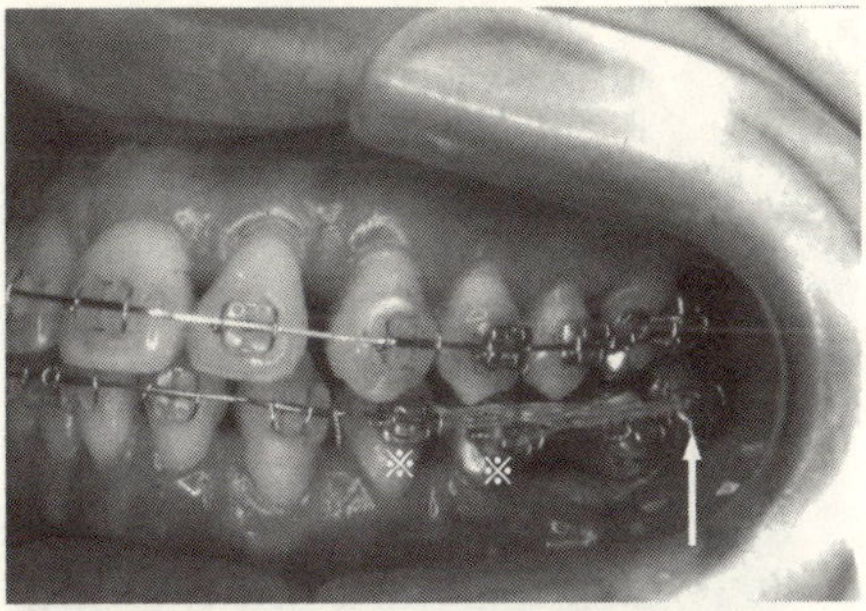

写真133　小臼歯2本（米印）を矯正用のゴムで一気に移動させている。矢印がSMAP。

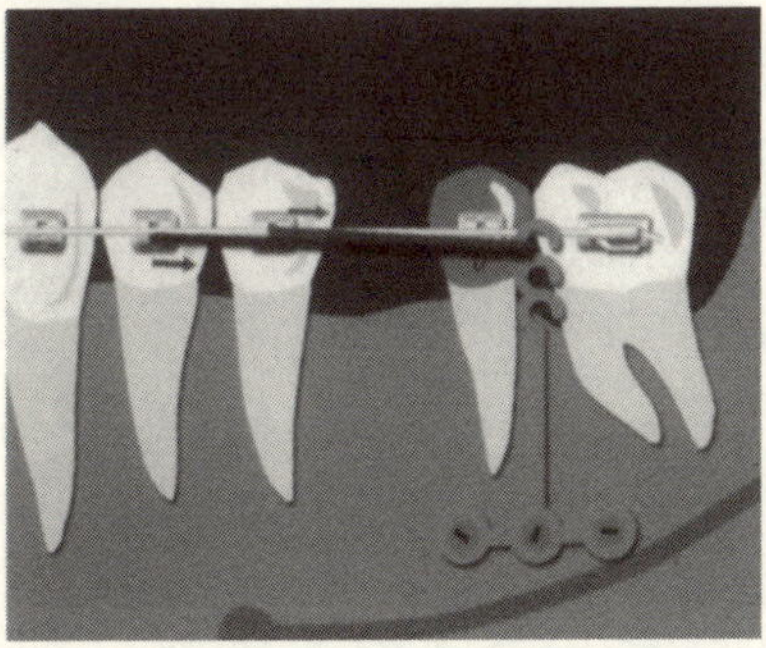

図1　SMAPからの牽引

(1) 噛み合わせが原因の耳鳴りを治療

写真134は長年耳鳴りが続いていたという六五歳、女性の患者さんです。噛み合わせがかなり低く、下の前歯がみえません。写真135はレントゲン写真ですが、両側の奥歯がなく、無理な設計のブリッジが入っています（矢印）。

一般に、大臼歯が抜けてしまった後のブリッジは強く噛めないため、片側噛みの癖がつき、顎がず

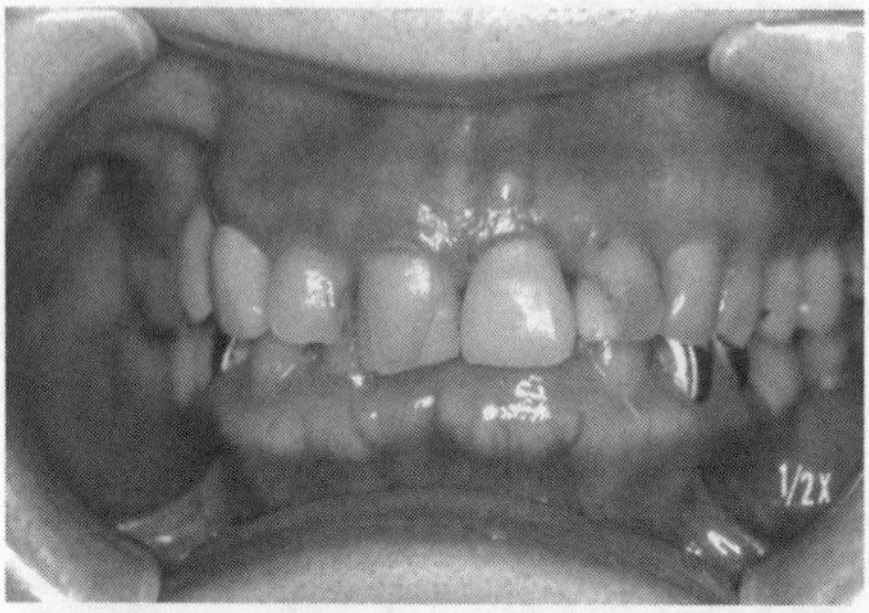

写真134　長年耳鳴りが続いていたという患者さん。噛み合わせが低く、下顎の前歯が見えない。

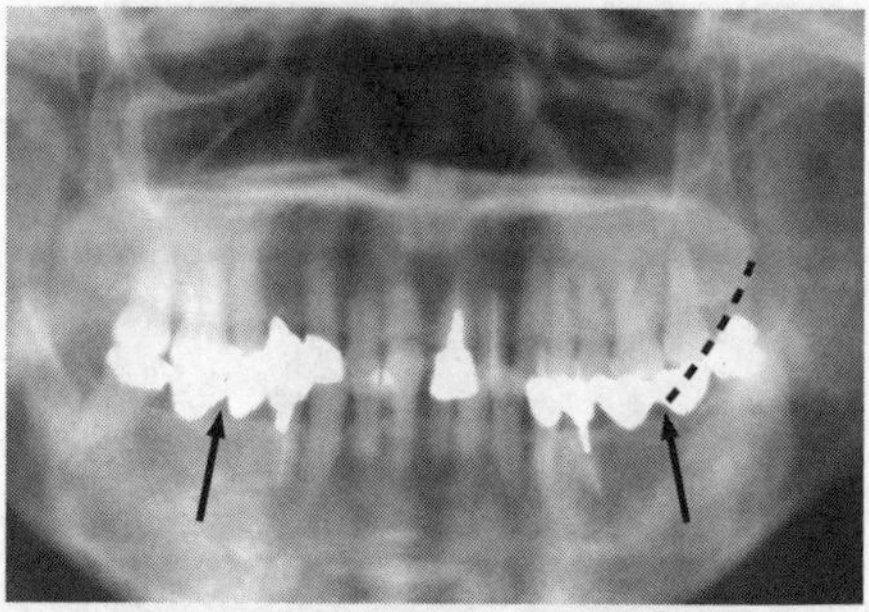

写真135　大臼歯を含む2本の歯がないところにかぶせられた無理な設計のブリッジ（矢印）。左下の被せ物が絶壁のように傾いている（破線）。

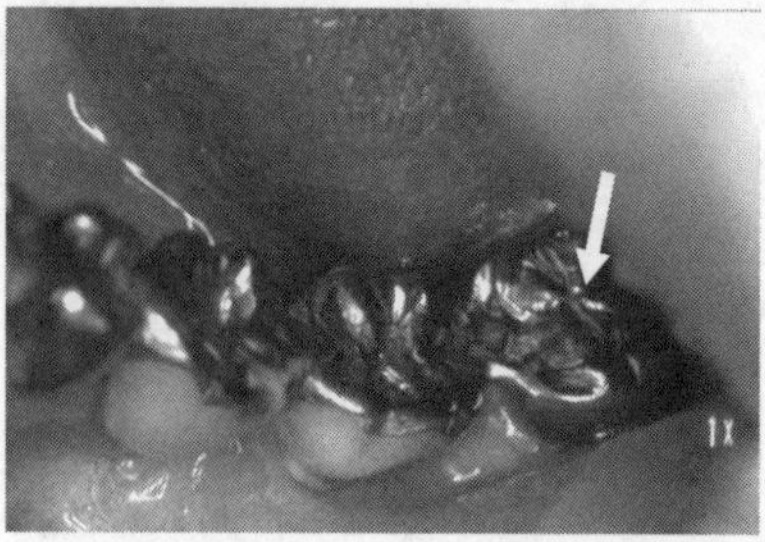

写真136　左下のブリッジ。絶壁のように傾いた矢印の被せ物が、顎を後退させ、体調を悪くする。また、噛みこんでくる上顎の歯を歯周病で壊してしまう。

れる原因になります。
特に二本の歯がないところにかぶせた、この方のようなブリッジは、支台になっている歯が破折する危険があります。また、左下のブリッジは、第一、第二大臼歯がなく非常に無理があるうえ、親知らずを支台にしているため、絶壁のように傾いた被せ物になっています（写真135破線、136矢印）。顎が前に出られず、後退し、ここに噛んでくる上の歯が歯周病をひきおこす原因になります。

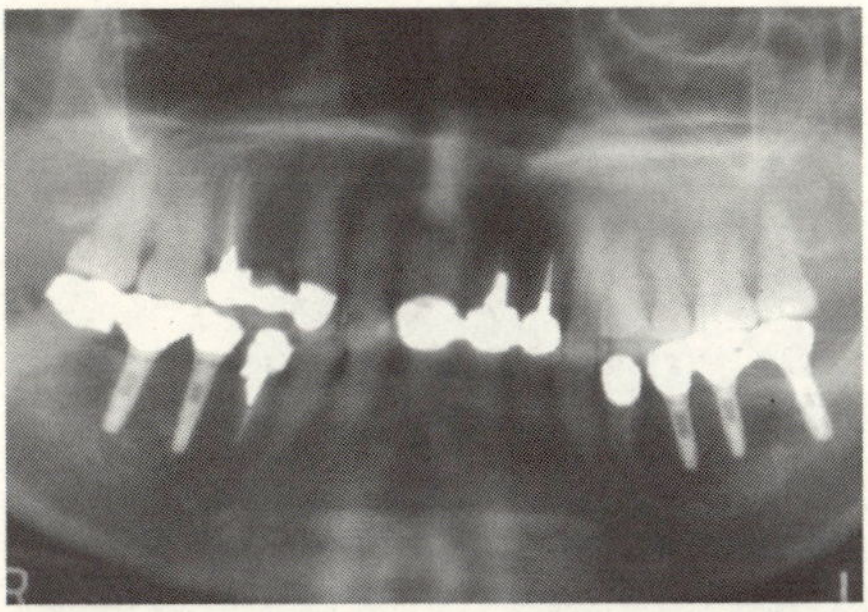

写真137　歯がない場所にインプラントを植立して被せ物を行なった。

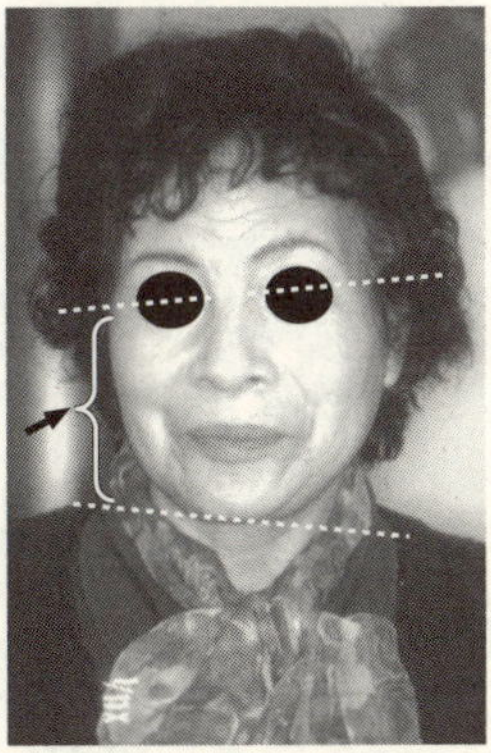

写真138　治療前のお顔。矢印のように、顎のずれによって右頬に深いしわができ、右顔面がつぶれている（破線）。

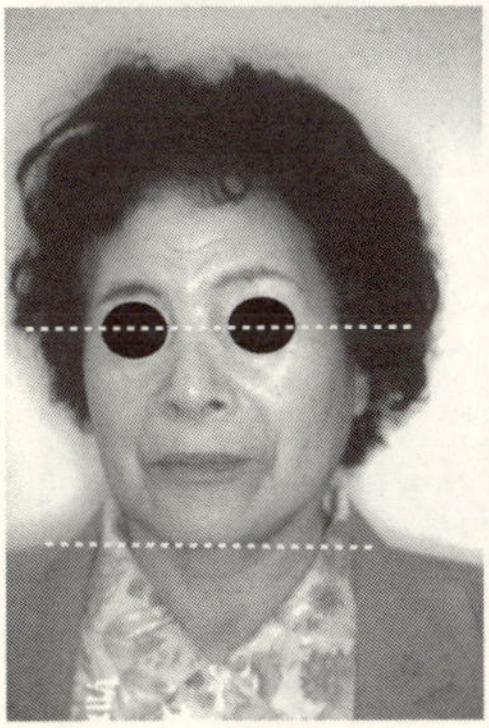

写真139　治療後のお顔。つぶれていたお顔が改善した。右耳の耳鳴りも回復した。

写真137のように、歯がないところにインプラントを植立し、仮歯で顎の位置を補正しました。顎の位置の補正には、強い力がかかるため、奥歯がないままでは難しいといえます。インプラントが非常に力を発揮しま

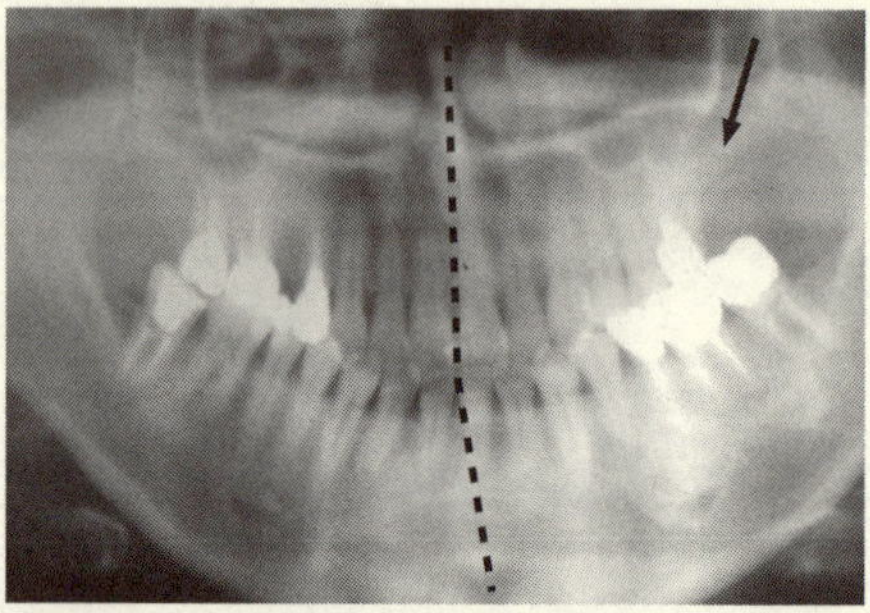

写真 140　レントゲン上で左上の奥歯がありません。このため、お顔は破線のように左に曲がっています。

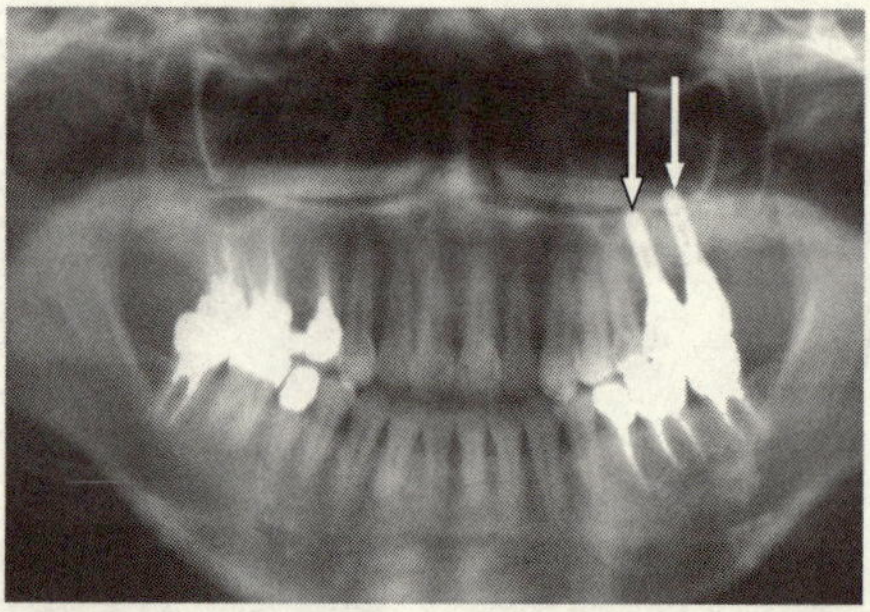

写真 141　サイナスリフトにより増骨を行なった後、インプラントを植立した（矢印）。曲がったお顔を矯正する、強力な柱となる。

した。噛み合わせが低い右側の耳に生じていた耳鳴りは、治療によって徐々に回復しました。治療前後のお顔を比較すると右にねじれていた下顎が改善しているのがわかります（写真138、139）。

(2)　奥歯がない顎偏位症の例にインプラントを利用

患者さんは、写真140矢印のように、左上の奥歯がなく、破線のように下顎が左に曲がっています。一般に奥歯がなくなると、ちょうど尻餅をつくように下顎が奥に向かって沈み込みます。これが、肩こりや頭痛、腰痛の原因になります。患者さんはまだ若いですが、手記にもあるように生活習慣の乱れから特に症状が出やすい方です。少しの噛み合わせの調整で敏感に体調の変化が起こる方でした。

最初は、インプラントを希望されず、入れ歯で治療をしていましたが、入れ歯は噛むと沈んだり、支えになる歯茎が痩せたりするうえ、歯も擦り減るため噛み合わせが安定しません。そのため体調も安定しない状況でしたので、ご説明をしてインプラントにすることとしました。写真141矢印のようにサイナスリフトにより増骨を行なった後、インプラントを植立しました。がっちり骨について動かないインプラントは、曲がったお顔を元に戻す強力なつっかえ棒となります。噛み合わせをしっかり安定させることができ、体調も二年ほどたった今も良好です。

来院されたときは二〇歳代で、奥歯を二本も失い、さらに入れ歯になるということは非常にショックだったと思います。患者さんが「良い歯の会」でよく学ばれ、自分の生き方を再考されたことは大きな収穫だったといえます。

これからは歯だけでなく、体も健康な状態で過ごしてゆかれることでしょう。手記をみてみましょう。

身体と心のつながり

東京都　会社員（三〇歳　女性）

私が初めて歯医者に行ったのは、確か小学校三年生の頃だったと思います。それは治療に行ったのではなく、市内で行なわれた「良い歯のコンクール」学校代表の一人として虫歯や歯並びの最終チェックをしてもらうために行ったのです。

結局、私は学校の代表には選ばれませんでしたが、虫歯もなく歯並びもかなりよかったということで入賞を頂き、表彰状をもらうことができました。このときのことを思い出すと、何だかとても平和であたたかい気持ちになります。

そんな私の歯が徐々に悪くなっていったのは、一九歳くらいからでした。この頃、私は色々なストレスを抱えており、そのストレスから甘いものを多く食べるようになり、食生活が乱れ始めました。そしてそれまでほとんど歯医者になど行ったことがなかった私の歯が悪くなっていったのです。歯の状態が悪くなっていくにつれて、精神的にも不安感が募るなど、かなり憂鬱な状態になっていきました。無論、歯医者へは通っていましたが、不安感はなかなか消えませんでした。

そんなとき、友人に悩みを相談したところ、丸橋先生の本を貸していただいたのです。私の心に希望の光が灯りました。迷いはありませんでした。「ここで治療を受けてみたい」。それから私の高崎通いが始まったのです。

私の歯の状態は相当悪く、初診のとき丸橋先生に「このまま放っておいたら大変なことになる」と強くいわれたことを今でもよく覚えています。

治療は咬合治療、根管治療、ていねいなブラッシングの指導、そしてインプラントの手術といった状態で進んでいきました。担当は亀井先生でした。その他にも、全身の写真を撮ったり、肩こりなどの体の症状をチェックしたり、食事や運動の大切さなど全体的な面からのアプローチも含まれていました。治療が進んでいき、歯の状態が少しずつよくなっていくにつれて精神的にも少しずつ楽になっていきました。これらの治療から学んだことはたくさんあり、とてもありがたく思っています。先生方をはじめ、スタッフの方々の協力により噛み合わせも安定し、数多くの根管治療も完了して、そして失ってしまった歯の部分へ入れたインプラントも違和感なく使っています。

私は骨が溶けて薄くなっており、その状態でインプラントを植えると少ない年数でダメになる可能性があるということで、増骨手術も受けました。インプラントを植えた部分は特別意識することもなく、他の歯と同様、物を噛むことができています。

私はこれらの治療を受けた歯たちを大切に扱っていきたいと心から思っています。

今の私の食生活も大きく変わりました。先生の本などで自分なりに学び、白米を玄米に代えたり、豆類や海藻類、野菜などを主にとるようになっていきました。そして虫歯の本体となっているであろう砂糖もほとんどとらなくなりました。また生活の中に自分にあった適度な運動も取り入れています。身体と心はつながっているので、身体が元気になっていくと心も元気になっていき、そして心が元気になっていくとより身体が元気になっていくと思います。

そして大切なことは決して無理をしすぎないように自分の快適なペースで実行していくことだと思います。

私は丸橋歯科に出会えて、そして治療を受けることができたことにとても感謝しています。表彰状を頂けるくらいに自慢だったあの頃の歯は大きく姿を変えてしまいましたが、今のこの状態を受け入れ、今からできることを大切にしていけたらと思っています。

ありがとうございました。

(3) 低い噛み合わせが原因の腰痛を治療

写真142は患者さんが最初におみえになったときの状況です。奥歯で噛んで撮影するのですが、上下の奥歯に隙間ができています(米印)。噛み合わせが低く顎が後退した患者さんは、無意識のうちに顎が前に出て、前歯で噛んでしまいます。矢印の前歯が深い虫歯で壊れて外れているのも、前歯で強く噛んでいたからです。この歯は抜歯になりました。口を開け閉めするたびに顎の関節が「ボキン、ボキン」と音をたてていました。レントゲンをみると骨は比較的残っているのですが、噛み合わせが原因で歯周病になり歯が揺れていました。歯に悪い横の力がかかるからです。

写真143矢印のようにインプラントを植立して仮歯で顎の位置を補正した後、被せ物をしました。患者さんは、治療前の顎の位置になって経過が長く、新しい顎の位置で噛めるようになるのに数カ

月以上かかりました。治療が終わる頃にはボキンボキンと聞こえていた顎の関節の音もなくなり、腰痛が改善しました。奥歯が低いと腰痛が出やすいのです。歯も噛み合わせを精密に調整することで揺れなくなりました。

顎の位置の安定が非常に悪かったこの方には義歯での治療は無理だったでしょう。顎の補正をしても、最初は不安定であったため、噛むたびに義歯が外れる状況になってしまうからです。顎の位置のリハビリにはインプラントが欠かせません。

この方の手記をみてみましょう。

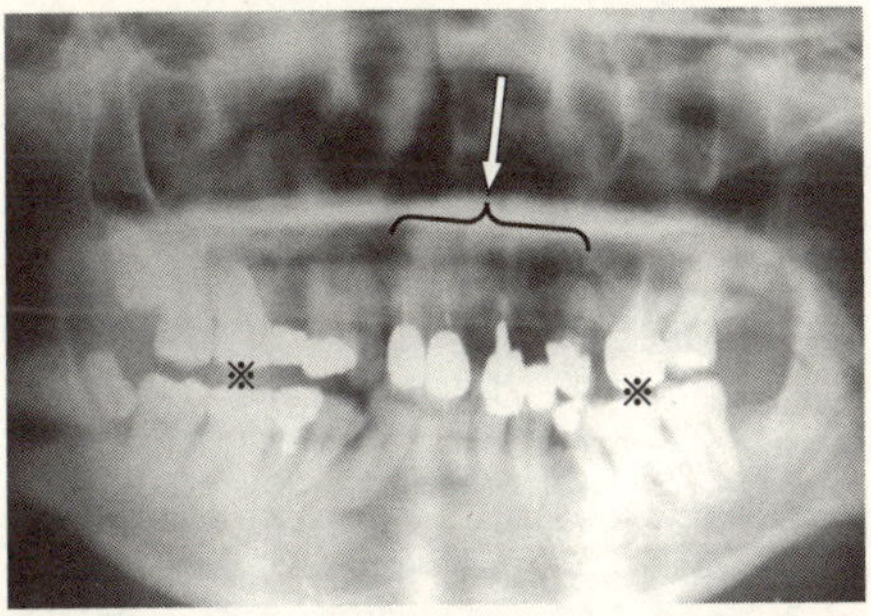

写真142　初診時のレントゲン写真。奥歯で噛んでもらって撮影したが、前歯で強く噛んで奥歯は隙間がある（米印）。矢印は、強い力で壊され、そこから虫歯になった前歯。

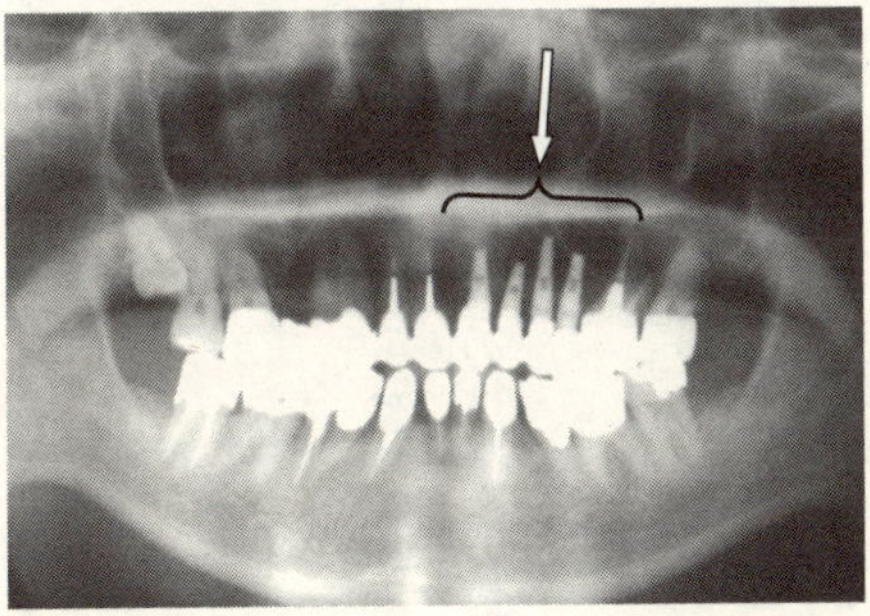

写真143　矢印のようにインプラントを植立、顎の位置を補正し、被せ物を装着した。ボキンと聞こえていた顎の音がなくなり、腰痛が消えた。

インプラントで義歯追放

埼玉県　公務員（五二歳・男性）

私は子供のときから歯が弱く、学校から帰ると歯医者通いがほとんどでした。

近くの歯医者にかかったとき、「歯周病になるのは本人の健康管理が悪い」といわれ、適切な指導は一切ありませんでした。

五〇歳近くになり、金銭的余裕のできたときによい歯医者を選び、全体的にしっかりした治療を受けたいと日ごろから思い描いておりましたところ、左上のさし歯三本が突然根元から取れて、右側だけしか噛めない状態になってしまいました。近くの歯医者を三軒ほど訪れ、診察を受けましたが、どの歯医者も、歯周病が進行し末期的な状態なので、入れ歯をするようすめました。そこでは、レントゲンを撮ってもみせてもらえず、説明もなかったので、自分ではどこが悪いか理解できず、どこかよい歯医者はないものかと探していました。

ある日、仕事の休憩時間に、何気なくラジオを聴いていたところ、丸橋先生へのインタビューがあり、先生のわかりやすい説明が聞こえてきました。「これだ」と思い丸橋先生の本を読んで、ここならよい治療をしてくれると思い、思い切って診察を受けに行き、丸橋先生にみてもらったところ、撮影したレントゲンをみながら説明してくれ、「入れ歯にする必要はありません。親知らずを抜いて、歯周病はブラッシングだけで治ります。とれた歯の部分についてはインプラントもありますよ」といわれました。入れ歯にならなくてすみ、来たかいがあり救われた思いがしました。

丸橋先生から辻本先生を紹介され、担当医となりました。診療が始まり、まず取れた歯の根元に残っている、虫歯が進行して腐った歯を抜きました。少々血が出ましたが、抜いた後の痛みがないので、近所の歯医者さんとは比べものにならない技術のよさを感じました。

根管治療を始めるとき、説明を聞き、自分でも治療の内容を理解でき、納得し、根管治療の期間中、毎回長時間先生とアシスタントの人がここまで患者さんのために尽くしてくれると思うと感謝感激でした。

インプラントの手術のときも、一切不安な気持ちはなく、先生の高い技術で短い時間ですみました。家に帰っても全く痛みはなく、血もあまり出なかったことに、技術のよい先生でよかったと感謝しています。

インプラントでの食事は、仮の部分入れ歯をしていたときより一段とおいしくなり、するめや硬い柿が食べられ、人生変わったと思いました。

丸橋歯科での良い歯の会に参加し、貴重な丸橋先生の体験を含んだ研究講話を聞き、食品に対する意識が変わり、現在では自然食品の店に毎日通い、無農薬有機栽培の野菜やお茶、無農薬の牧草牛乳、天然酵母の無添加のパンや小魚、ごま、海藻類を食べ、食事療法を実施し、歯周病の予防に努力しています。

丸橋歯科で得たものにブラッシングの仕方があり、これは近所の歯医者ではほとんど教えてくれませんでした。治療を受けてブラッシングの重要性を認識し、現在は歯周病が完治しておりますが、一日四回、最低一〇分程度は歯ブラシをしています。

近所の歯医者では全く指摘されませんでしたが、辻本先生が指摘した、歯周病や噛み合わせのずれを起こす歯の不揃いを治し、自分では気づかなかったが、顔面のゆがみも治ったといわれました。確かに、噛むとボキボキ音がしていた顎関節症も治り、噛み合わせが以前より楽になり、歯の重要性を認識しました。治療が完了し、腰痛がなくなり、花粉症も去年より一段と楽になり、歯は命だとつくづく思いました。

丸橋歯科の先生およびスタッフの皆様、本当にありがとうございました。丸橋歯科で修業した医師が、丸橋歯科の精神をそのまま受け継いで全国に広がることを期待します。

6　インプラントによって回復する審美性

最近ではインプラントを使って周りの歯と区別がつかないように被せ物をすることができるようになってきました。前歯と小臼歯くらいまで、つまり真ん中から五番目の歯までは比較的みえやすい場所です。インプラントを使っても美しく仕上げたいという希望は誰にでもあるものです。

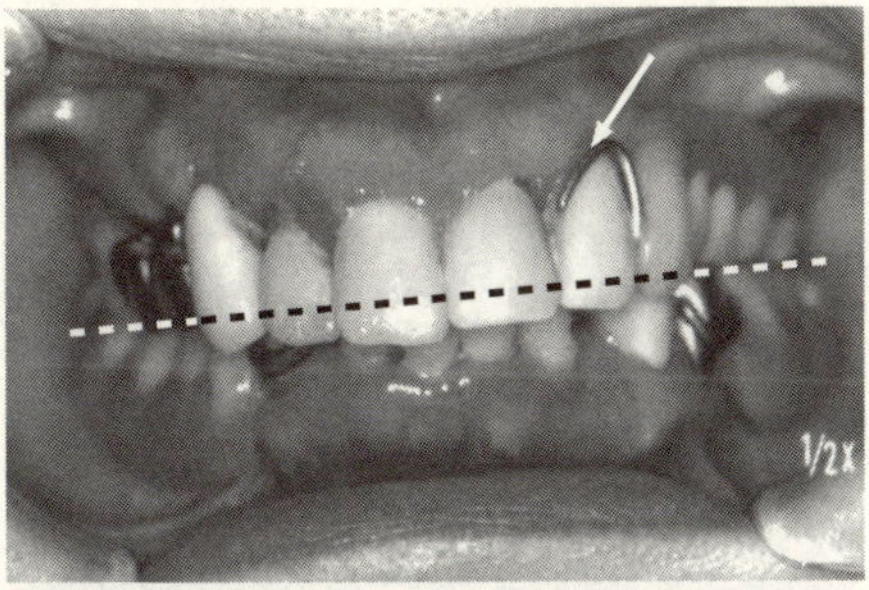

写真144　初診時のお口の中。矢印のように、義歯のバネが審美性を害している。義歯の噛み合わせが悪いため、破線のように噛み合わせの平面が左上がりになっています。その結果、お顔も左に曲がっています。

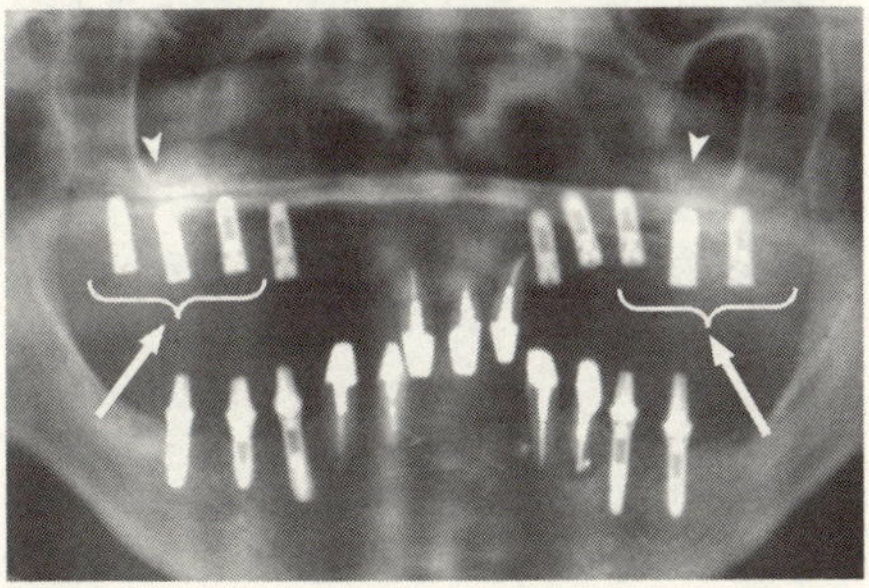

写真145　サイナスリフト（増骨処置）によって骨が厚くなった部位に植立したインプラント。厚くなった骨は濃く白く写っている（矢頭）。

しかしながら、美しく仕上げるためには骨や歯茎が十分なければならず、増骨や歯肉の移植が必要なばあいがあります。また、歯周病の問題と審美性は相容れない関係であるケースもあります。その点を考慮して可能な限り美しく仕上げることでしょう。

（1）義歯によるバネがみえていた例

写真144のように義歯のバネがみえていた例です。奥歯が入れ歯でしっかりしないため、前歯が揺らされ歯茎が腫れ、膿が出ています。破線のように噛み合わせの平面が左上がりになっているため、唇も左上がりに曲がっています。

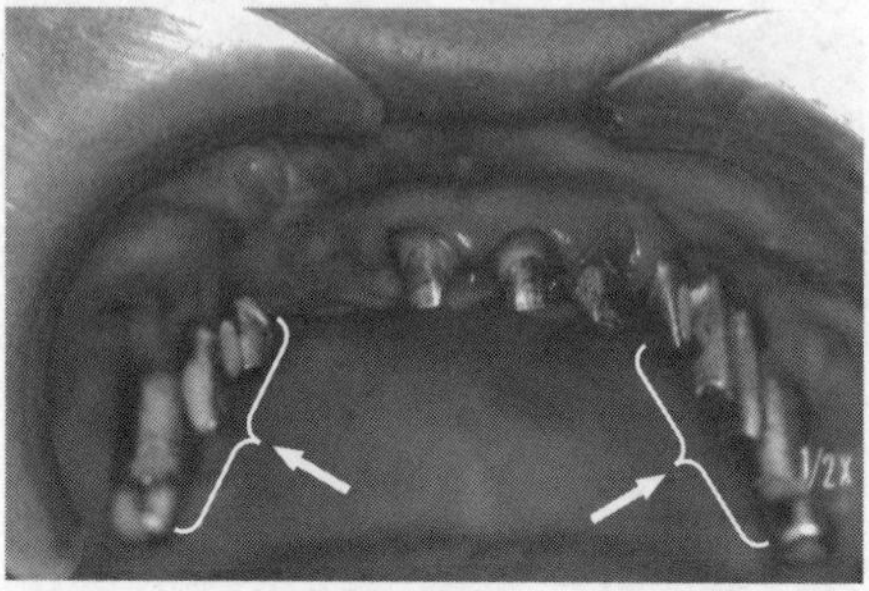

写真 146　インプラントを植立して 3 カ月後、アバットメント（矢印）を装着した。

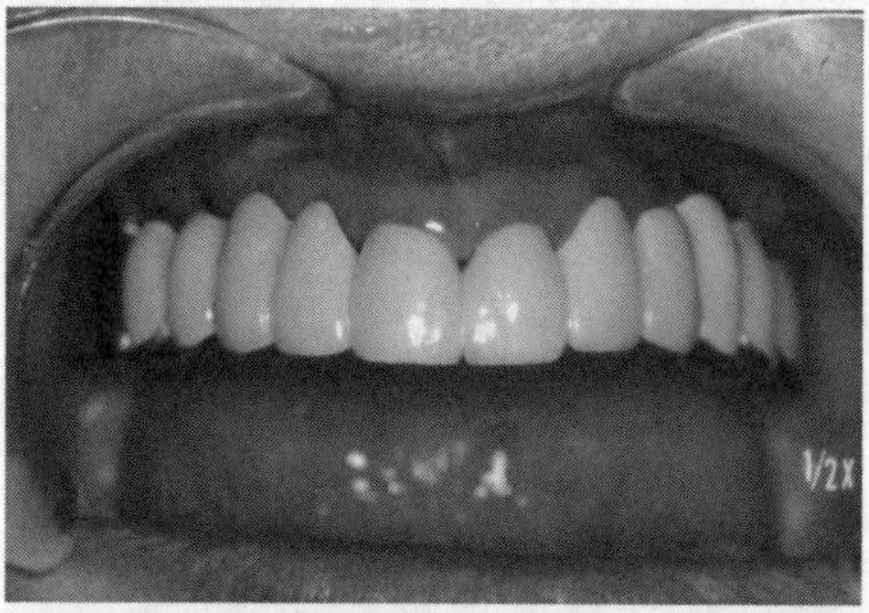

写真 147　被せ物を装着したお口の中。初診時の口元のゆがみが消えた。お顔もまっすぐに整った。

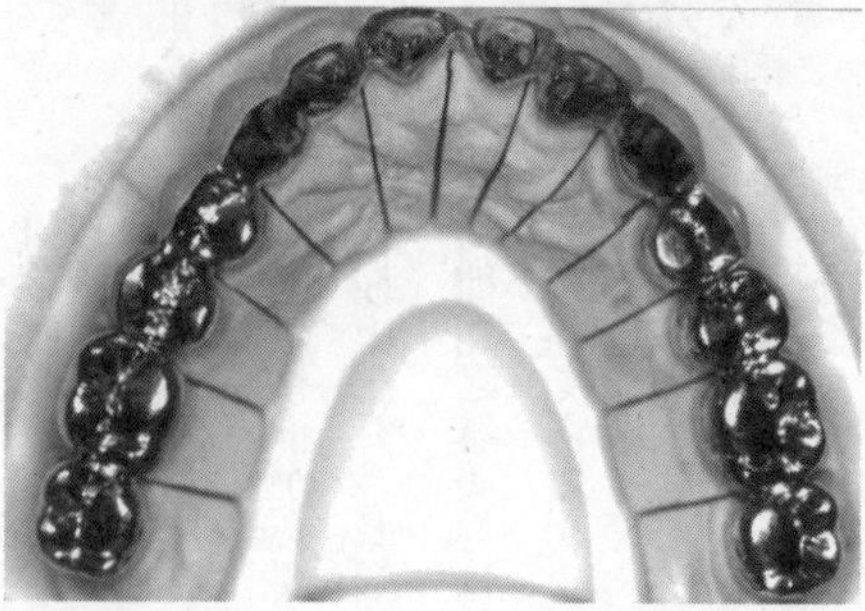

写真 148　お口の中に装着前の被せ物。歯並びは、われわれの調査したマサイ族、モンゴル遊牧民のような美しい放物線を描いています。機能も完全といえます。

レントゲン写真（写真145）のように骨が薄い場所はサイナスリフトを行ない、インプラントを植立しました。写真146のようにインプラントにアバットメントを取りつけ、被せ物を装着しました（写真147）。写真148は被せ物ですが、左右対称で、マサイ族、モンゴル遊牧民のような美しいアーチをしています。つまり噛む機能も完全だということです。これは、技工士さんの質の高い仕事によりますが、みえる場所を美しく仕上げると同時に、機能も完璧に仕上げて初めて審美が成り立つということを忘れてはなりません。外見が美しいだけではすぐにダメになり、「砂上の楼閣」に等しいのです。

治療によって、笑った感じも自然になりました（写真149）。精密な被せ物のおかげで、左に曲がっ

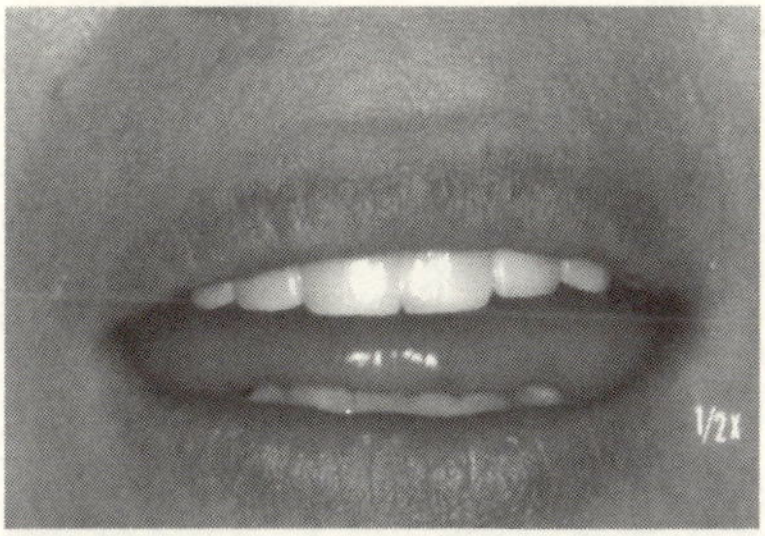

写真149　左に曲がっていたお顔がまっすぐになり、左上がりの唇も改善された。歯を治すと顔立ちも美しくなる。

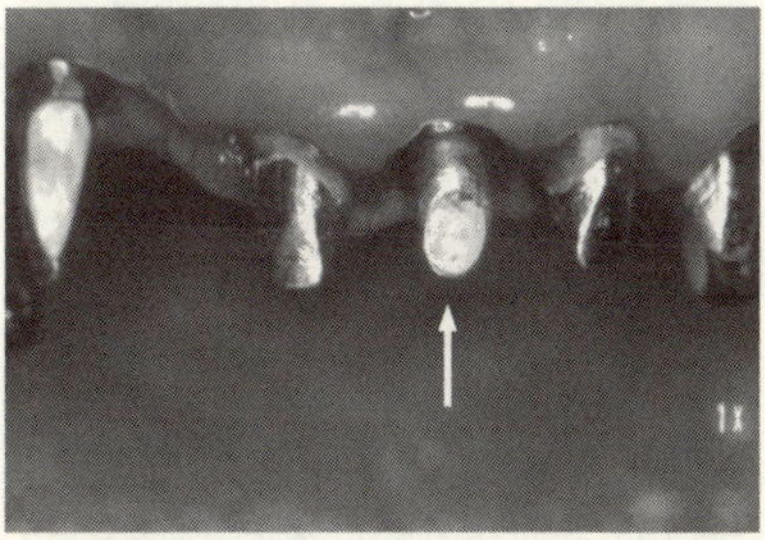

写真150　インプラントにアバットメントを装着（矢印）した、被せ物を装着する前の前歯。

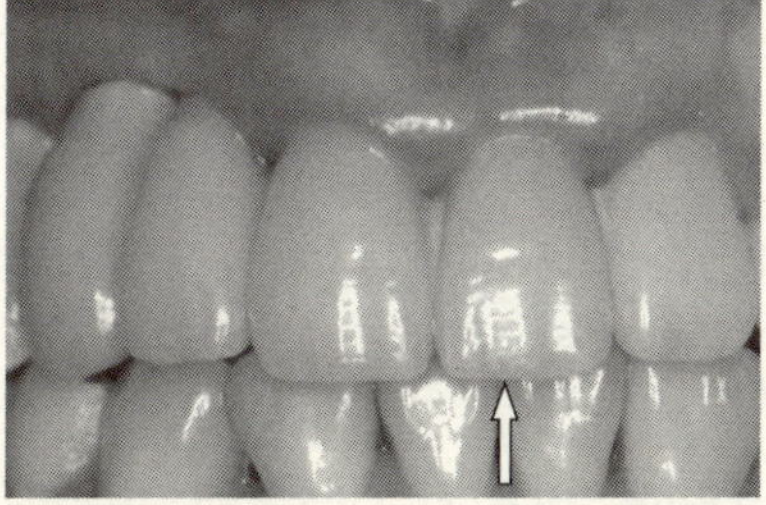

写真151　矢印がインプラントに被せ物を行なったところ。隣の歯にかぶせたものと見分けがつかない程度に仕上げることが可能。

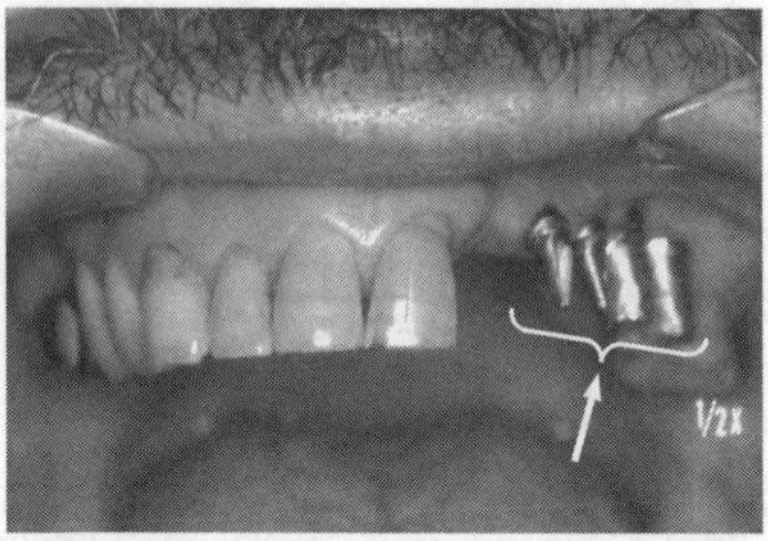

写真 152　正中から２番目の側切歯から第一大臼歯までの５本の歯がありません。インプラントを植立してアバットメント（矢印）を装着しました。

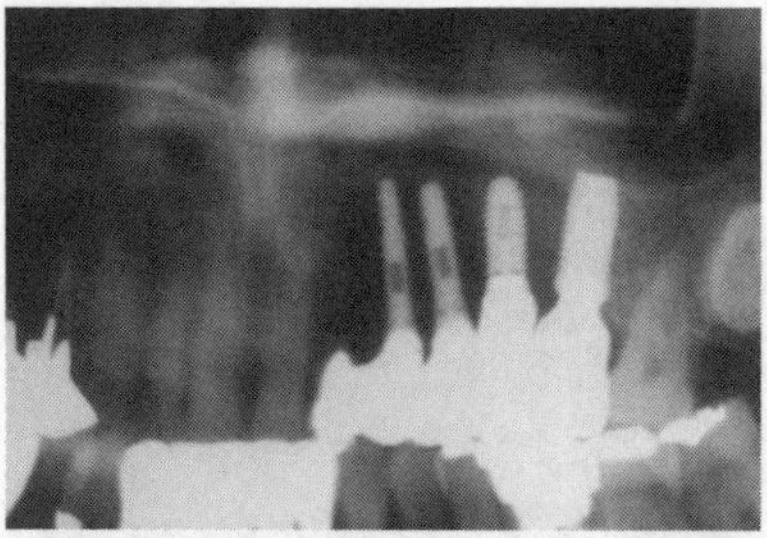

写真 153　被せ物を装着したときのレントゲン写真。

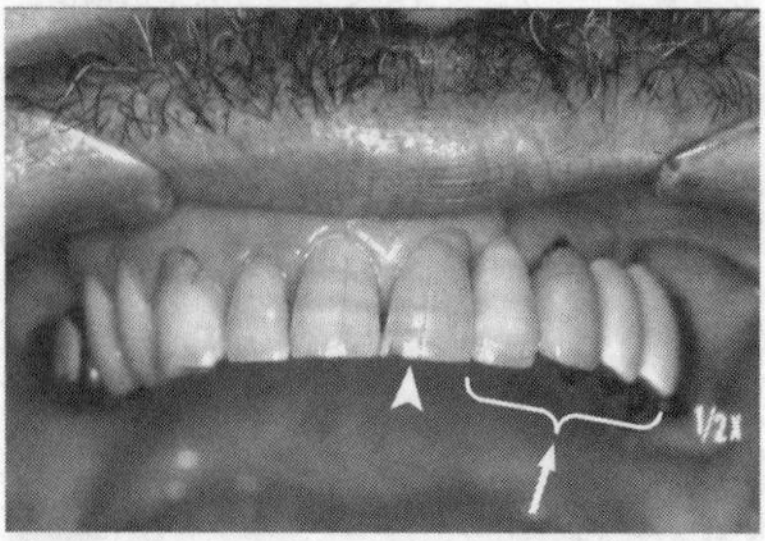

写真 154　お口の中。矢印が装着した被せ物。矢頭はご自分の歯。

ていたお顔や唇がまっすぐに改善されました。歯を治すと顔立ちも美しくなります。

(2) 前歯部の審美仕上げ

前歯をきれいに仕上げる例です。写真150矢印がインプラントに装着したアバットメントです。被せ物をセットしたところです（写真151）。矢印がインプラントです。右隣の自分の歯にかぶせた被せ物と見分けがつかない程度に仕上がっています。

別の例をみてみましょう。正中から二番目の側切歯から第一大臼歯までの五本の歯がありません。

写真152はインプラントにアバットメントを装着したところです（矢印）。ここに被せ物を装着しました。写真153はそのときのレントゲン写真です。写真154はお口の中です。矢印が被せ物、矢頭はご自分の歯です。笑ったときにどこが被せ物なのか見分けがつきません（写真155）。審美的な仕上げも技工士さんにかなりの技術が必要です。

(3) 歯周病の隣の歯を自然に仕上げる

歯周病の歯の例です。写真156矢印がインプラントです。根が露出している歯をきれいにかぶせよう

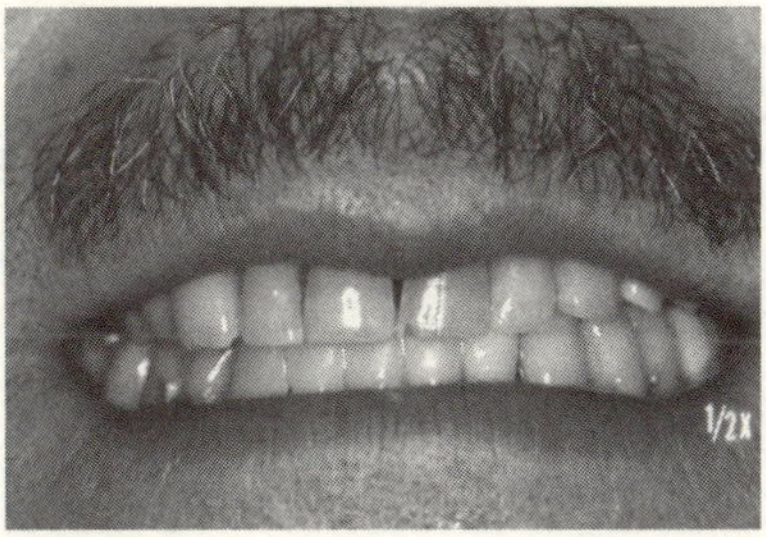

写真155　笑ったときに、どこが被せ物か見分けがつかない。

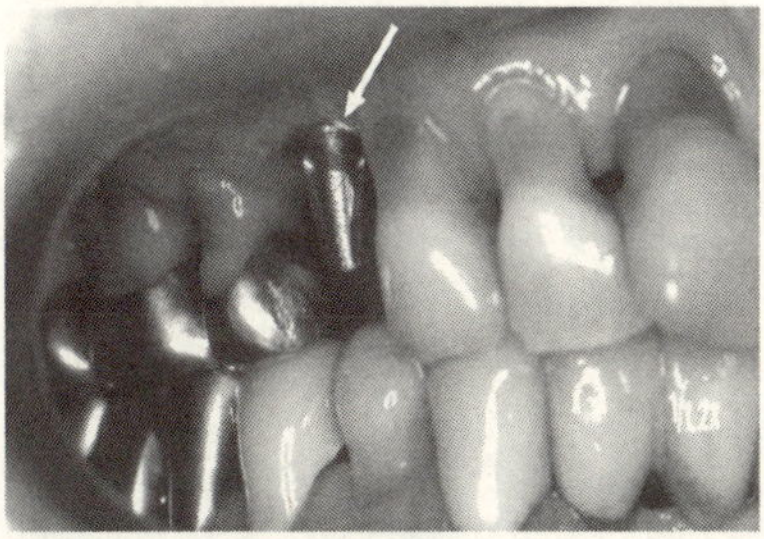

写真156　歯周病の歯の隣に植立したインプラント（矢印）。前後の歯でブリッジにすると、大きく歯を削る必要が出てくる。

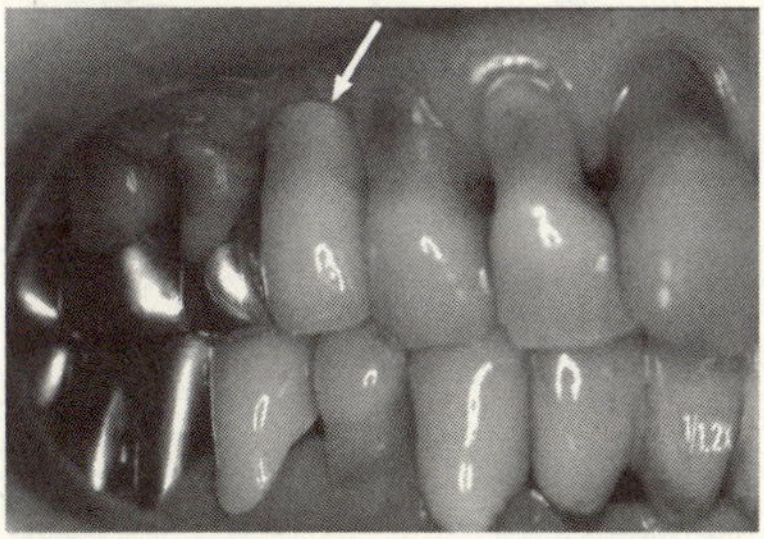

写真157　インプラントに単独で被せ物を行なった（矢印）。隣の歯と同じように、根にも色をつけ、自然な感じに仕上がっている。

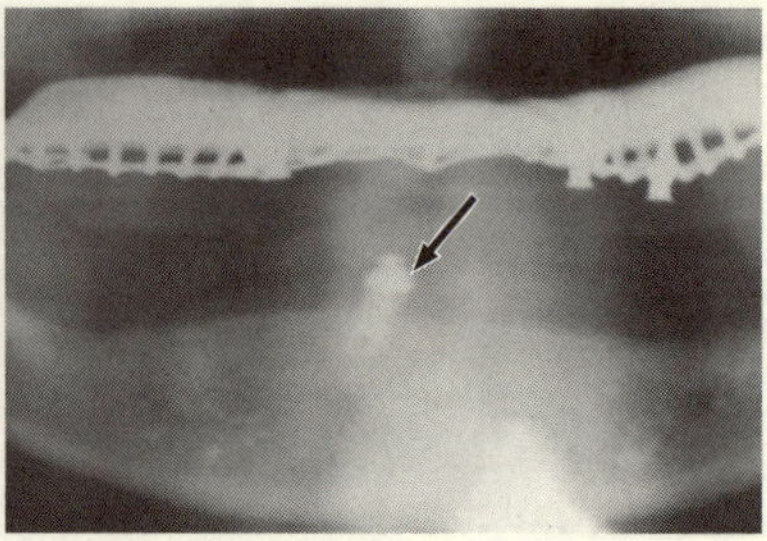

写真 158　初めて来院されたときのレントゲン写真。矢印のインプラント１本で義歯が固定されていた。

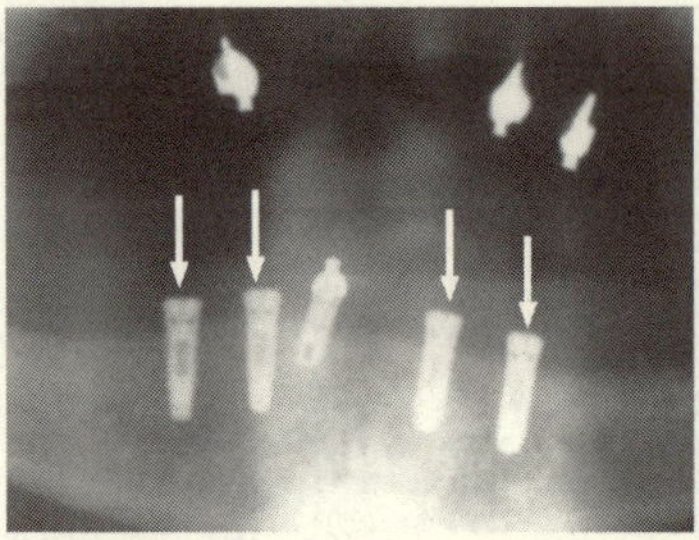

写真 159　長いインプラントをまっすぐ4本植立した（矢印）。

とすると、歯を大きく削る必要があり、神経を取る必要が出てきます。写真157矢印のように被せ物をしました。根の部分にも色をつけて自然な感じに仕上がっています。

7　入れ歯の固定にインプラントを使用

インプラントの本数を二～四本に抑えて、動揺する入れ歯をインプラントでがっちり固定する方法があります。

(1)　バーアタッチメントによる入れ歯の固定例

写真158は初診時のレントゲン写真です。上下に入れ歯が装着されていました。インプラント一本（矢印）で入れ歯が固定されていましたが、入れ歯が動いて噛めないということで来院されました。本当は二本で固定してあったようですが、一本は脱落したようです。写真159のようにインプラントを四本植立しました。前医でのインプラントは植立したインプラントがつくまで使用するこ

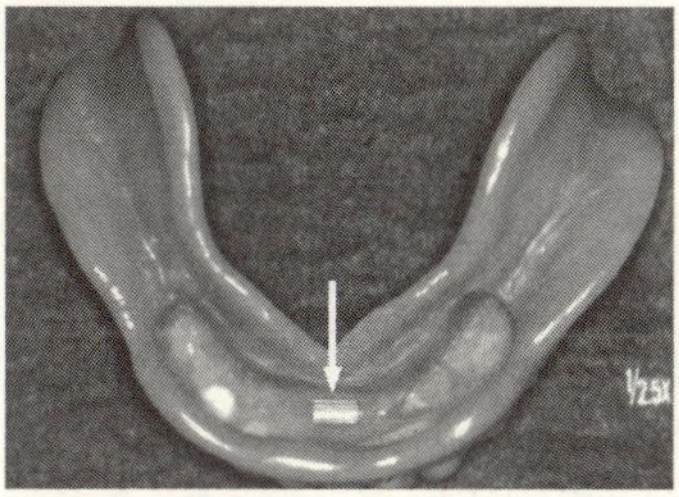

写真 161　装着した義歯の裏側。矢印のようにバーを挟むクリップがついており、義歯が全く動かなくなる。

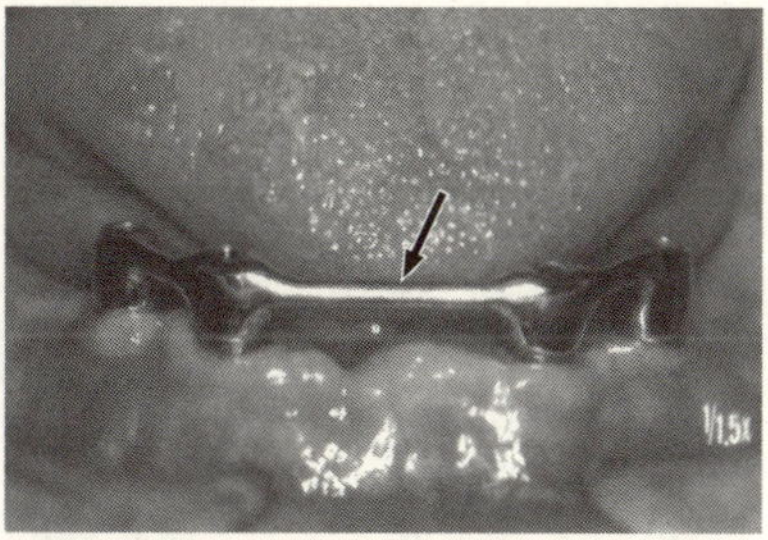

写真 160　インプラント4本にバーアタッチメントを装着した（矢印）。

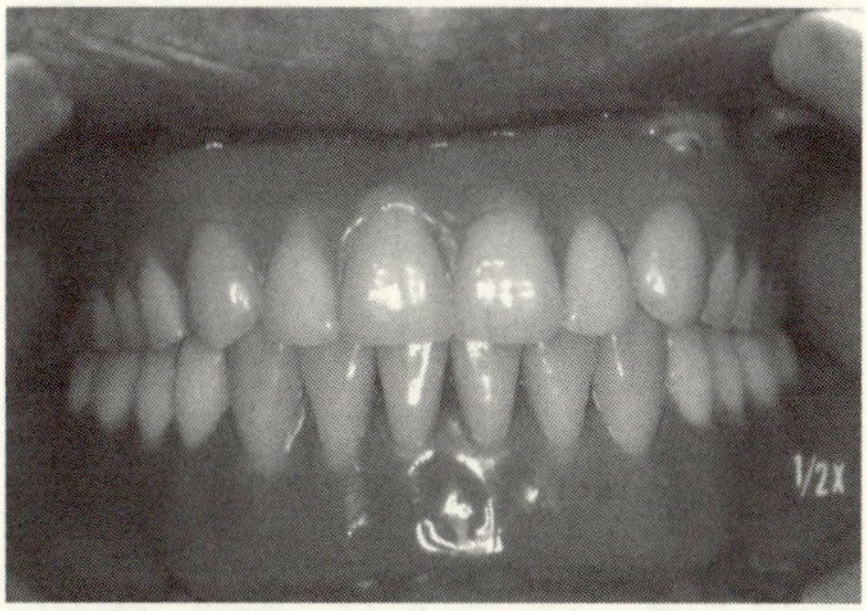

写真 162　下顎に入れ歯が装着されたところ。入れ歯とは思えないくらい、かなりのものが食べられるようになる。

とにしました。インプラントの長さを比べても全く異なることがおわかりいただけると思います。この場所は障害となるような神経などが走向しておらず、長いインプラントの植立が可能です。写真160のように四本のインプラントにバーアタッチメントを装着しています。写真161は装着する義歯の裏側です。矢印のようにクリップがついており、ここでバーをしっかり挟み込む仕組みになっています。

写真162のように下顎の入れ歯が装着されました。バーアタッチメントは非常に強力に義歯を固定します。入れ歯の固定が悪い方に使用する方法で、もともとの入れ歯が動くため傷が治るまで多少の苦痛はありますが、完成すれば入れ歯とは思えないくらい、かなりのものが食べられるようになります。患者さんの

手記をみてみましょう。

噛めるという喜び

東京都　翻訳業（七四歳　男性）

私は、昭和四年生まれの七四歳です。ちょうど成長ざかりの青年期の頃、第二次大戦および敗戦となり、ひどい食糧不足に悩まされたため、歯も弱くなったのではないかと思います。大学の頃にはすでに毎月歯医者さんに通いながら苦しんだことをいまだにおぼえています。

一九五三年、仕事でブラジルのサンパウロ市に赴任しました。常に現地の歯医者さんのお世話になったのは申すまでもありません。自薦他薦の歯医者に次々と世話になりましたが、今から考えると本当に患者のためになる治療をしてくれた医者がいたのかどうか疑問です。ブラジル滞在三十数年、気がつけば下の歯で根を持った歯は左右奥歯の二本計四本で、あとはグラグラしたブリッジで何とか誤魔化していたのです。上は四～五本のしっかりした歯が残っており、入れ歯で間に合っておりました。

一九八六年末、ブラジル商社の日本支店開設のため来日しました。以降本日まで一七年間、それこそ歯のためにどれだけ苦しみ悩んだか、とても説明できません。一二人の歯医者さんのお世話になりました。来日して四年目には総入れ歯といった状態で、食べ物もまず入れ歯で噛めるものしか食事の対象となりません。上の入れ歯は割合しっかりと固定しましたが、問題は下の入れ歯で、絶えずぶらぶらと動き、ものもはっきりいえず、食べるときは一苦労でした。

一九九六年、自称インプラント専門医（東京都港区）の診察を受け、下顎の前歯の部分に二本のインプラントを植立してもらいました。それに総入れ歯をはめて固定させるのです。二カ月後、一本のインプラントに激しい痛みがあったため、やむなく抜いてもらったら痛みが消えました。どうやら骨の神経に触れていたようです。もう一本は少し傾斜していたので入れ歯をしっかり固定できず、入れ歯に割れ目ができ、普通の食事は噛むことができず、歯医者さんも匙を投げ、「このインプラントを抜いて新しいのを植立する以外ありませんなあ」という。高価な代金を払い、インプラントを入れてもらっても何カ月も使えない。これは本当に悲劇そのものです。仕方なく別のインプラント専門医（東京都世田谷区）に相談しましたが、とても信用に値するものでなく、出された見積りも常識をはるかに超える額でした。もう何も、誰も信じられない人生の悲哀を感じるとともに、何とか打開の道をみつけようと改めて決心しました。

新聞の書籍広告で『入れ歯の悩みさようなら　インプラントで安心』をみてただちに購入し、むさぼるようにその日のうちに読んでしまい、翌日からはゆっくりと読み直しました。初めてインプラントが何であるのか、またどのような効果があるか等、わかったような気がしました。群馬県の高崎市にそのような歯科医院が存在するとは、想像もできませんでした。はたして私のような、歯の根が一本も残っていない下顎に、インプラントを植立しても、以前のようにすぐに問題が発生するのでは、との疑義がまず浮かんできましたが、一度行ってみることにしました。

二月の寒い日に初めて高崎を訪れ、丸橋歯科で丸橋先生の診察を受けました。

過去お世話になった先生たちとは全然印象が異なり、レントゲンでていねいにわかりやすく説明してくださいました。そして、インプラントで再び十分咀嚼できるようになるとの診断をされました。ただし、義歯を使用しないばあいは一〇本のインプラント、使用するばあいは四本で、どちらを選んでもよいとのことでしたが、経済的理由、および不信を完全に払拭できていないインプラントを、一度に一〇本も植立するだけの決心はつきませんでした。結局四本と義歯で治療するほうを選択し、三月に手術を受けました。丸橋先生の本にインプラントの手術は比較的早く痛みもなく行なわれるように書いてあり、そのとおりと信じ、あまり心配もしておりませんでした。四本のインプラントを植立してからは、義歯がよく使用できず、その日から食事は流動食となりました。約六カ月の長期にわたり本当に苦しい日々が続きました。家内にも大変苦労をかけましたが、飽きないよう、いろいろ工夫をしてくれました。八月末、四本のインプラントにがっちり組み立てられたバーアタッチメントの上に、待望の義歯がしっかりと装着され、約三時間の間、細部の調整と噛み合わせ調整が行なわれました。今までこのような慎重で緻密な調整が行なわれたことはなく、本当に驚きでした。

数十年人にいえぬ苦痛に耐え、また夢にみた好物を安心して噛める喜びは七四歳にして初めて味わう生きる喜びであり、これからの短い残された人生を思いきり満喫したいと思います。

約半年にもおよぶ治療に対し、いつも真摯に対処してくださいました海老澤先生、看護婦さん、他ご一同様に衷心よりお礼申し上げます。

(2)　マグネットによる入れ歯の固定例

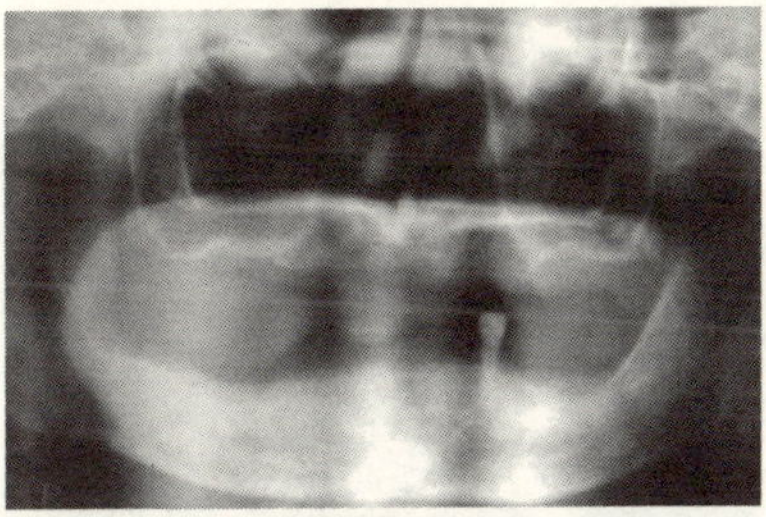

写真163　初診時のレントゲン。骨が吸収して顎が痩せ、入れ歯の安定が悪いと訴えた。

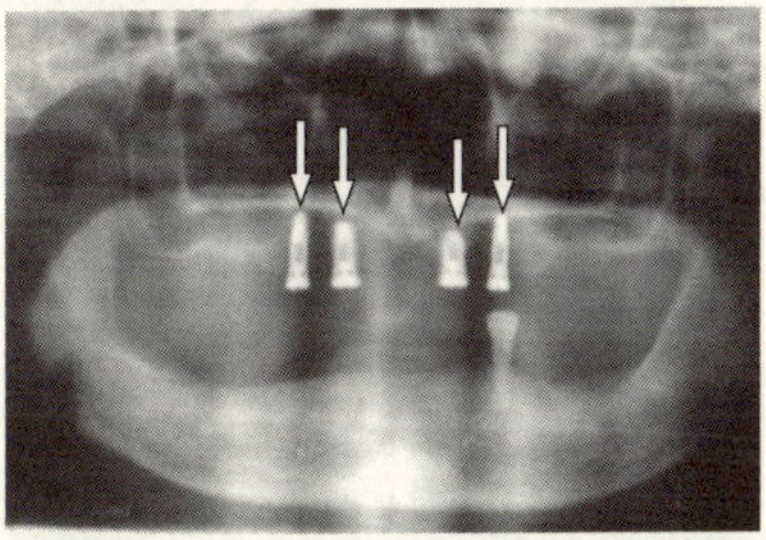

写真164　インプラントを利用して磁石で義歯を固定するため、上顎に4本のインプラントを植立した（矢印）。

次にマグネット（磁石）による入れ歯の固定例をみてみましょう。

この方の初診時のレントゲンです（写真163）。上顎に四本のインプラントを植立しました（写真164矢印）。インプラントがつくのを待ってキーパーと呼ばれる磁性合金（磁石につく金属）をネジ止めします（写真165矢印）。入れ歯の裏側です。強力な磁石

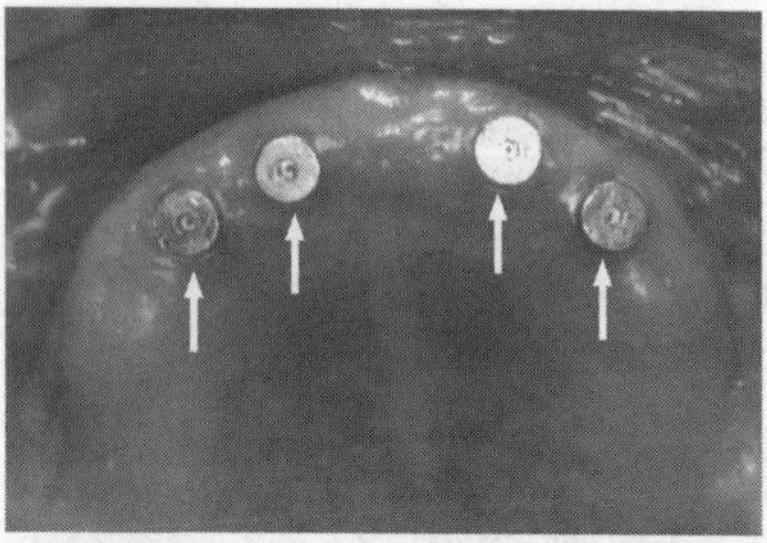

写真 165　キーパーと呼ばれる磁性合金（磁石につく金属）をインプラントにネジ止めしたところ（矢印）。

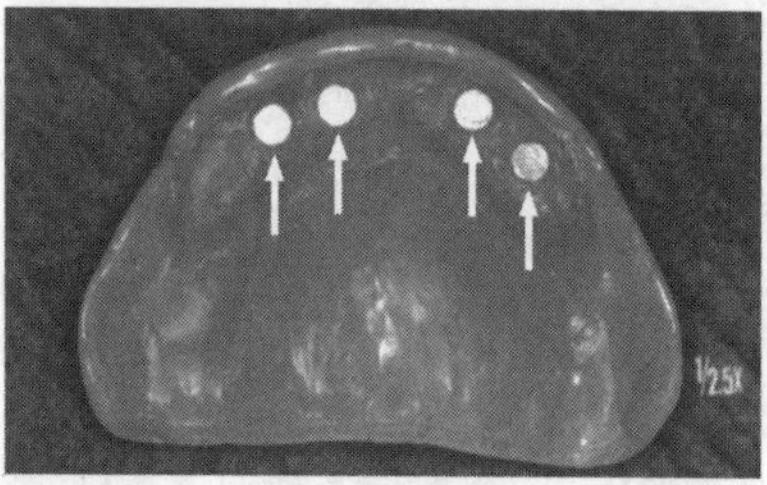

写真 166　入れ歯の裏側。強力な磁石がついている（矢印）。この磁石がキーパーをすいつけ、入れ歯がしっかりと固定される。

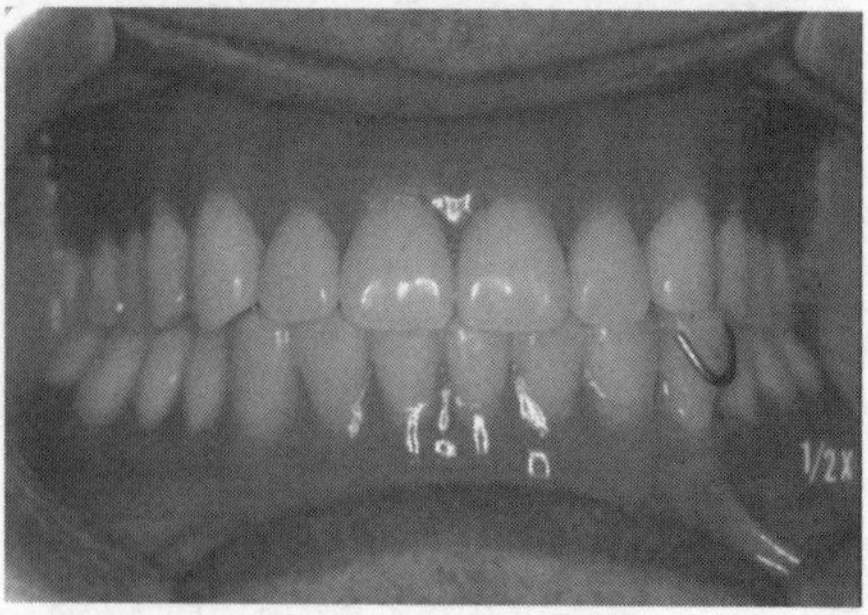

写真 167　入れ歯が装着されたところ。かなりのものが噛み砕けるようになった。

がついています（写真166矢印）。この磁石がキーパーをすいつけます。入れ歯が装着されたところです（写真167）。マグネットの利点はインプラントに必要以上の悪い力が加わる前に外れる点です。指で引っ張っても四本入っていればそうそう外れるものではありませんが、バーアタッチメントよりは維持する力が弱くなります。

患者さんの手記をみましょう。

あきらめないでよかった、食生活に光明が

大阪府　会社員（六〇歳　男性）

私たち夫婦は、永年にわたり、歯の治療に奔走していました。どこの歯科医院に行っても、改善されず、いつも歯のことばかりが脳裏から離れることがありませんでした。そんなとき、妻が何気なく立ち寄った小さな書店の片隅でみつけた一冊の本『インプラントで安心』が目に入り、吸い込まれるように読破し、これだ！　と、妻は藁にもすがる思いで、丸橋歯科での治療を願っていました。私としては「そんな遠方に行ってまで……」と思いましたが、妻は早速予約を入れ、平成十四年一月十一日、高崎へと向かいました。

初診日、丸橋先生の、精神面で弱い患者に対して安心感を与える納得のいく説明を受け、その日のうちに二本のインプラントを植立していただきました。痛みも出血もほとんどなく、わずか一〇分くらいで手術が終了したことを妻から聞かされたときは、高度な医療技術であると確信いたしました。私の今までの治療経緯等を顧みますと、四〇歳のとき、突然歯痛に襲われ近所の歯科医院に飛び込みました。進行している歯槽膿漏ということで、ポケットを計測したところ、一〇ミリ。そして、そこから膿が出ていて、口臭もひどい最悪の状態でした。ポケットの中をガリ

ガリと引っかいて、そこにイソジン液を塗って終了。

「後はしっかりブラッシングをしなさい」というだけの治療で、その晩から二日間、夜もろくに眠ることができないくらい痛みが続いたのです。ブラッシングを一生懸命しても、一〇ミリのポケットに歯ブラシが入るはずもなく、膿は止まることはありません。

何とか治らないものかと、大学病院からの出張医師がいる近くの医院を訪れた。そこでは血液検査、レントゲン検査の結果、上顎前歯四本の歯茎の切開手術をし、そのうち三本に歯を貫通するサファイヤ芯を植立し、その歯を削り、さらに丈夫な両犬歯を削って支えにしてかぶせるという治療法でした。

「これで大丈夫、リンゴも噛める」といわれ、安心いたしました。

ブラッシングと、定期的な歯石除去等を励行しましたが、六年後、想像もしなかった歯のぐらつきが始まり、主治医に相談しましたが、「寿命や、ここまでよく持ったものだ」といとも簡単にいわれたときには、何か実験台にされたのではないだろうかと愕然としました。そして、誰を信じたらいいのか人間不信に陥りました。歯を失い義歯にしましたが、バネをかけた歯に負担がかかり、丈夫な歯も次第にぐらつき、一本抜け、二本抜け、抜けるたびに義歯の本数も増え、とうとう後一本だけとなりました。好物の硬いものから軟らかいものへと食生活も変わり、食事の楽しみもなくなってしまいました。六〇歳を前にしてとうとう最後の一本で支えていた入れ歯が脱落するようになりました。入れ歯安定剤を使用することで味がわからず、美味しい料理も噛めず、鵜呑み状態で、それが原因か、疲れや言葉の漏れ、口元の変化により人相が変化し、今後のことを考えると失望しました。

そんなとき、すでに通院している妻を通じて丸橋先生に自分の現状を説明し、治療が可能かどうか聞いてもらいました。先生は、「最低三から四本のインプラントを植立してマグネットの装置で入れ歯をとめることができるでしょう。一度みせてください」とのことでした。年齢のわりにしてはあまりにも歯のない私は恥ずかしさと、はたして脱落しないしっかりした義歯ができるものなのか不安な気持ちでした。六月七日、新幹線を乗り継いで五時間、期待と不安のなか、丸橋歯科クリニックを訪ねました。診察の結果、インプラントが可能で「しっかり噛めるようになります」との説明に、今後の食生活に明るい光が差した瞬間でした。今後の治療内容と見積り等、患者の納得がいくまで「何でも聞いてください」と優しく、今まで行った歯医者とは全然違う応対をしてくださいました。そして、現状の義歯の修正には、短時間に密着度の高い治療をしていただき、インプラントを入れなくてもよいのではないかと思うほどの出来具合でした。すべてをお任せしよう、この先生なら絶対に大丈夫と心から確信しました。七月一日、いよいよインプラント植立の日である。歯科治療のときには常に恐怖心がありましたが、先生やスタッフの方の「大丈夫ですよ。すぐ終わりますからね」の優しい励ましで、痛みもさほど感じなく、二〇分ほどで上顎前歯四本のインプラント植立手術が終了しました。入れ歯も装着したまま、他人にはインプラントをしていることすら知られることもなく、毎日を過ごすことができ、術後の経過も前回とは雲泥の差で、改めて高度な技術であると再確認しました。そして、決して妥協しない完璧な治療に、大変感心いたしました。平成十五年二月二十四日、待望の新しい義歯装着の日である。海老沢先生から「立派な出来栄えです」といわれたとおり、私の体の一部としてピッタリとフィットしていて、違和感もなく、少々の力で引っ張っても外れず、新しい歯が甦り、感謝の気持ちで一杯でした。

以来、八カ月を経過して、あまり楽しくなかった食事が、硬いものでも噛み砕き、サクサクとリズミカルに噛み切ることができる喜び。今では、疲れやすかった身体も改善されて、気持ちも明るくなり、毎日元気で快適に過ごしています。久しぶりに会った友人から、少し若くなったといわれるようになり、口元だけでこんなにも人生が変わるものだと改めて痛感しています。この間まで歯のことで悩み苦しんでいましたが、わずか八カ月で改善され、今では何も気にせず、人前で堂々と喋ることができるようになりました。そして歯だけでなく、体質面からも改善の必要性があることを学び、わが家でも家庭菜園で無農薬、有機野菜づくりに取り組んでいます。もうダメだと諦めていた歯と笑顔を先生やスタッフの皆様のお蔭で取り戻すことができました。妻は増骨手術を行ない、四本のインプラントを植立しました。痛み止めを服用することもなく、今は仮歯ですが、好物の沢庵もバリバリ食べております。食事のたびに、妻と丸橋歯科クリニックで治療を受けられたことに感謝をし、美味しくいただいております。

私たちと同じ悩みをもたれる方々が一人でも多く救われることを願っております。

本当にありがとうございました。

8　骨がなくても増骨処置で大丈夫

インプラントを植立するには骨の厚みが必要です。歯のクラックや歯周病で骨が溶けてしまったばあい、増骨処置によって骨を厚くつくる必要があります。骨の溶け方はいろいろですが、どのようなばあいでもたいてい骨をつくることができます。実例をみていきましょう。

(1)　GBR (Guided Bone Regeneration)

膜を使って、その中で骨を厚くする処置をGBRといいます。

①歯周病で大きく壊れた骨を再生

(例1)

四六歳の女性の患者さんです。噛み合わせが原因で歯周病になった歯を抜いた場所ですが、写真168

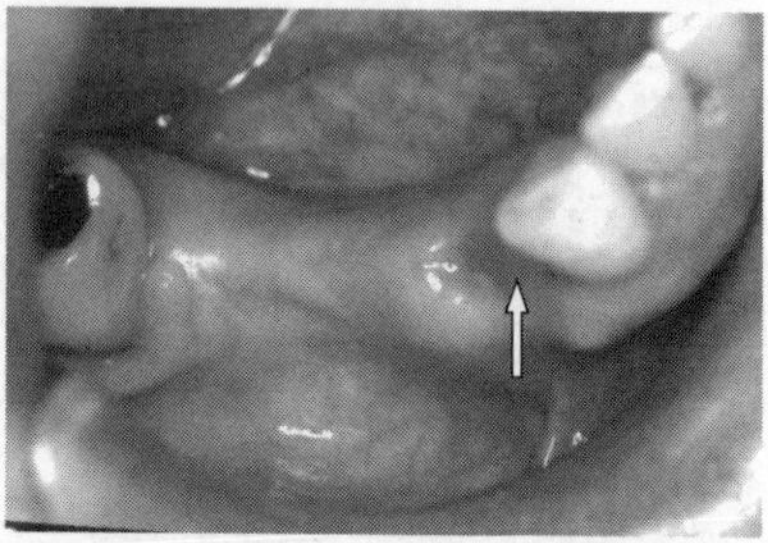

写真 168　噛み合わせが原因で歯周病になり、骨が壊れた例。骨がない矢印の部分の歯肉がくぼんでいる。

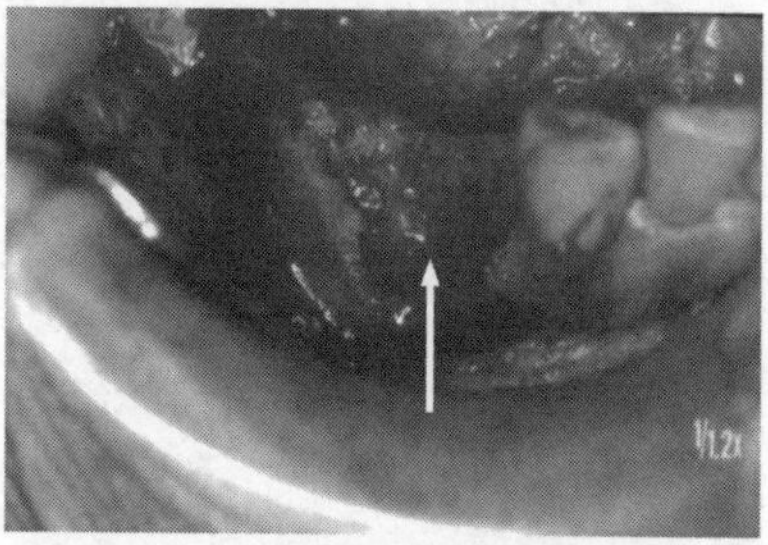

写真 169　くぼんだ歯肉の下の骨は大きく壊れ、溶けてしまっています（矢印）。

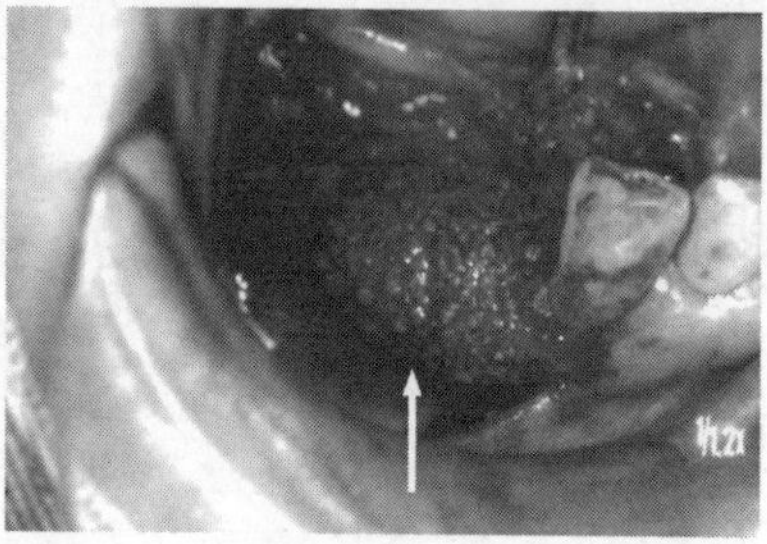

写真 170　くぼんだ部分に、自家骨（自分の骨）と人工骨を移植した（矢印）。

矢印のように歯茎がくぼんでいます。歯茎の下の骨をみると大きく溶けてしまっています（写真169矢印）。ダメな歯を長く残しておくとこのように骨が大きくなくなってしまうことになり、増骨が必要になります。写真170矢印のように自家骨（自分の骨）と人工骨を混ぜて移植を行なっています。他の組織が入ってこないように膜で覆い（写真171）、この中で骨を育てます。これがＧＢＲです。矢印のように、膜がつぶれないように金属（チタン）の梁が膜に骨組みとしてついています。六カ月後には写真172矢印のように自分の骨と区別がつかないほど固い骨ができます。

もう三〇〇例以上ＧＢＲを行なってきましたが、処置を行なう周りの骨の状況によって自家骨を多く使うか、人工骨だけで大丈夫かが決まります。私は、自家骨を使うばあいでも、できるかぎり小さい一カ所のみの傷で増骨を行なうように方法を工夫しています。

インプラントを植立したところです（写真173）。太いインプラントが無事植立できました。

（例2）

別の例でみてみましょう。五〇歳の女性の方ですが、矢印のように骨が吸収していました（写真174）。写真175のようにGBRを行ないました。膜に付着した金属の梁（矢印）と膜を固定するピン（矢頭）が写っています。

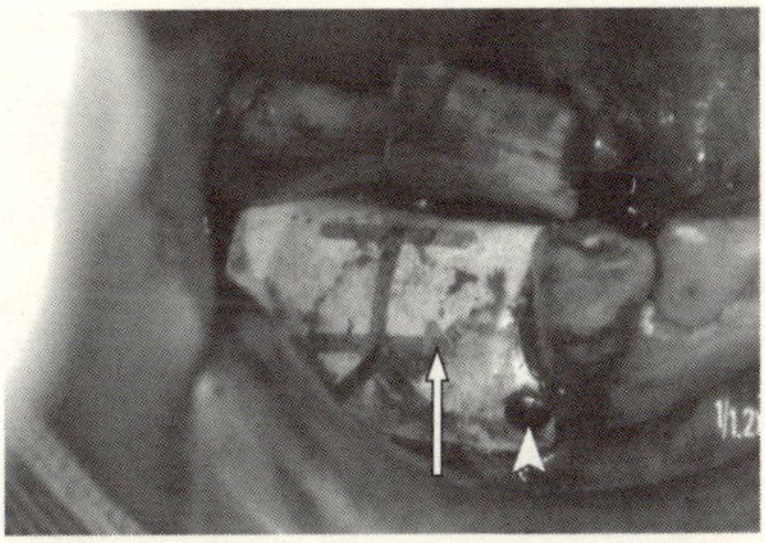

写真171　移植した骨を膜で覆って（矢印）骨を成熟させる。矢頭は膜を固定するピン。形がつぶれないようにチタンの梁が入っている。

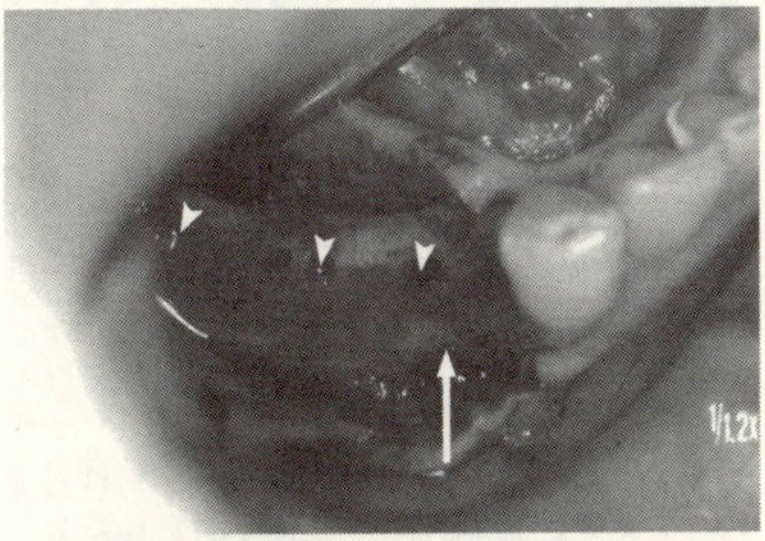

写真172　6カ月後に周囲と見分けがつかないほど成熟し、再生した骨。矢頭はインプラントを植立する位置を決めるホール。

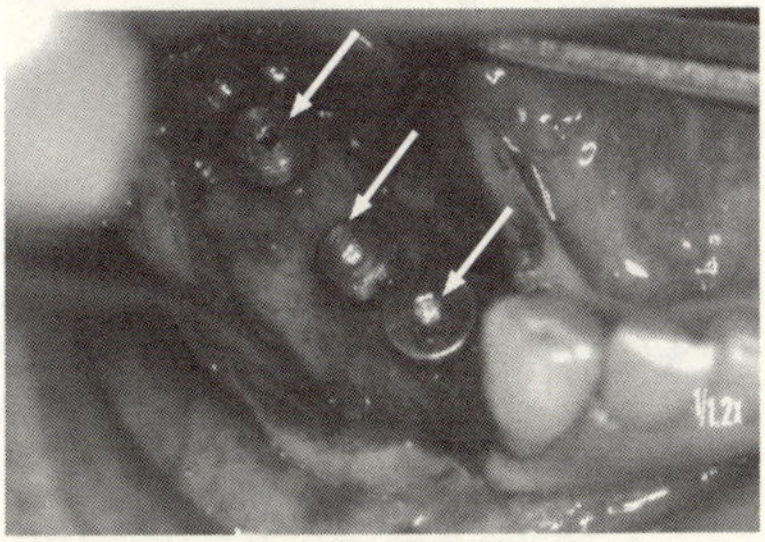

写真173　増骨の結果、長く太いインプラントがしっかり植立できた（矢印）。

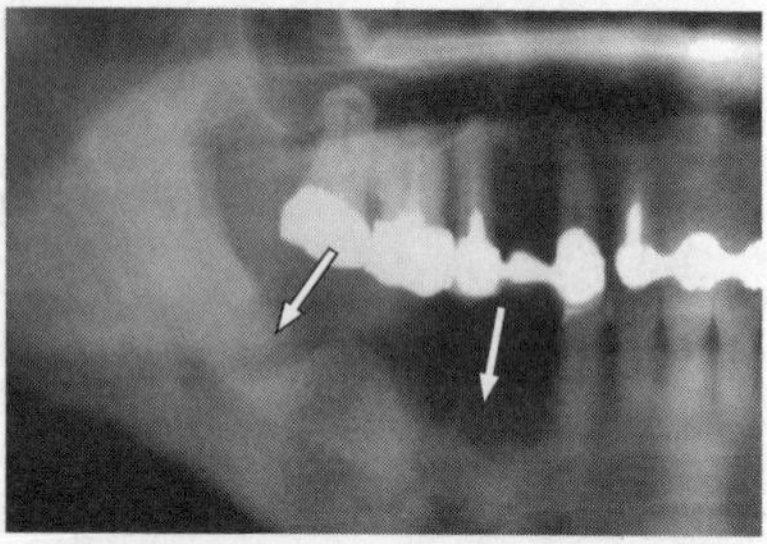

写真174　50歳、女性の例。矢印のように歯周病で骨が大きく溶けている。

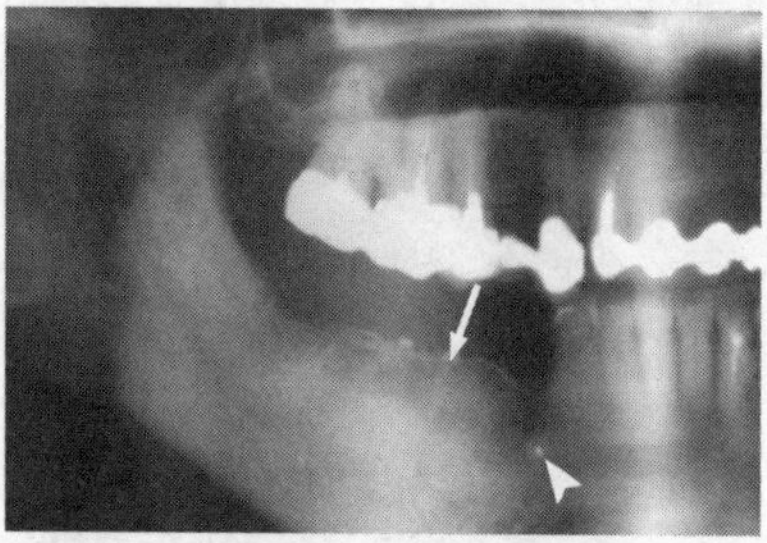

写真175　GBRを行なったところ。膜に付着したチタンの梁（矢印）と膜を固定したピン（矢頭）が写っている。

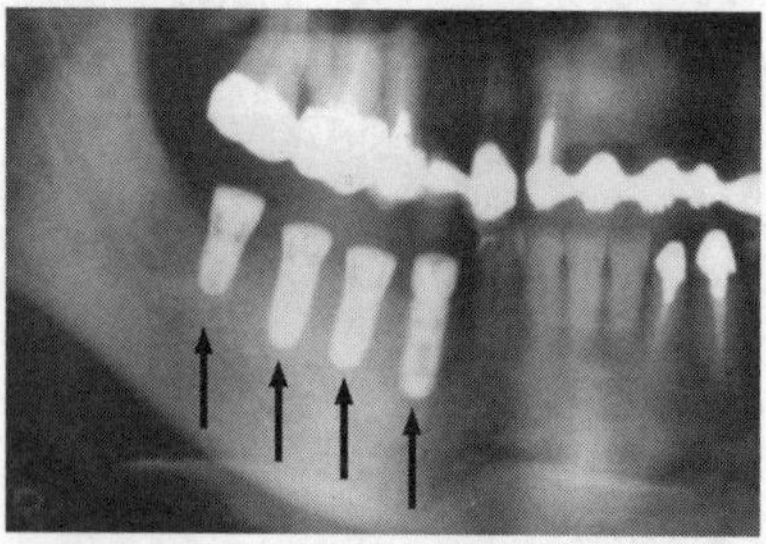

写真176　6カ月後、しっかりした骨にインプラントを4本植立した（矢印）。

六カ月後にインプラントを植立しました（写真176矢印）。

（例3）

写真177のように骨が溶けてしまった八〇歳、男性の患者さんです。顔の色艶は非常によく、とても八〇歳とは思えません。このような方は歯周病になどなるはずがありません。被せ物をみると破線のように湾曲しており、明らかに噛み合わせが原因で歯周病になった、骨が溶けたといえます。太い神経（矢頭）までの距離がなく、このままではインプラントができません。写真178のようにＧＢＲを行ないました。

私の患者さんで食の講演を全国各地で行なわれている方がいらっしゃいます。その方は白砂糖を一切使わない食事をされているので、怪我をしても腫れない、痛みも出ないということでした。確かにその方に増骨処置を行なっても腫れも痛みもありません。増骨をした患者さんを何人か観察しましたが、確かにそれはいえるようです。

この例にあげた方も、非常によい食生活をされているようで、処置後の腫れがほとんどなく痛みもなかったようです。驚いたのは六カ月という期間で、若い人以上にすばらしく固い骨ができていたことです。写真179のようにインプラントを行ないました。

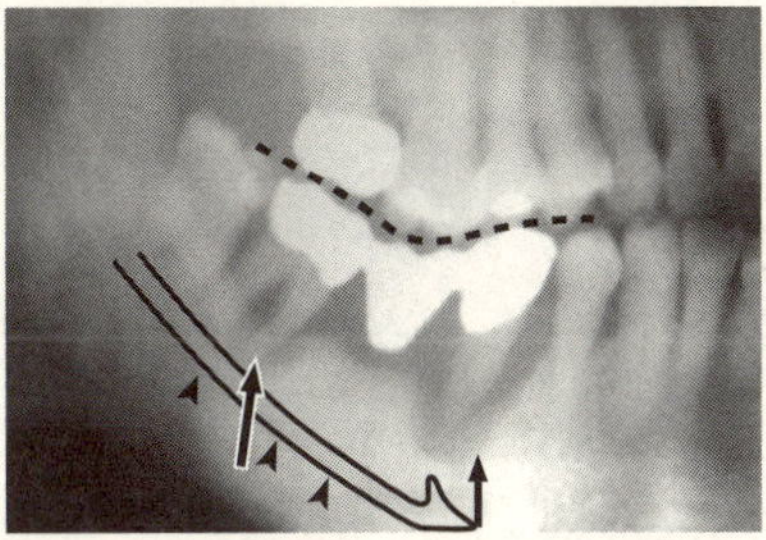

写真177　破線のように曲がった被せ物が装着されているため骨が黒く溶けてしまった（矢印）。写真に描いたように神経（矢頭）までの距離がほとんどなく、インプラントが植立できない。

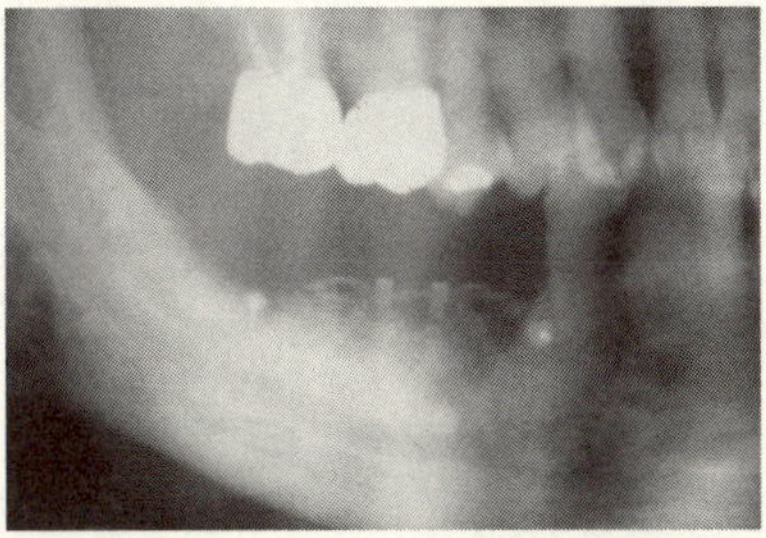

写真178　前例と同じくGBRを行なったときのレントゲン写真。

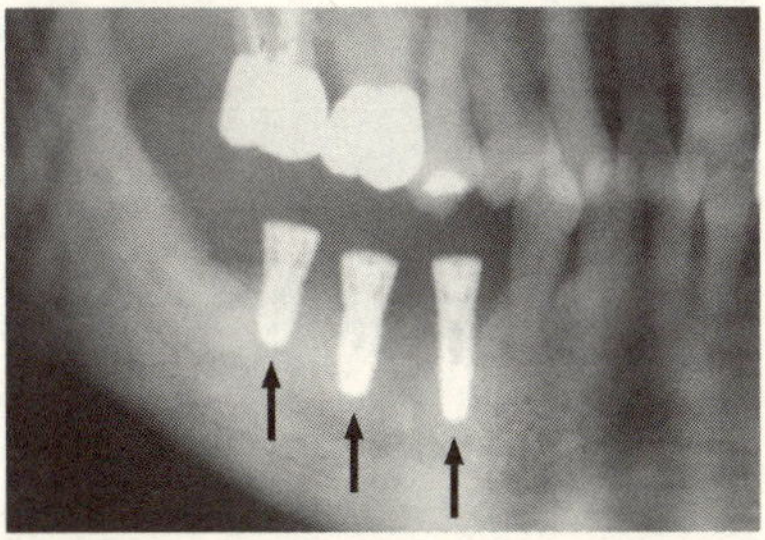

写真179　80歳という年齢にもかかわらず、しっかり骨ができ、矢印のようにインプラントを植立した。治る力は年齢だけの問題ではない。

最近ではお顔をみると硬い骨がしっかりできるか、腫れるか、痛みが出るかがわかるようになりました。

この患者さんの手記をみてみましょう。

緑のそよ風

埼玉県　元教員（八〇歳　男性）

小鳥の声を運んでくる緑のそよ風。私は今、それを本当に心地よいと感じます。ここ一〇年ぐらい、心のどこかにわだかまりがあって、そよ風を友とすることができませんでした。原因は歯と歯茎の不調です。

初めて虫歯の痛みを知ったのは、小学校六年の頃でした。頭と顔の半分が痛くて寝つけないくらいでした。すぐに翌日、近くの歯医者さんに行って治してもらいました。中学生になっても、ときどき同じ歯医者さんに通った記憶があります。この頃の治療は短時日で終わり、後はケロリとしていました。

歯や健康のことは念頭になく過ごした日々がありました。戦争中、兵隊になったときは、朝歯を磨いた記憶がありません。風邪一つひかず元気だったのでしょう。戦後しばらくは食料の乏しい時代、何とか栄養のある食物をとらなくてはという気持ちは強く、学校付属の広大な農場で手伝いながら、教室へ通ったこともあります。

三〇代半ば、虫歯になっていた上の前歯に子供のおもちゃがぶつかって大きく欠け、さし歯。四〇歳過ぎ、左下奥歯が抜けて部分入れ歯。食後の簡単な歯磨きだけして、一度も外さないでいたら、ひどい口臭です。今考えるとあきれるほど歯の知識がなく、二年くらい入れ歯を使った後、使わなくなりました。四〇歳から六〇歳になる間にも虫歯の治療を受けましたが、特に右下の奥歯にブリッジをかぶせたところは、歯茎との間に食べ物がつまり、いつも困りました。

退職後、入れ歯を入れないで放置していた左下奥歯の隣の歯が抜け、近所の歯医者さんで部分入れ歯を入れました。歯茎への圧迫感が強く、支えになる歯に負担がかかり、何度か修正してもらうと、今度は食事中に外れてしまうくらい緩くなり、本当に困りました。そのうちに右下のブリッジになっている歯が一緒にグラグラ動くようになり、「ここも一緒に入れ歯にしてあげますよ」といわれました。右も左も部分入れ歯かと思うと暗い気持ちです。どこかよい歯医者さんに相談しないと大変なことになると、今になって気がついたのです。しかし、いい当てもありません。

御茶ノ水の、カザルスホール午後の音楽会の帰りに、神田の三省堂に寄りました。詩や童話、哲学の本何でも手に取ってみるのが私の楽しみで、いつの間にか家庭医学のコーナーに来て、ふとみつかったのが、丸橋賢先生の『新しい歯周病の治し方』という本でした。少しぐらい遠くても高崎の丸橋先生のところへ行こうと思い立ったのはこのときです。

幸いに予約がとれて、丸橋歯科の診察が受けられることとなりました。受付のそばに有機野菜や自然の洗剤、調味料などがあって、わが家と同じだなと思うとうれしい気持ちになりました。口腔内の診察はもとより、視力や骨密度の測定がありました。担当の若い先生が綿密な治療計画のもとに今後のことをていねいに話してくださいました。「きっとよくなりますよ」という言葉に年来の不安に明るい光が差すのを感じました。

インプラントのことは健康の雑誌でみたことはあったのですが、正確な知識はありません。できたらいいなと思いながら、どの人にも適合するわけではないだろうと漠然と考えていました。『インプラントで安心』という本と良い歯の会機関紙「いのち」を読んで、現在のインプラントのすばらしさと入れ歯の欠点を知りました。

左下二本のインプラント植立

手術となるとやはり緊張します。平素の血圧は上が一二〇より少し下で脈拍は六五ぐらいですが、手術前は一四〇ぐらいに上がっています。少ししたら落ち着き、一二〇台まで下がってきました。麻酔を使うので、何の心配もなく、楽に短時間ですみました。後でレントゲン写真をみせていただき、下顎には神経が通っていてそのすぐ上にインプラントがしっかり植立されているので、非常な慎重さを要する手術だなと驚きました。優れた技術、周到な準備、行き届いた施設、それに先生はじめスタッフの方々の暖かい心がそろってできることだと思います。腫れは二〜三日で治まり心配なし。発熱もなく、痛み止めも飲まないですみました。この点は、次のGBR、ソケットリフトのばあいも同様でした。

右下のGBR

左下のインプラントから二カ月後。右下は骨が薄くなっていて、すぐにはインプラントができない状態だったのです。本を読むと、自分の骨を採取して移植すると書いてあるので、恐いなと思いましたが、実際は全くそんな心配はいりませんでした。自宅まで電車に乗り労なく帰宅できました。

左上のソケットリフト

左上の第一大臼歯を根管治療するとき、もう根元まですっかり腐っていることがわかったのです。抜歯は仕方ありません。抜いた歯をみせていただいたら、虫歯で真っ黒でした。いったい、いつこの虫歯の治療をしてもらったのか、正確には思い出せませんが、二〇年以上たっているでしょう。痛くはないけれど、歯茎に少し違和感を感じながら放置した私が悪かったのです。担当の先生は私の年齢を考えて入れ歯を勧められました。私のことをよく案じてくださっているのが心にしみました。一方で、入れ歯の欠点とインプラントの優れた点を考えると、インプラントにできたらいいのにと思いました。こんなばあい、自分の希望だけをゴリ押しに申し立てるのは慎むべきです。先生の公正な判断に従うのが本筋であると自分にいい聞かせました。でもやはりインプラントのことが心の隅に残ります。次の診療の日、内科の健康診断表を持っていって、インプラントにできないでしょうかと希望をいってみました。幸いに糖尿病、心臓病など全身的に特別な病気はありません。外科の先生と相談された結果、いいということになりました。ソケットリフトという手術です。外科の先生は良い歯の会でインプラントの話をされた辻本先生でした。その日は喜び勇んで帰途につきました。まるで子供みたいに。

手術は思っていたよりずっと楽にすみ、後の経過も順調でした。適切な安静期間を経て、左下、右下、左上とも仮の歯の段階です。以前に比べれば各段に自然に左右片寄りなく食事ができます。気分が明るいのが何よりいいです。

良い歯の会

虫歯や歯周病を狭く歯だけに視点を置かないで、全身的な健康から説かれる。自然が生み出したものをよく噛んで食べ、よく働く世界各地の人びと。日本でも少し前の時代の人びとの姿が印象的です。顎がよく発達し、目や表情が生き生きしています。日常生活において「何をどれだけ食べたらよいか」という資料は具体的で日常の生活に生かすことができます。

良い歯の会では自然環境からさらに人間の生き方に話がおよびます。本質的なもの、真実を発見することがこの会を貫く根本的な視点でした。ぜひ読むように勧められた本があります。私は青年時代に、文学、哲学の本を十分に深く読むことができませんでした。年来考えていた古典との対話、昔の友達とも意見を交わそうという気持ちが心の底から静かに湧いてきました。

夏の暑い日でも、緑のトンネルにはそよ風が吹きます。プールの行き帰り、本当に幸せな気分です。

この方は治療だけでなく、良い歯の会を通じて生命、人の生き方の本質に対する認識をさらに深められたようです。きっとこれ

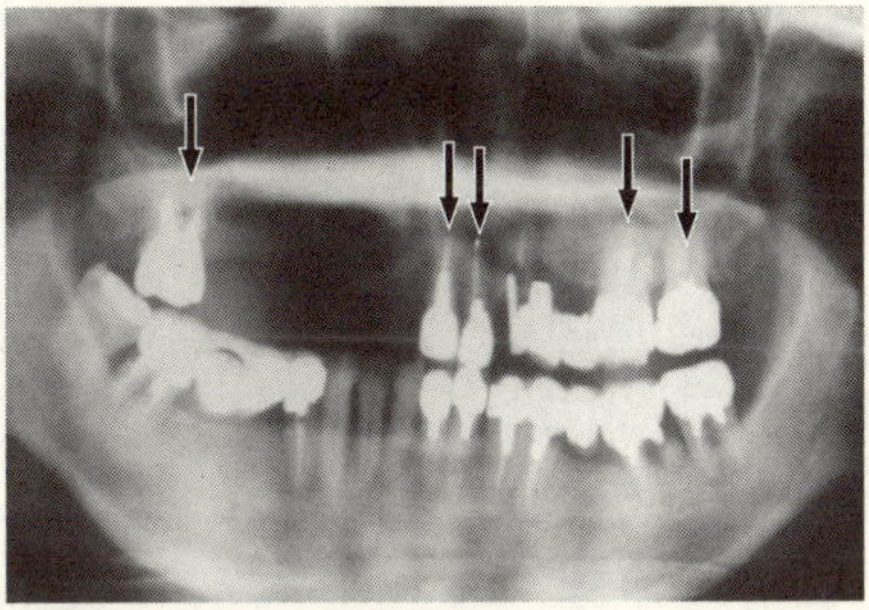

写真180　初めて来院されたときのレントゲン写真。矢印の5本の歯が保存できるのみであった。

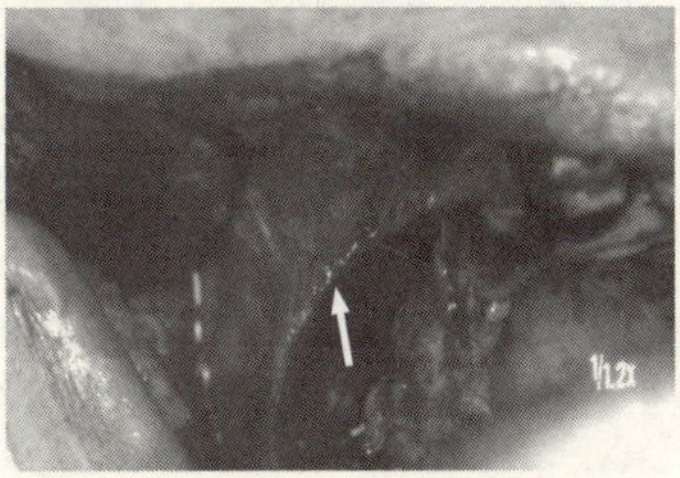

写真181　骨が吸収し、右上の歯槽骨は矢印のように薄紙のようであった。このままではインプラントが植立できる幅がない。

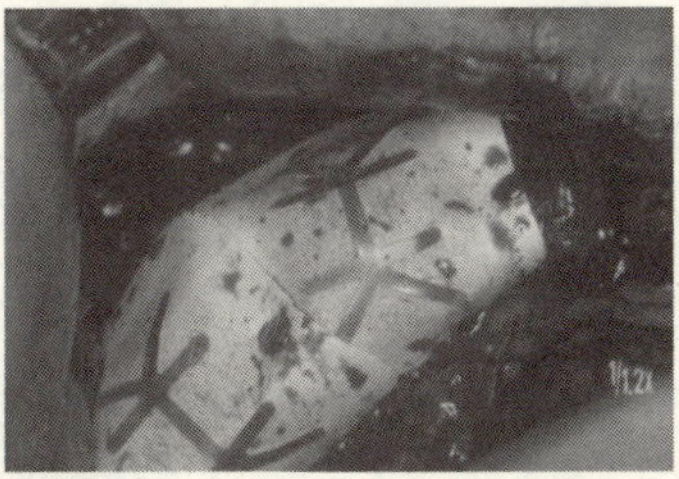

写真182　移植した骨の上を覆う膜を固定した。

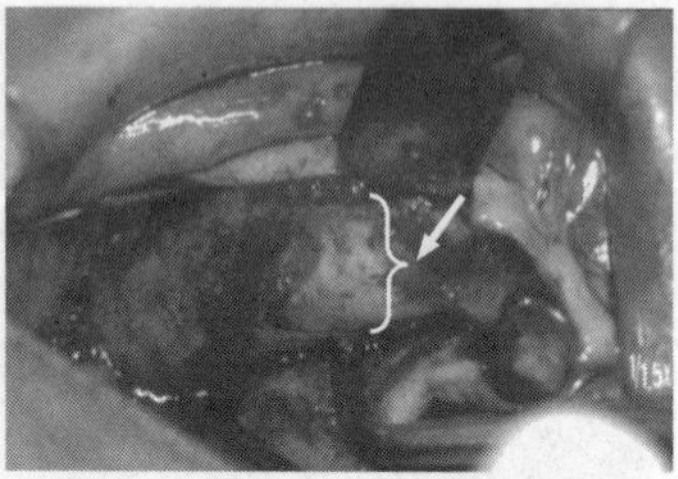

写真183　７カ月後には見違えるような厚い骨が再生した（矢印）。

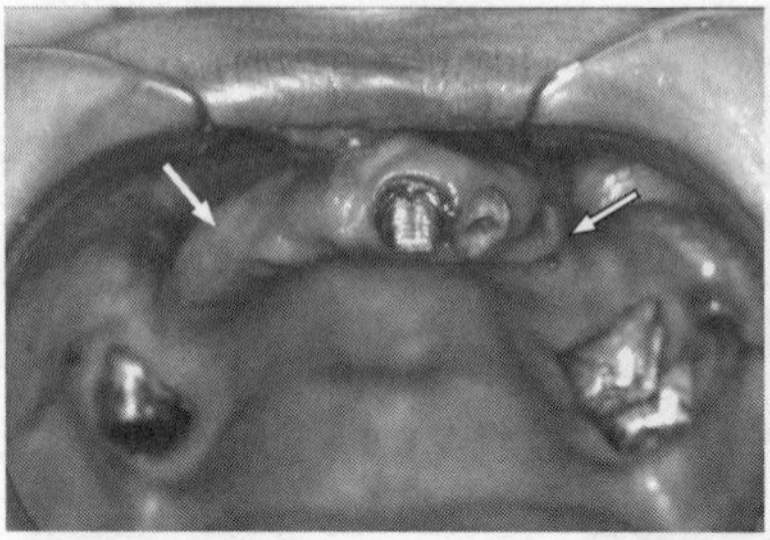

写真184　増骨前のお口の中。矢印は増骨を行なう予定の部位。

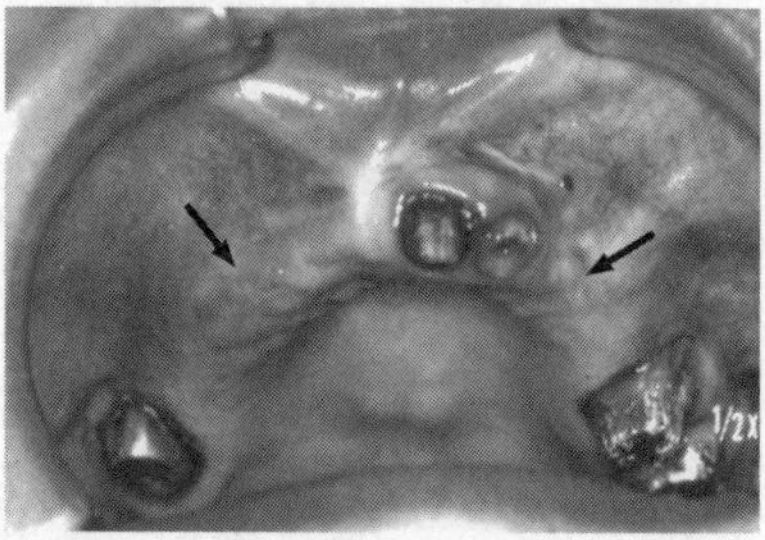

写真185　増骨後のお口の中。矢印は増骨を行なった部位。

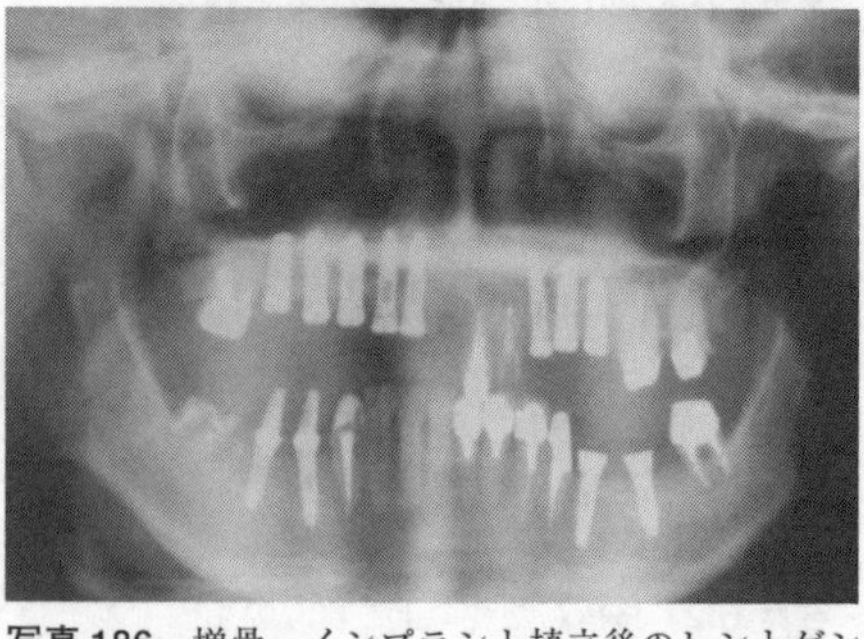

写真186　増骨、インプラント植立後のレントゲン写真。上顎に８本のインプラントがしっかり植立できた。

からもお元気でよい人生を送られることでしょう。

②薄紙のような骨も再生可能

初めて来院されたときは写真180のように上の歯がほとんどありません。前に存在した歯がよほど骨を壊したのでしょう、右上の歯槽骨は写真181矢印のように薄紙のように細く、とてもインプラントが植立できる幅がありません。左上も同様です。左右のＧＢＲを同時に行ないました。この方のように時間のかかる処置になるばあい、鎮静麻酔を行なえば楽にできます。写真182は移植した骨の上に膜を固定したところです。七カ月後、写真183のように見違えるような太い骨が再生しました。写真184、185はGBR前後の歯茎の比較です。かなり厚みができたことがわかります。

GBR後にインプラントを植立したときのレントゲン写真が186です。インプラントがしっかり植立できました。インプラントがついた後に写真187矢印のようにアバットメントを取りつけました。治療

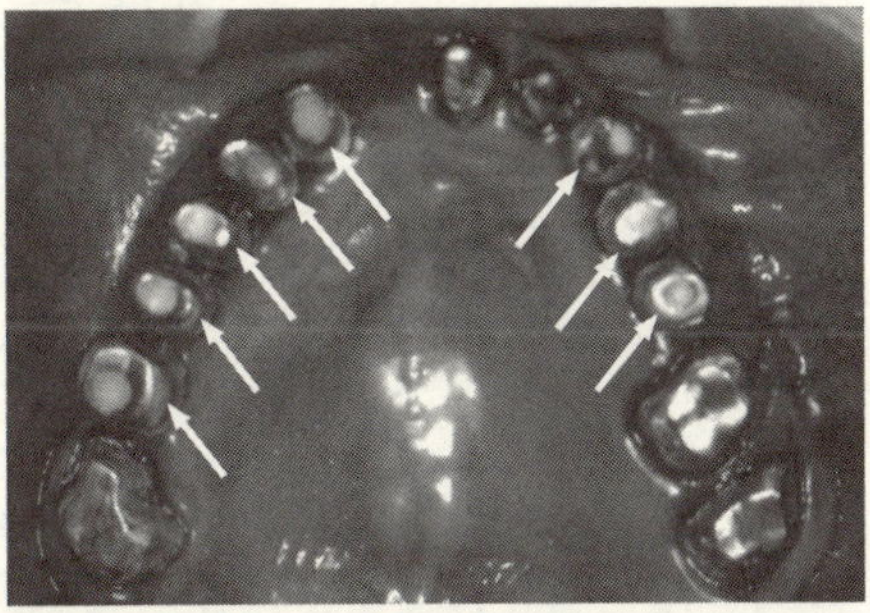

写真 187　インプラントがついた後にアバットメントを装着したところ（矢印）。

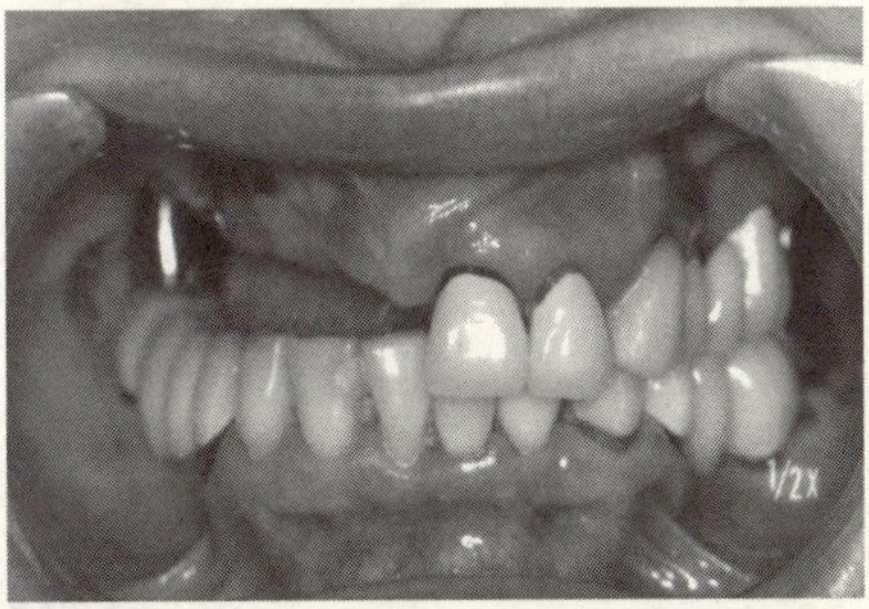

写真 188　治療前のお口の中。和太鼓を叩くにも歯を食いしばれない。

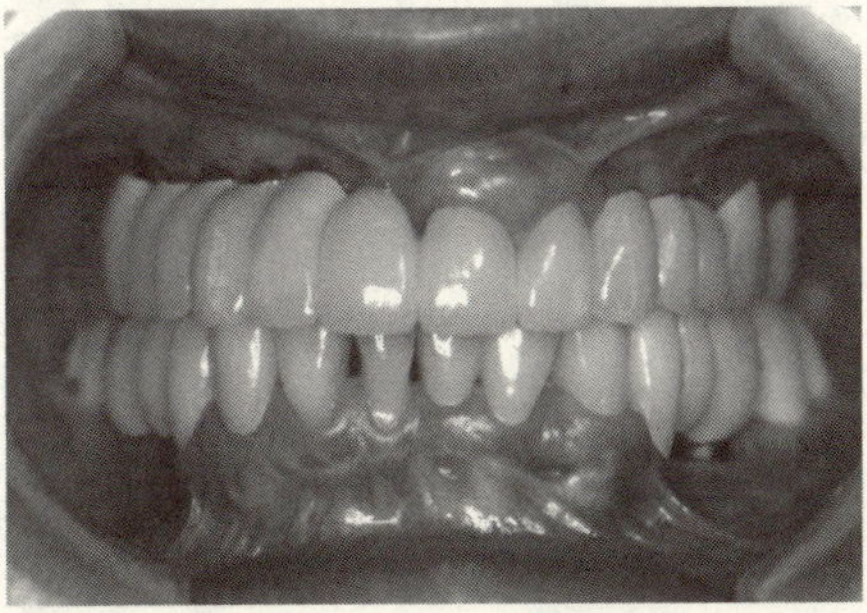

写真 189　治療後のお口の中。歯がそろい、しっかり食いしばって、趣味の和太鼓を叩くことができるようになった。

の前後でお口の中を比べてみてください（写真188、189）。入れ歯や無理なブリッジでしっかり食いしばれず、力が出なかったようですが、治療後は何でもしっかり噛めるようです。手記にもあるように、趣味の太鼓にも力が出るようになり、何事にも前向きになられたことはインプラントの大きな効果といえます。手記をみてみましょう。

歯を食いしばれー……

東京都　主婦（五六歳　女性）

「歯を食いしばれー……」っていわれてもまだ無理。もう少し時間をちょうだい！　ムッと口を閉じ、いかにも歯を食いしばったふりをする私。ここは、三重扉の防音スタジオ、和太鼓の稽古場だ。今日も先生の檄が飛ぶ。「歯をくいしばれー」

「古典打楽器講習会　簡単なリズムテスト有り」この一行が始まりだった。四五歳だった。趣味でジャズダンスを習い、音楽も大好きだが、和太鼓は、音楽、スポーツ、舞踊、表現、これらすべての要素を兼ね備えていた。こんなに好きなものがあったんだ！

三人の子供も手を離れ、ホッとした頃の衝撃的な出会いだった。

子供の頃から歯が悪かった。何かにチャレンジしようとするとき、歯がきれいでない、これがブレーキになり、断念してきたように思う。

三人目の子供を産んだとき、自分の歯がなくなるのもそう遠くはない（？）との強迫観念に捕らわれもした。

二年前、インプラントという治療法があることを知った。東京にもインプラント治療を掲げる歯科医は多い。ただどこにかかるか決めかねていた。

そんなとき、書店で丸橋先生の著書『インプラントで安心』をみつけた。読み進めるうちに確信した。この歯科医こそプロに違いない！

「何でそんなに遠くの歯医者さんに？」の娘の反対を押し切り高崎へ……。

「太鼓を打つのに歯を食いしばれないいんじゃ困るでしょう？　大丈夫、よい歯になりますよ！」との丸橋先生の笑顔に、明るい未来を予感した。ただ、私の歯槽骨の状態は、抜歯後長年ブリッジにしていたせいか（？）予想以上に悪く、骨の吸収が進んでいた。

「薄紙のよう。きわめて困難な事例」

そうかー……？　よかった！　薄紙でもよい。一応、骨がまだ残っていたんだ……！　歯槽骨なんて、とっくの昔に、溶けてないのでは？　と思っていたので嬉しかった。

人工骨（牛の骨を水晶のような状態にまで精製したもの？　無論安全な）と私の頤《おとがい》の部分の骨（歯茎の下のほうなので、歯茎下部に縫い跡が残るが、外からはみえず、気にならない）とを移植。幸いなことに、私の頤部の骨は石のように硬く（全身運動をしているせい？）、あまりに硬かったのと、一度に上顎部二カ所の増骨手術だったため（一度にやってと頼み込んだのは私）、二時間程度かかってしまった。

きわめて困難な手術を、（みえないものの、多分）汗ビッショリでへとへとになりながら完璧に成功させてくださった辻本先生には、本当に感謝をしている。増骨手術後、二時間くらい休んでから帰宅するよういわれたが、腫れた顔でウロウロしたくなかったので、確かほんの少し休んだだけで帰宅したように思う。十二月二十六日だった。暮れからお正月にかけて冬眠状態にし、術後の休養をとるため、あえてその日を選んだ。

あれから二年近くたとうとしている。八月には上顎部に最終補綴物が入り、年内にはすべて完了するだろう。もうすぐ私は第三の歯を手にいれる。

そのときに備えて、今、三〇年前に妊娠、出産のガタガタで失効し、なくしてしまった運転免許の再取得にチャレンジしている。免許をとったのは二〇歳のとき。完全なペーパードライバーだったので、何も覚えておらず、ゼロからのチャレンジだ。

私は、獅子舞用のお獅子（頭は金で、錦の布をまとい、リボンをいっぱいつけた派手な獅子）を持っている。下手だがその派手さのせいか、結婚披露宴・幼稚園・老人ホームでは結構喜ばれる？　なるべく近いうちに、自分で持ち運びできるくらいの太鼓も買いたいと思っている。打つ人、みる人という一方通行の太鼓ではなく、バチを持って打ってみる、参加できる太鼓にできればと。

「踊る阿呆にみる阿呆、同じ阿呆なら踊らなそんそん」というように、参加するのが一番楽しいはずだから……。

免許をとり、太鼓とお獅子を積んで走ろう！

人の笑顔が好き。おばあちゃん子だったせいか、お年寄りも好き。子供たちも……。

十月には、老人ホームで獅子舞（本当は獅子ウロウロ）をやる。他の老人ホームからも声がかかっている。

第三の歯を手にし、ブレーキは解除された。私も第三の人生に向けエンジンを始動させようとしている。

太鼓に限らず、スポーツをする人も、そうでない人も、ここ一番と頑張るときには、丹田に力を入れ、口を閉じ、歯を食いしばる。それが食いしばれなければ、ここ一番を頑張れない。

今一度、否、今まで以上に頑張る力を与えてくださった、丸橋歯科の先生方、よい歯になると勇気づけてくださった丸橋先生。増骨手術、インプラント治療をしてくださった辻本先生、いつも食事時間がとれるのか？　と心配になるほど、手を抜かず治療をしてくださり、芸術的なまでの美しい第三の歯をつくってくださった海老澤先生、鈴木先生、プロフェッショナルに徹し、励ましてくださったスタッフの皆様、送迎の方々、本当にありがとうございます。

心からの感謝を込めて、丸橋歯科に敬礼！

③交通事故で失った歯を取り戻す

患者さんは一年前に交通事故で歯を失ったとのことで来院しました。二六歳の若さで写真190のように前歯五本を失いショックを受けていました。失った歯と一緒に骨も飛んでしまっています。増骨のとき自分の骨をとる下顎正中のオトガイ部と骨を増やす前歯の部分は事故で骨が折れたらしく、傷が瘢痕《はんこん》になっていました。処置は少し難しいものでした。ＧＢＲ前後での歯槽骨の幅を模型で比較すると写真

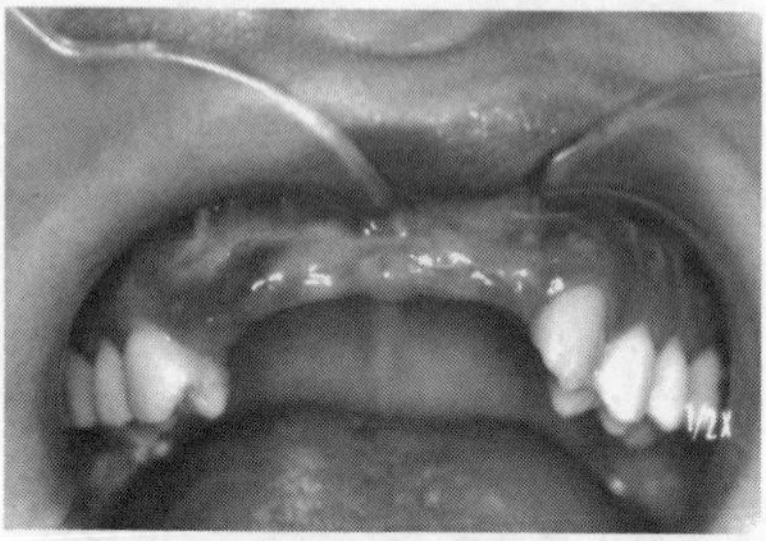

写真 190　交通事故で前歯 5 本を失った、26 歳の女性の初診時のお口の中。

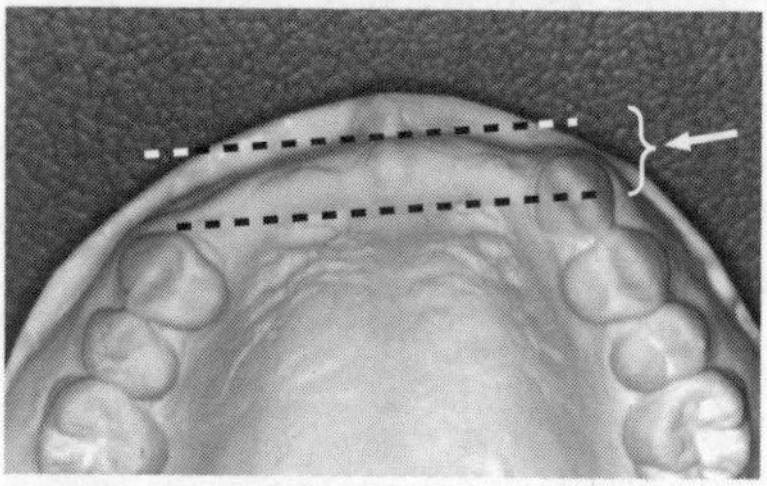

写真 191　手術前の模型。骨の幅は矢印のように薄い。

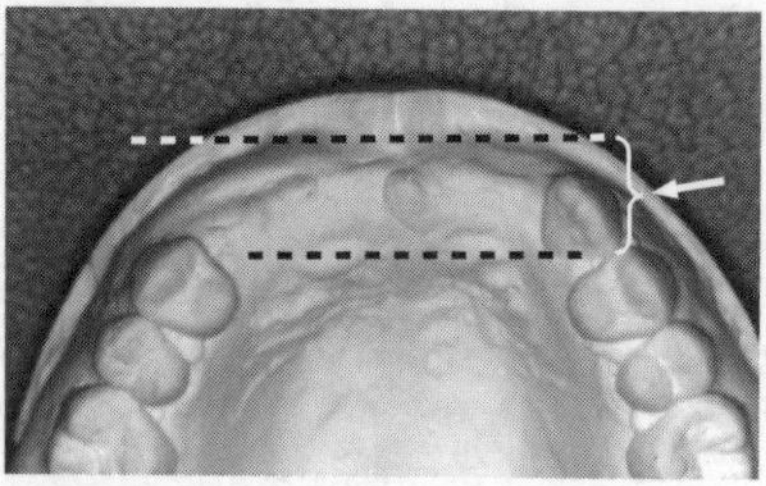

写真 192　GBR 後の模型。骨の幅が矢印のように厚くなっている。

191、192のように厚くなっています。幅が十分できたところでインプラントを植立しました（写真193）。アバットメントを装着し（写真194）、仮歯が入りました（写真195）。これで二年にわたる精神的な苦痛から解放され、失った歯を取り戻せたのです。

(2)　GBRと同時にインプラント

広い範囲で骨がなく、インプラントが固定できないばあいは、まずGBRでしっかりした骨をつくる必要がありますが、足りない骨が少しのばあい、インプラントと同時に増骨（GBR）を行なうほ

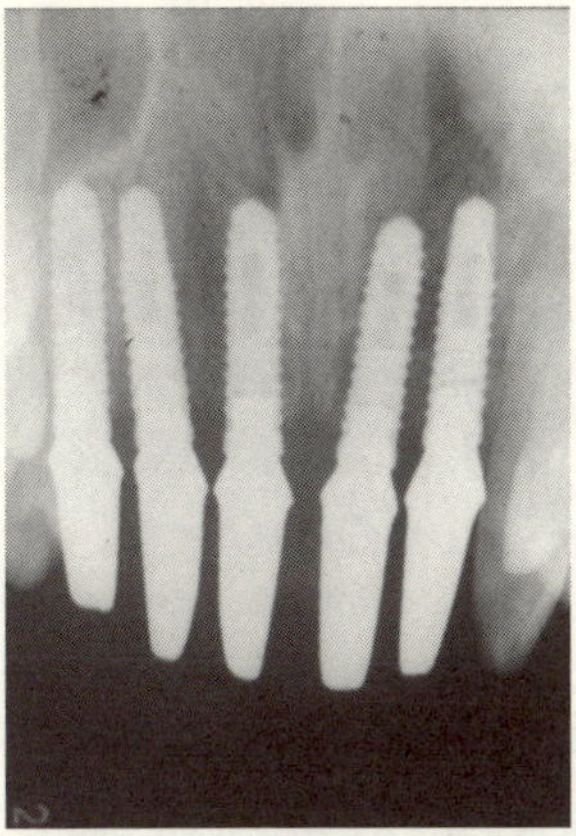

写真193　骨が厚くなった部位にインプラントを5本植立した。

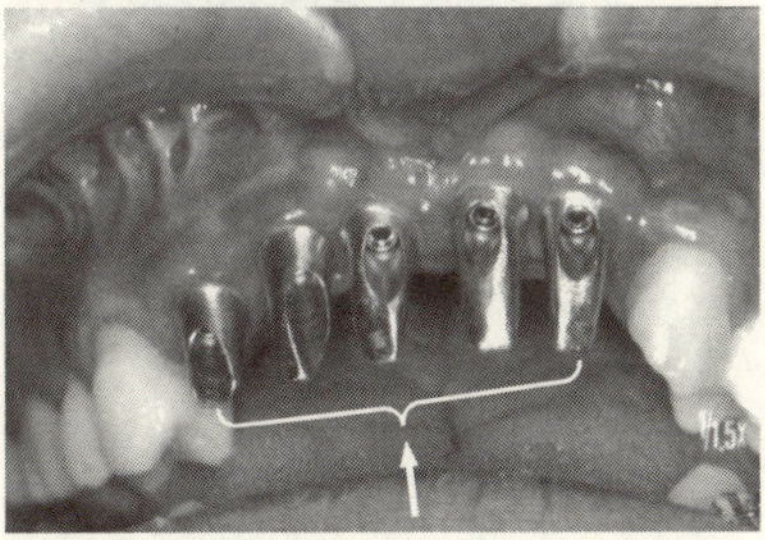

写真194　インプラントにアバットメントを装着した（矢印）。

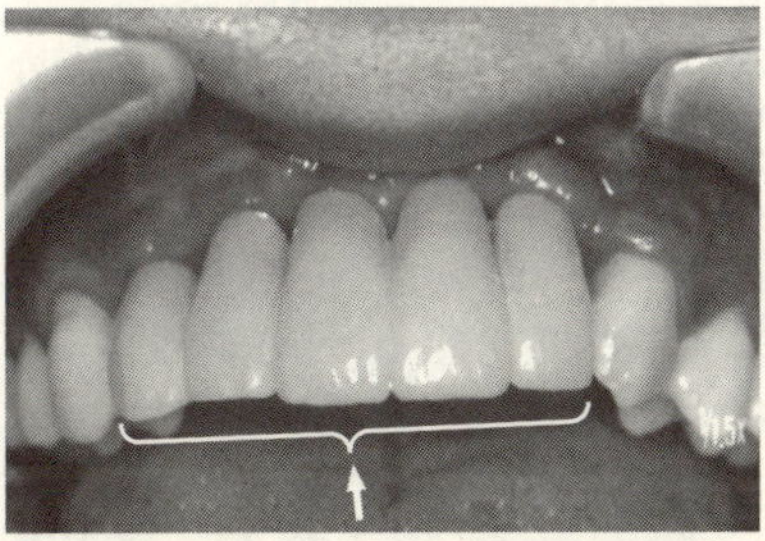

写真195　アバットメントに仮歯を装着した（矢印）。歯が甦り、苦痛から解放された。

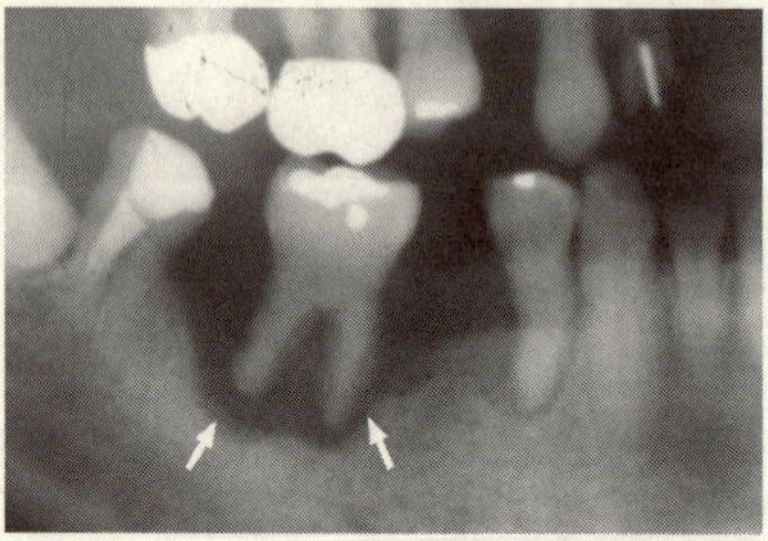
写真 196　矢印のように歯の周りの骨が大きく壊れていた例。

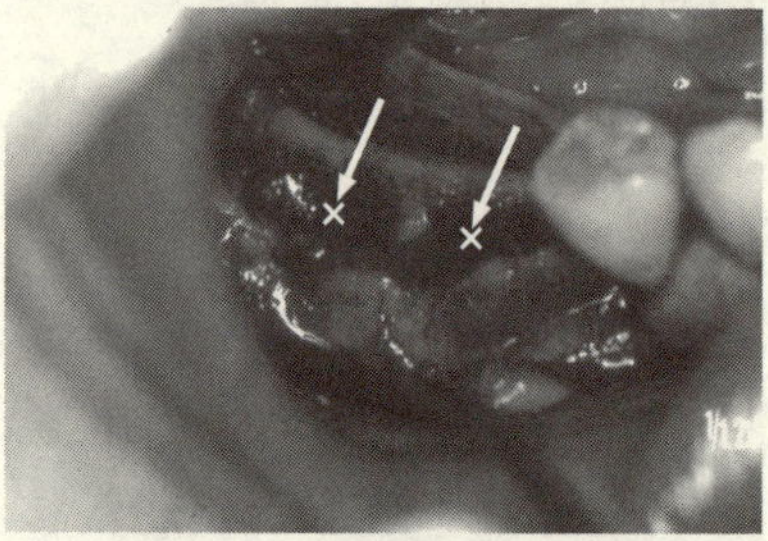
写真 197　インプラント植立時の写真。矢印のように骨が大きくくぼんでいる。

うが、移植する骨が少しですみ、患者さんの負担も少なくてすみます。骨が細いばあいでも、ある程度の幅があれば、骨をスプリット（分割して広げる）してインプラントを行なうばあいもあります（スプリットクレストといいます）。そのばあいスプリットした骨の内部は骨をつくる能力が高く、インプラントが一応骨で囲まれるため、自家骨が少しですむという利点があり、非常によく行なう手技の一つです。

①臼歯部のGBR同時インプラント例

写真196、197は、歯の周りの骨が大きく壊れていた例です。歯を抜いた後の治りが悪く、インプラント植立時、骨が大きくくぼんでいます（矢印）。ここにインプラントを植立したところ、骨がない部分をほとんどインプラント（写真198矢頭）が占めましたが、矢印のように本来骨の中に入るべきインプラントのネジ山がみえています。ここに骨を少し足してGBRを行ないました。ネジ山がみえるものの、植立したインプラントは全く動かないほどしっかり骨に入っています。これが大切な点です。

写真199は処置後のレントゲン写真です。増骨に必要な骨は、インプラントを植立するときに削った骨を集めるだけで十分でした。

②クラックで抜歯した部位へのGBR同時インプラント例

写真200矢印の上顎前歯は噛み合わせに問題があり、クラック（歯が割れること）が生じていました。クラックのばあい、ヒビに沿って骨が壊れています。この方のばあい、唇側の骨がV字型に壊れていました（写真201矢印）。抜歯後、傷の治りを待ってインプラントと同時にGBRを行ないました。親

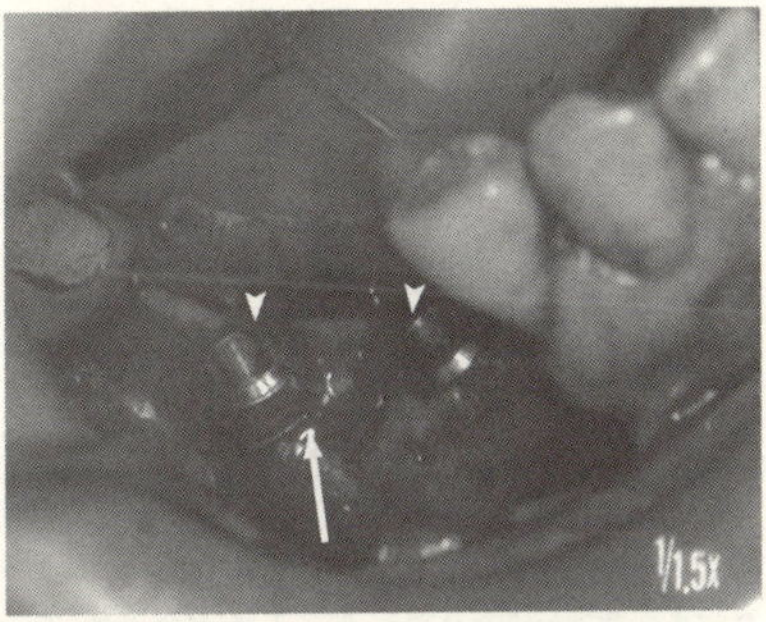

写真 198　骨がくぼんでいた場所はインプラント（矢頭）が大部分を占めたが、本来骨の中に入っているべきネジ山が矢印のようにみえている。

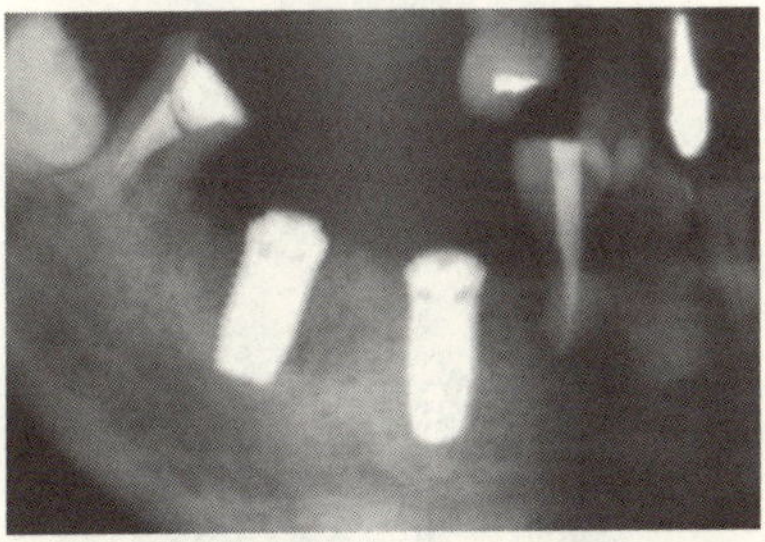

写真 199　増骨後のレントゲン写真。

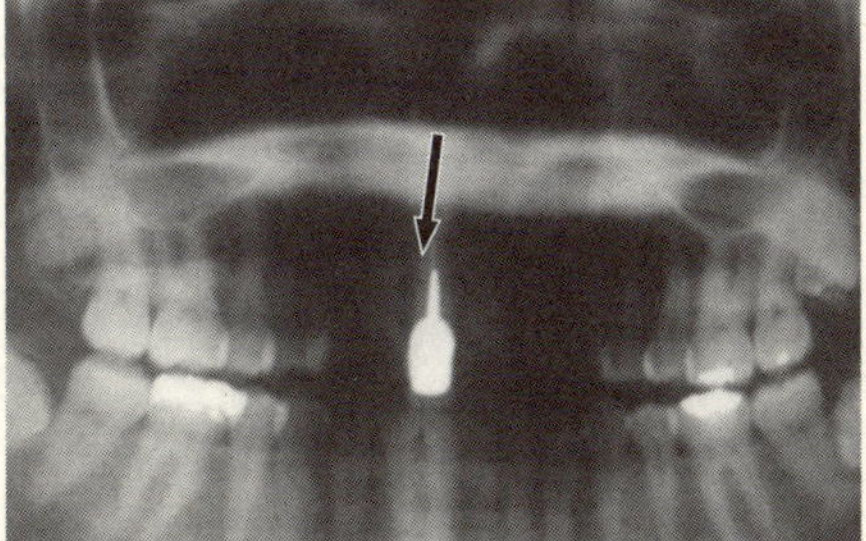

写真 200　矢印の前歯は、噛み合わせに問題があり歯にクラック（ひび）を生じていた。

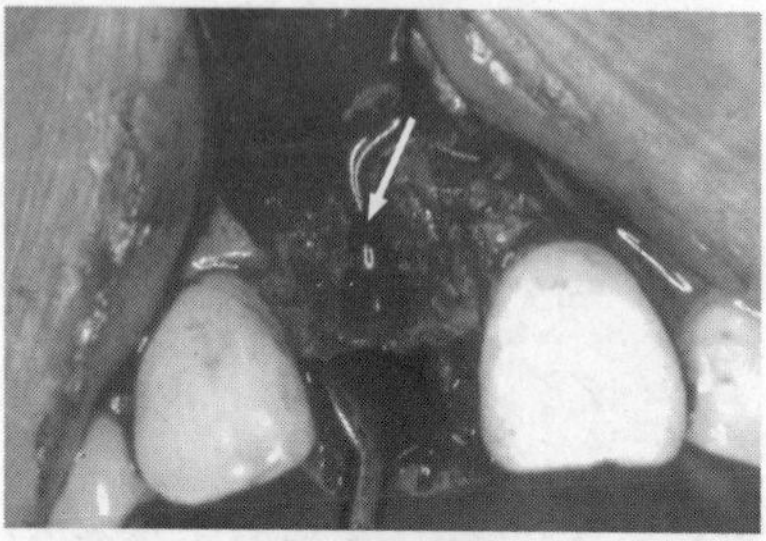

写真201　抜歯後のお口の中。一般にクラックに沿って骨が壊れていることが多い（矢印）。

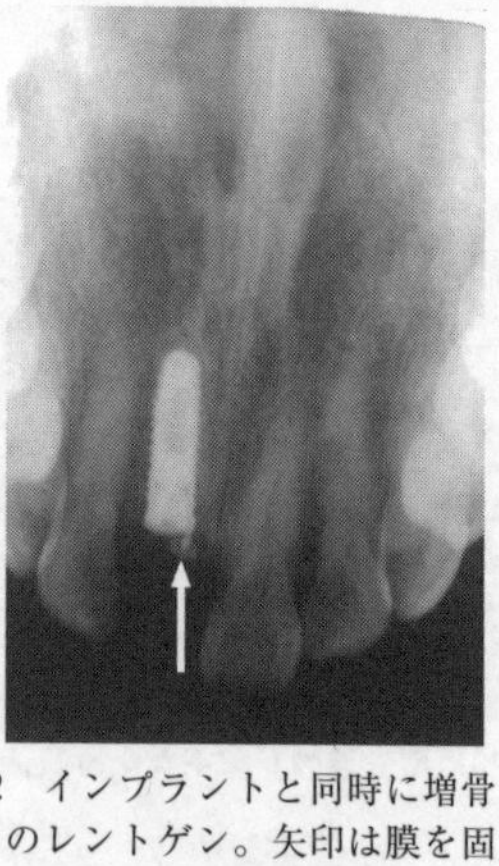

写真202　インプラントと同時に増骨を行なったときのレントゲン。矢印は膜を固定したピン。

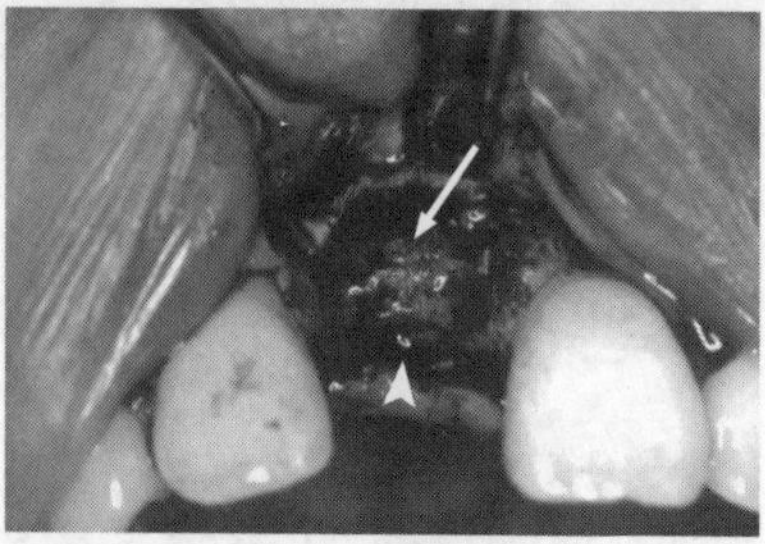

写真203　3カ月後、矢印のように骨が再生している。矢頭はインプラント。

知らずの部位から少量の骨をとってきてインプラントのネジが出ている部位に移植し、膜で覆いました。

膜を止めるピンが写真202矢印のように写っています。

インプラントの周りは自家骨（自分の骨）である必要があります。自家骨をとるというと皆さん緊張されるようですが、インプラントと同じ器具を使って数分程度ですむ簡単な処置です。

③クラックによる例2

これもクラックの例です。インプラントを植立しましたが、写真204矢印のようにインプラントのネジがみえています。移植材を詰めて（写真205）、四カ月後には写真206のように周囲と区別できないほど骨ができています。

(3) 上顎洞の増骨処置

上顎洞とは鼻の隣に存在する骨の空洞です。

写真207のレントゲン写真のように、鼻の横、目の下にあり、ちょうど頬骨のあたりに相当する部分です。上顎洞は薄い粘膜で覆われています。この例も歯槽骨が薄く増骨が必要ですが、増骨するばあいは、薄い粘膜を剥がして持ち上げ、骨と粘膜との間にできた空間に移植材を入れて骨をつくります。

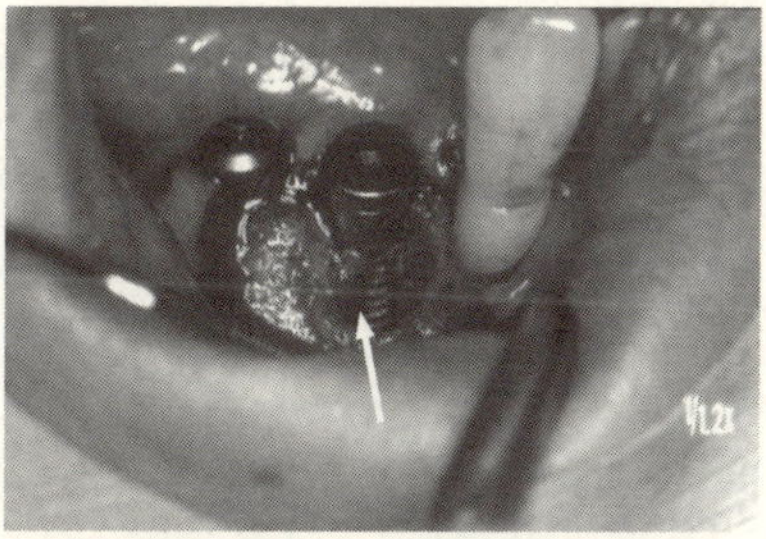

写真 204　クラックで骨が壊れた部位にインプラントを植立した。矢印のようにインプラントのネジ山が露出している。

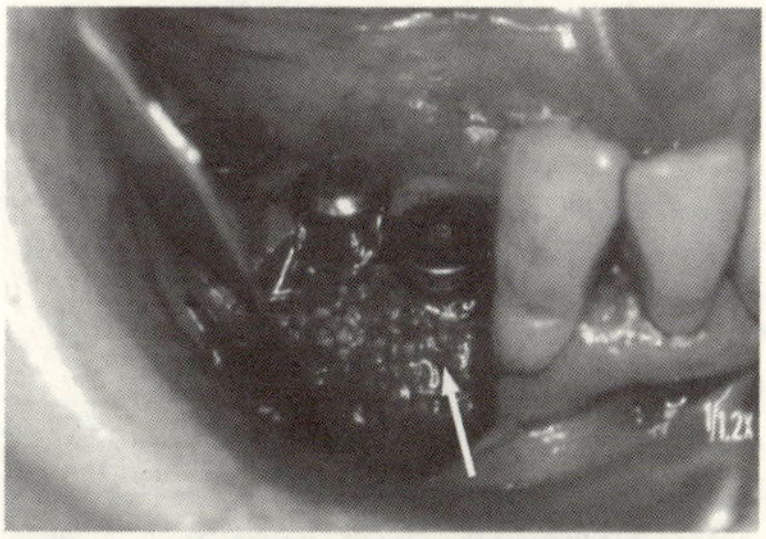

写真 205　矢印のように移植材を詰めて増骨を行なった。

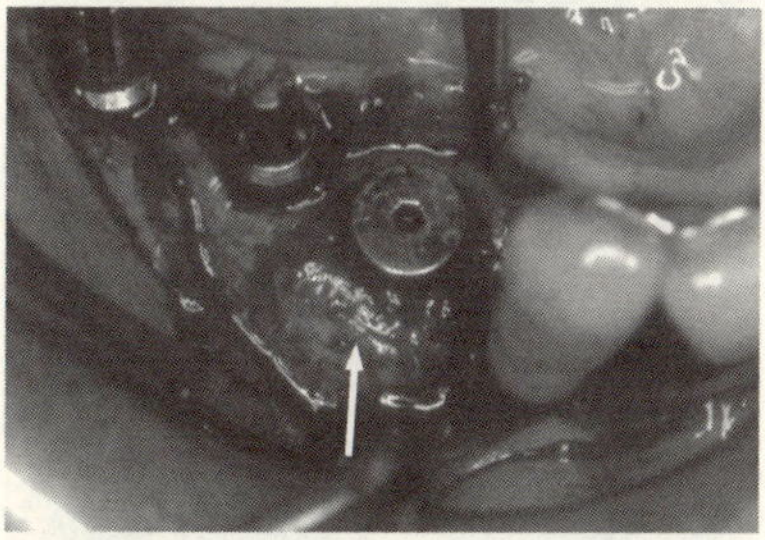

写真 206　4カ月後には矢印のように、周囲と区別ができないほど硬い骨が再生した。

インプラントを植立する直径四～六ミリ程度の小さな穴から増骨するばあいをソケットリフト、上顎洞の横の壁に相当する二～三センチ程度の穴から粘膜を剥がして増骨するばあいをサイナスリフトといいます。

①ソケットリフト

（例1）

写真208、209のようにインプラント植立前後で矢印のように骨が持ち上げられています。この例のようにソケットリフトも二～三ミリの増骨であれば移植材は不要です。インプラントを植立する部分の

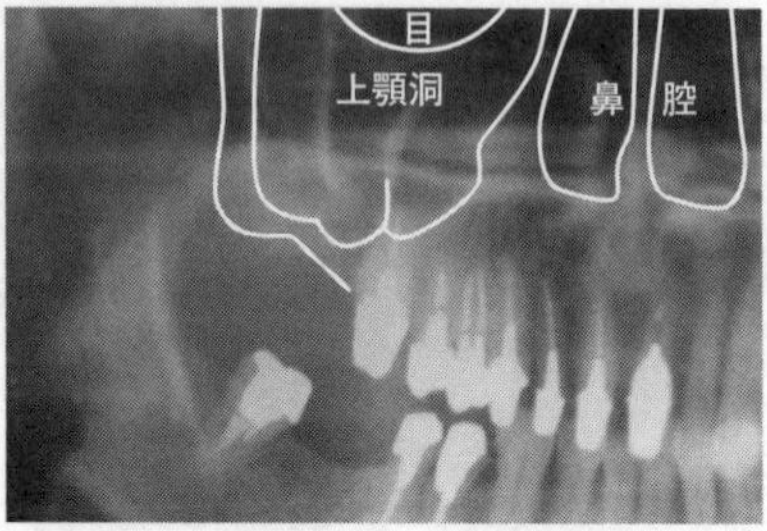

写真 207　骨が薄いばあいに増骨を行なう上顎洞は鼻（鼻腔）の横、目の下で、ちょうど頬骨の奥の部分に存在する。

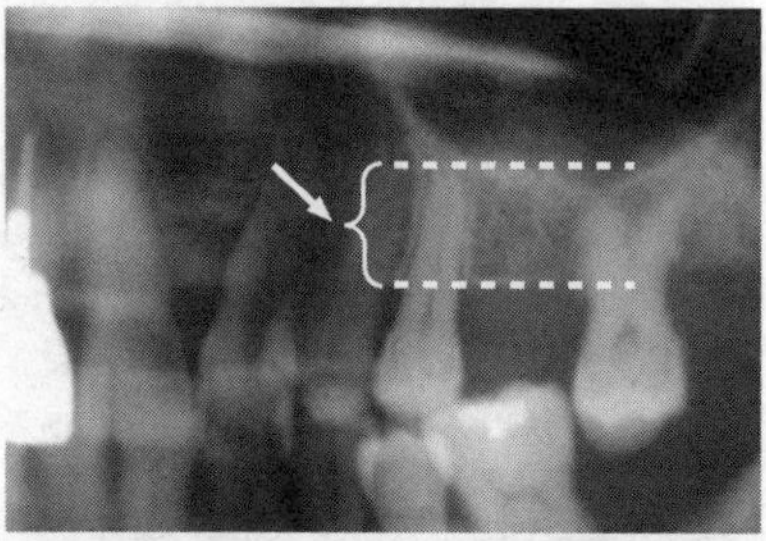
写真 208　ソケットリフトの術前のレントゲン。矢印の部分が骨の厚み。

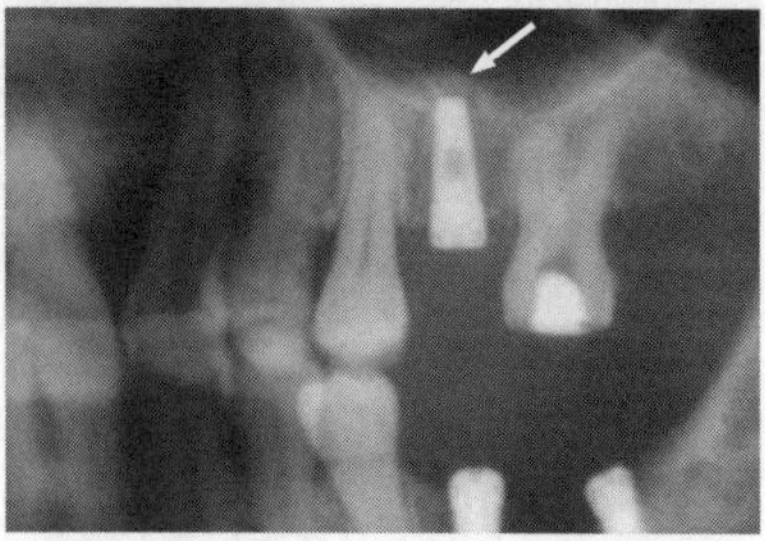
写真 209　矢印がソケットリフトで2～3ミリ厚くなり、盛り上がった骨。

骨を粘膜と一緒に持ち上げて増骨します。

（例2）

写真210、211のようにソケットリフトをするときに移植材を充填しながら骨と粘膜を押し上げ増骨するばあい、この例程度の増骨が可能なケースもあります。

ソケットリフトは患者さんにとっては通常のインプラントの植立と同じ感じでできますので非常に簡単な処置です。

②ソケットリフト変法（MTリフト法）

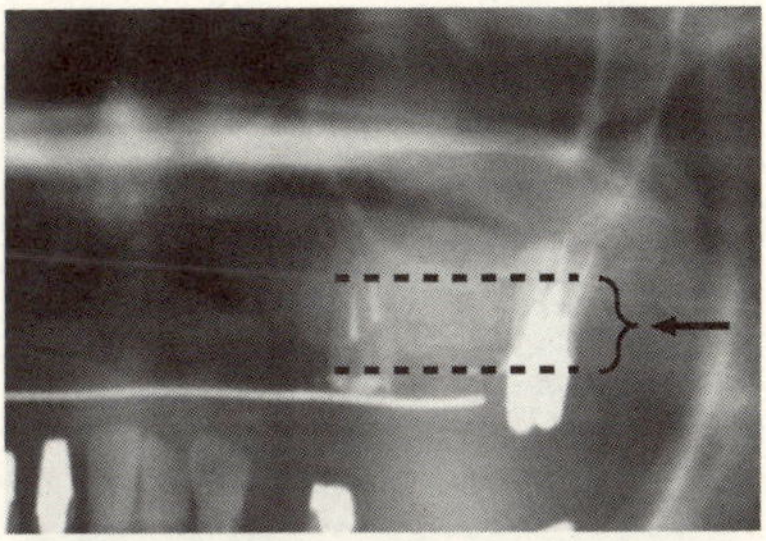

写真210　矢印の部分が術前の骨の厚み。

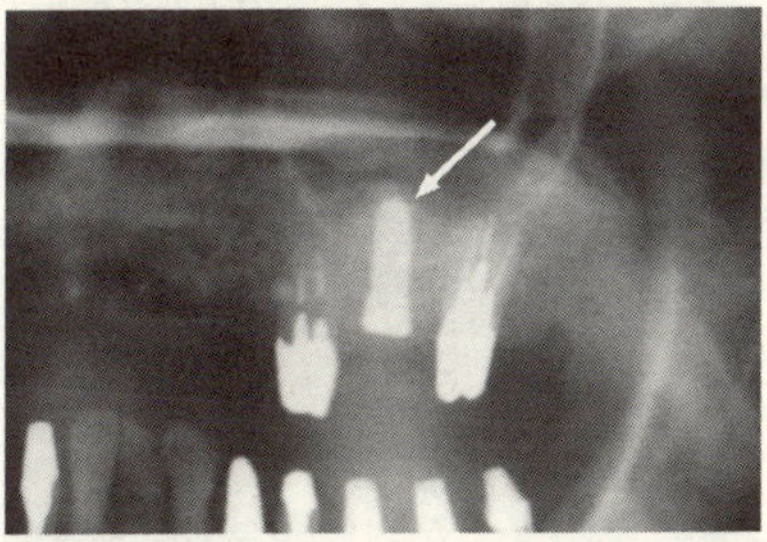

写真211　移植材を充填しながらソケットリフトを行った。5～6ミリの骨が盛り上がり（矢印）厚くなっている。

ソケットリフトを行なうのとほぼ同じくらいの苦痛でサイナスリフトと同程度の増骨を行なう、当院で考案した方法です。サイナスリフトやGBRは痛みこそあまり生じないのですが、処置後三日目をピークに腫れが引くのに一週間程度かかります。MTリフト法は比較的楽に十分な増骨ができる方法です。

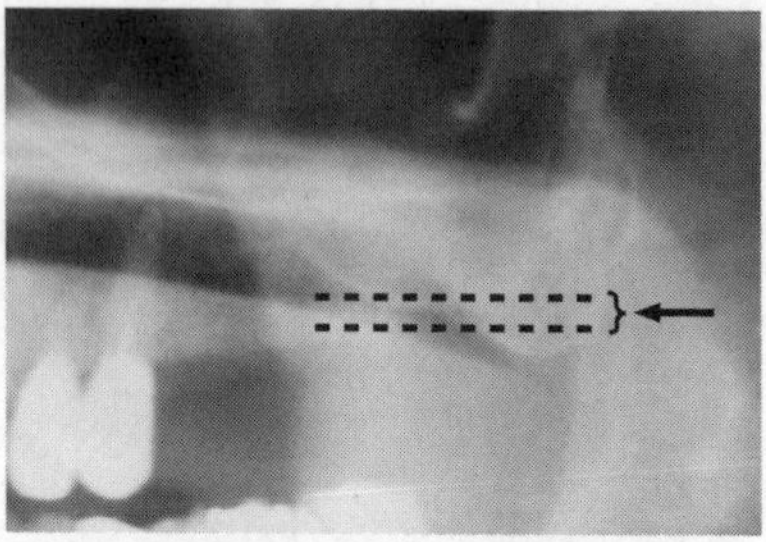

写真 212　広範囲な増骨が可能な MT リフト法の例。術前のレントゲンでは通常ソケットリフトが不可能な骨の厚みである（矢印）。

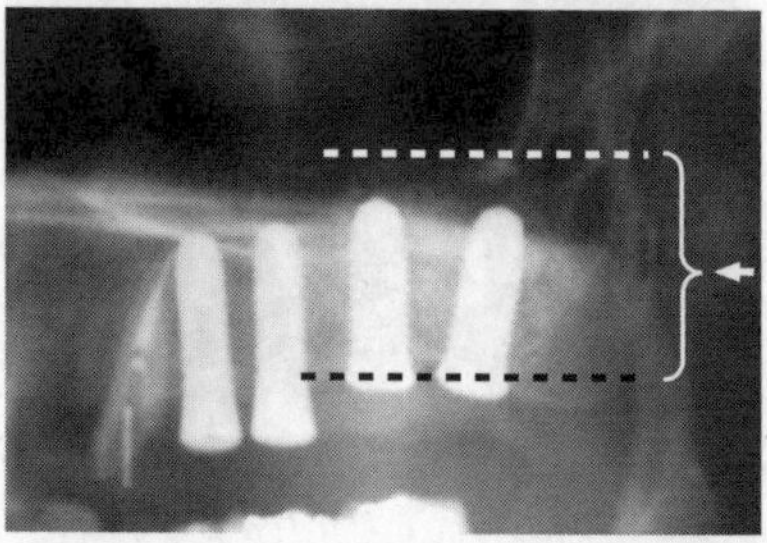

写真 213　MT リフト法によって、15 ミリの増骨を行ないながらインプラントを植立した。術後の痛みや腫れがほとんどない。

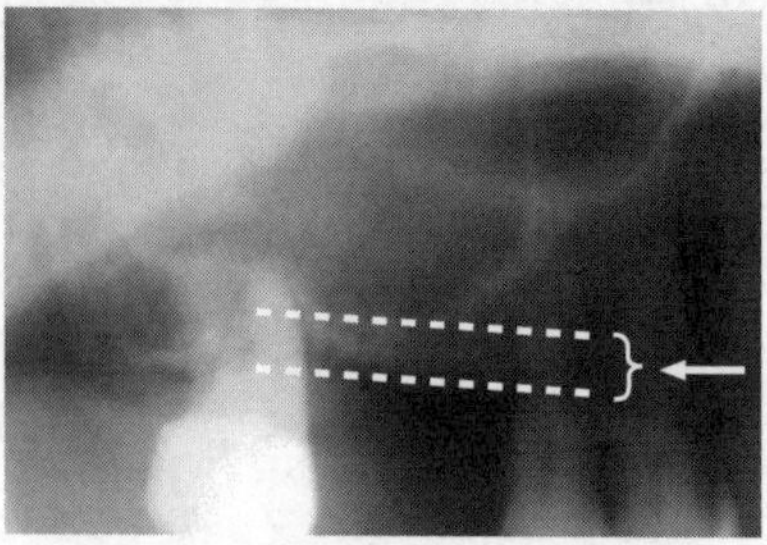

写真 214　MT 法の 2 例目の例。術前のレントゲンで 2 ミリ程度の骨の厚みしかない。

（例１）

写真212のように、インプラントを植立する骨が薄いところでは一ミリ程度しかない例です。この方法のばあい、骨を押し上げるのではなく、サイナスリフトのように粘膜を剥がして持ち上げます。写真213のように、一五ミリ程度持ち上げ、一二ミリのインプラントが植立できています。通常のソケットリフトではまず無理な長さのインプラントが植立できます。インプラントはある程度長くて太いほうが有利なのです。

（例２）

次の方もＭＴリフト法の例です。写真214のように二ミリ程度の骨しかありませんでした。一六ミリ程度粘膜を剥がして挙上し、インプラントを植立しました（写真215）。五カ月後には写真216矢印のようにインプラントにアバットメントを取りつけ、被せ物を装着しました（写真217）。かなりしっかり噛めるようになりました。この患者さんの手記です。

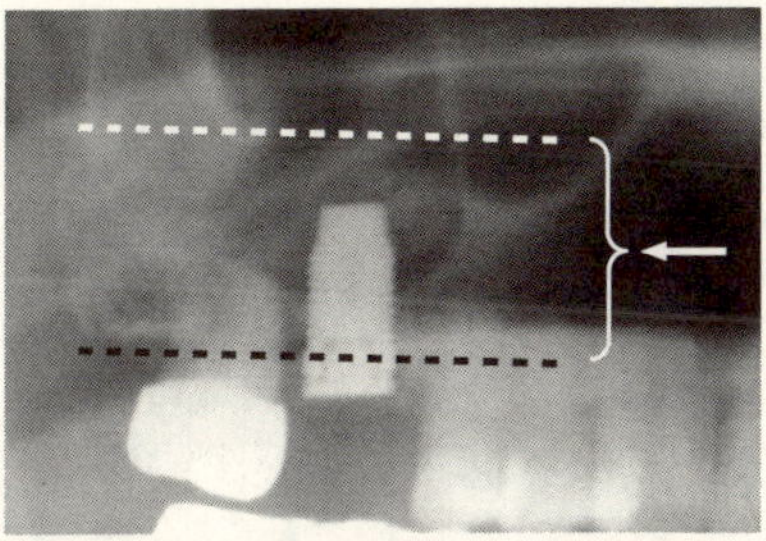

写真215　16ミリの広範囲な増骨を行ない、インプラントを植立した。矢印は増骨によって厚くなった骨。

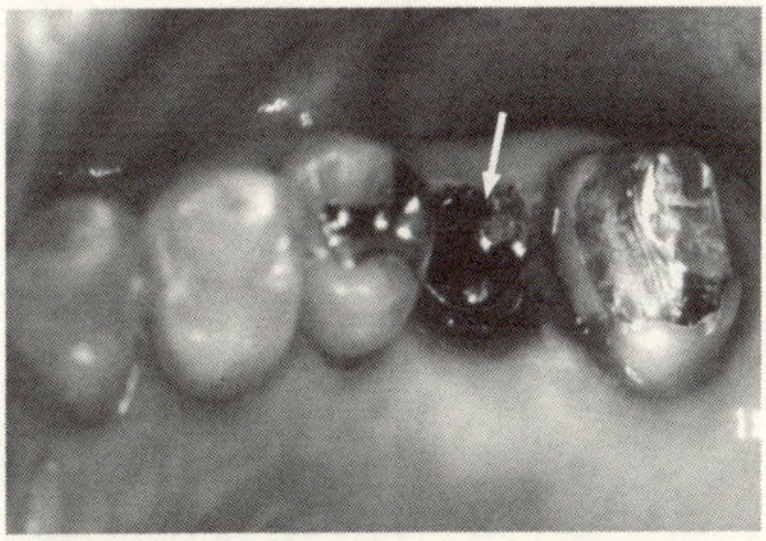

写真216　5カ月後にインプラントにアバットメントを装着した（矢印）。

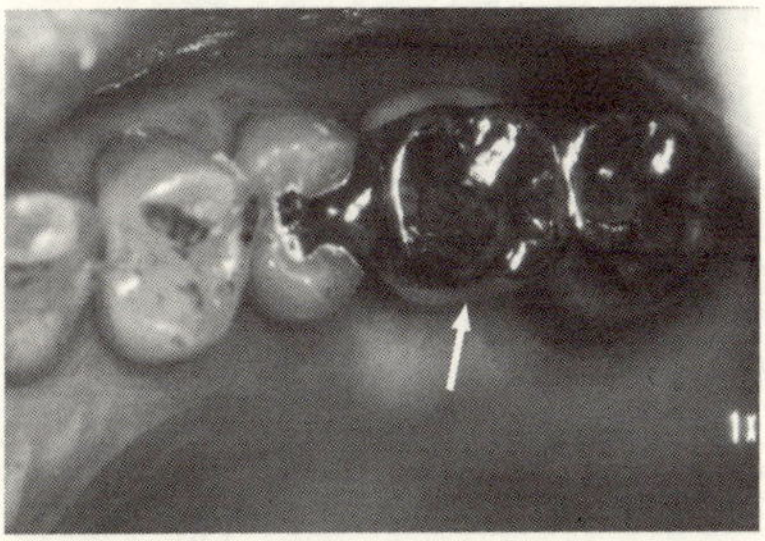

写真217　最終的な被せ物を装着した（矢印）。何でもしっかり噛むことができる。

予感から確信へ

群馬県　教員（六〇歳　男性）

「Nさん、オーバーにいえばね、私の人生が変わったよ。そのくらいすばらしいものだよ」。退職されたO氏を囲んで数人の仲間たちと飲んでいたときのことでした。そのときの私は、部分入れ歯の金属を支えていた歯がグラグラとなり抜けてしまい、用をなさなくなっていたところでした。「歯がダメになってしまい、歯医者に行こうと思っているが、どこかいい歯科医院を知りませんか?」。そんな私の言葉に答えてのO氏の言葉でした。O氏は退職を契機にインプラント治療を行なったとのことでした。O氏は治療時の状況や治療後の生活のようすを語り、自信を持って丸橋歯科をすすめてくれました。平成十四年二月、丸橋歯科の存在を知り、私がインプラント治療を決意した瞬間でした。

私が歯科医を最初に訪れたのは三〇代になってからでした。そのときの治療は、虫歯の部分を削って詰め物をする、それだけでした。その後、何年かごとに詰めた部分が取れ、また削り、詰める。あるいは被せ物をする。二十数年来、近所であったり、勤務地の近くであったり、どこの歯科医院に行っても同じことの繰り返しでした。そして、最後は、「この歯はもうダメですね。

抜いて部分入れ歯にしましょう」。自分の歯がなくなる切ない瞬間でした。そして、そのときの心情は「どんなに優れた機械でも、五十数年も使用すれば磨耗し、部品を交換するしかない。人間の歯も同じである」と、自分の気持ちを納得させてあきらめていました。そして、とうとう何でもなかった歯もダメになってしまうという状況がきてしまいました。このまま次々に失われていけば、最後は総入れ歯かと、何とも情けない気持ちでいっぱいでした。そんな折りに、O氏より丸橋歯科をすすめられたのでした。

平成十四年二月二十三日、初診の日でした。「最初の治療さえきちんとやっていれば、歯を失うことはなかったのに。歯をみるまでもなく、顔の色、爪の色、骨密度から予想できたことだけど」。丸橋先生の最初の言葉でした。今も強烈に印象に残っています。問診に入る前の骨密度検査をはじめとする諸検査、そしてていねいな問診。なぜこのようになってしまったのかの説明。肩こりや脚の痺れの原因になるという、歯の噛み合わせ状態の診察とその調整。そして、治療計画と治療費に関する懇切ていねいな説明。終わってみると二時間以上かかっていました。どれ一つとってみても今までに通院した歯科医院では経験したことのないことでした。驚きでした。ここなら大丈夫。もうこれ以上歯を失うことがない。驚きは信頼に変わりました。そして、すべての治療が終了し、完治した自分の歯で、何でもしっかり噛み、食べている。そんな自分の姿を予感したのでした。

こうして丸橋歯科での治療がスタートしました。受付時、治療時におけるスタッフの方々の明るく爽やかな応対、待合室や治療室の壁にかかる絵画や静かに流れる音楽も心地よい安心感を与えてくれます。私の治療を担当してくださる辻本先生のていねいでわかりやすい適切な説明も、根管治療、増骨手術、インプラント手術等、初めて経験する治療や手術に対する不安を取り除いてくれます。そして、何よりも治療に関しての強い信念と自信は、歯に悩むものにとっては信頼と安心感を与えてくれます。ていねいで徹底した根管治療、すばらしい治療技術、レントゲン写真に写る溶けた骨の回復状態やきれいに埋め込まれた白く写るインプラント、「大丈夫ですよ。しっかりと仕上がっていますよ」という辻本先生の言葉、どれをとっても安心感を与えてくれました。レーザーを使った手術は出血もきわめて少なく、痛みもほとんど感じませんでした。手術後、軽い鈍痛があった程度で、それでも翌日にはほとんどなくなっていました。痛み止めのお世話にもほとんどなりませんでした。大変だったことは、手術時に長時間大きく口を開けていなければならないため、終わると顎が疲れてしまったこと。それに、増骨手術後、頬の腫れが二、三日、やや目立ったことぐらいです。

不安な気持ちで丸橋歯科を訪れてから約一年八カ月が過ぎました。治療計画どおり五本のインプラントが埋め込まれました。何の違和感もありません。現在インプラントには仮歯が装着されています。仮歯といえども決しておろそかにしません。何度も何度も納得のいくまで噛み合わせ

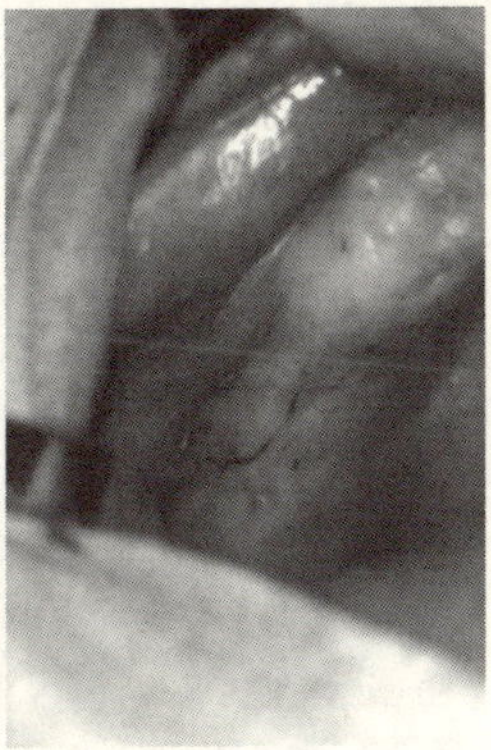

写真218　サイナスリフトの例。手術前の上顎の歯茎。

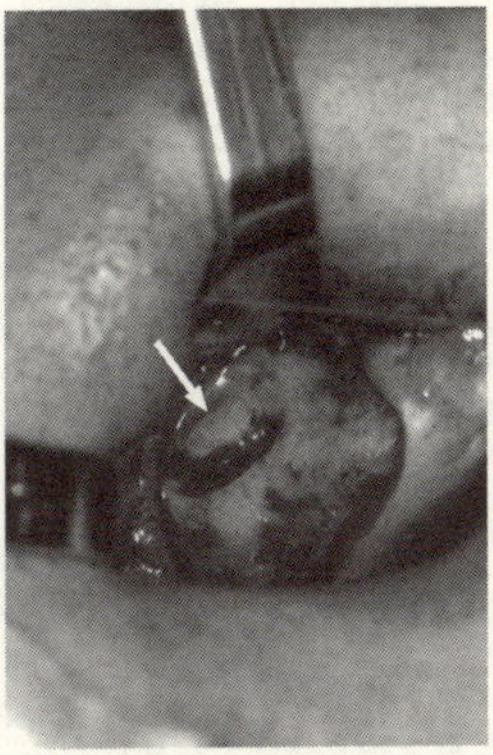

写真219　薄い歯茎の下の頬骨を楕円形に薄く削ったところ（矢印）。

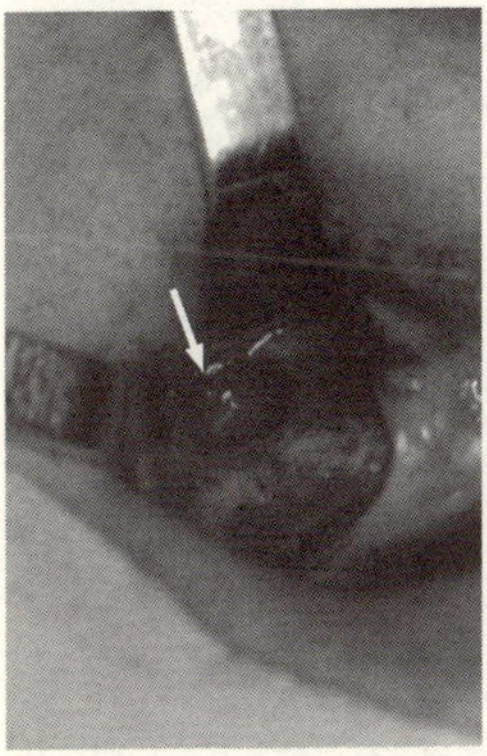

写真220　薄い上顎洞の粘膜を内側に剥がしてゆく（矢印）。

を調整する妥協を許さない姿勢、本当に頭が下がります。

「もうこれで大丈夫」、初診時に感じたあの予感。今では確信に変わっています。仮歯でさえこの噛み心地。本物が装着されれば自分の本当の歯と何ら変わることなくしっかり噛むことができ、食べることに何の不安も感じることなく生活できることを。そして、老後を健康で快適に過ごすことができることを。

丸橋先生、辻本先生、スタッフの皆様、本当にありがとうございます。これからもよろしくお願いいたします。

③サイナスリフト

サイナスリフトを利用した患者さんの例はすでに何例もご紹介しました。ソケットリフトやMTリフトのように、できるだけ患者さんが楽な方法で増骨を行なうよう

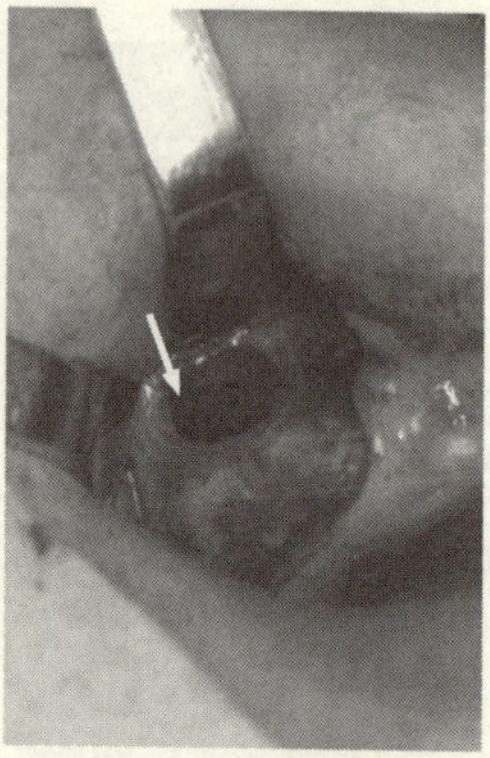

写真 221　骨と粘膜の間に空洞ができたところ（矢印）。

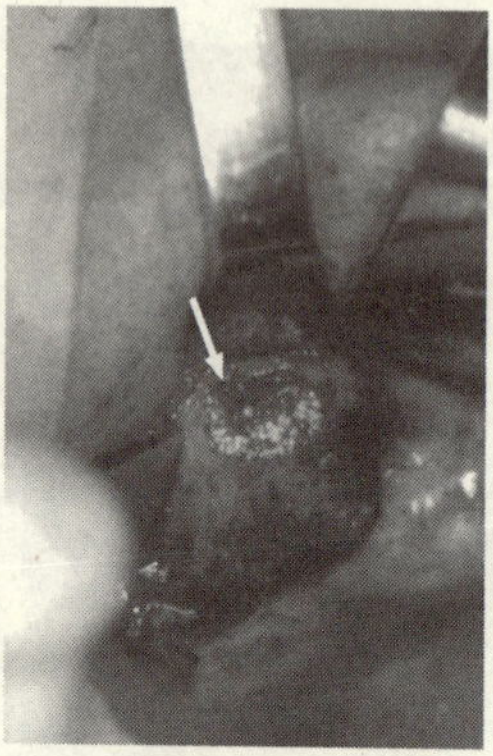

写真 222　空洞に移植材を詰める（矢印）。

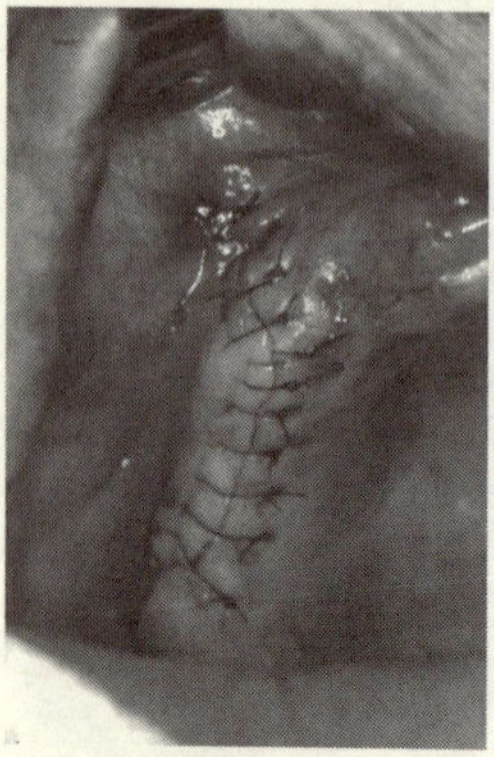

写真 223　縫合を終えたところ。このまますぐに入れ歯を装着して使用できる。

にしていますが、来院される患者さんは総合力が必要なむずかしい方が多く、サイナスリフトの例だけでもうすでに三五〇例は超えています。

私は、よほどのことがないかぎり、自家骨を必ず使うようにしています。下顎正中のオトガイ部または親知らずの生える場所から骨のかけらを取ってきます。これ

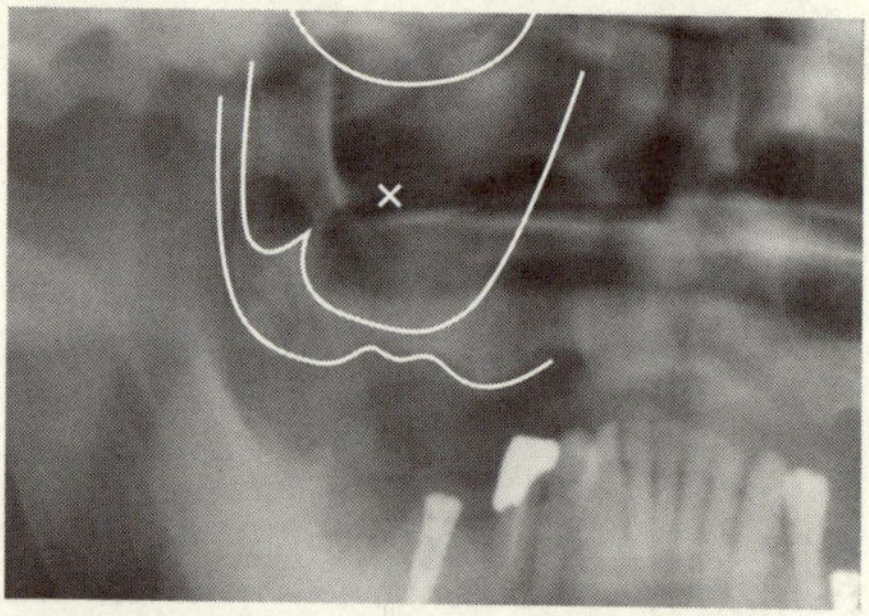

写真 224　サイナスリフト前のレントゲン写真。×印が上顎洞。

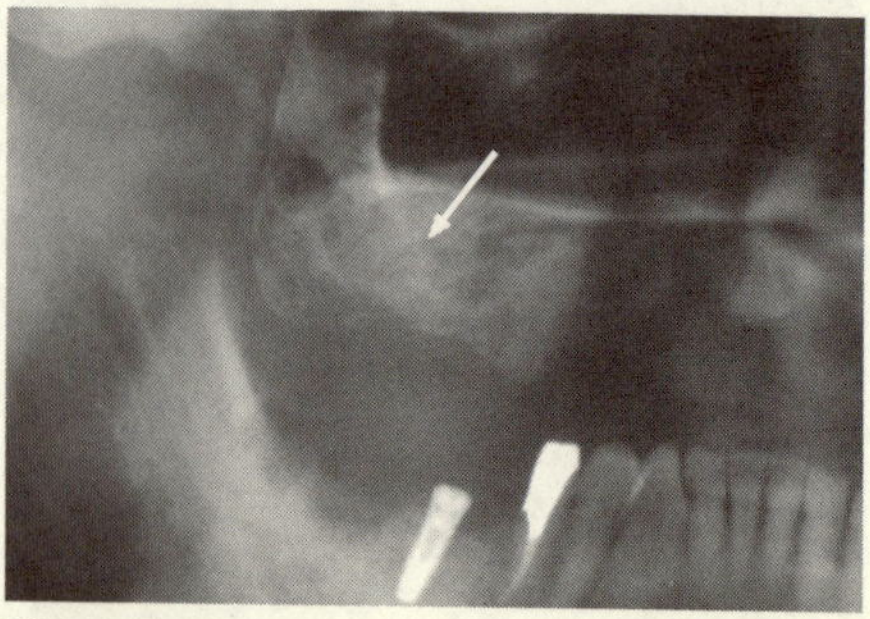

写真 225　サイナスリフト後のレントゲン写真。矢印が充填された移植材。

に、人工骨と血液から採集したたんぱく質を混ぜて移植を行ないます。

写真218は右の上顎の歯茎です。歯茎を剥がして上顎洞の横の壁を薄く削ります（写真219矢印）。少しずつ慎重に上顎洞の粘膜を剥がしてゆきます（写真220矢印）。剥がし終わって、骨と粘膜の間に空間ができました（写真221矢印）。先に述べた移植材を詰めたところです（写真222矢印）。あとは縫合して手術を終えます（写真223）。この状態ですぐに入れ歯を装着して噛んでも全く問題はありません。入れ歯の荷重がかかる方向に傷はないからです。入れ歯をはずしておくと腫れるため入れ歯が合わなくなります。

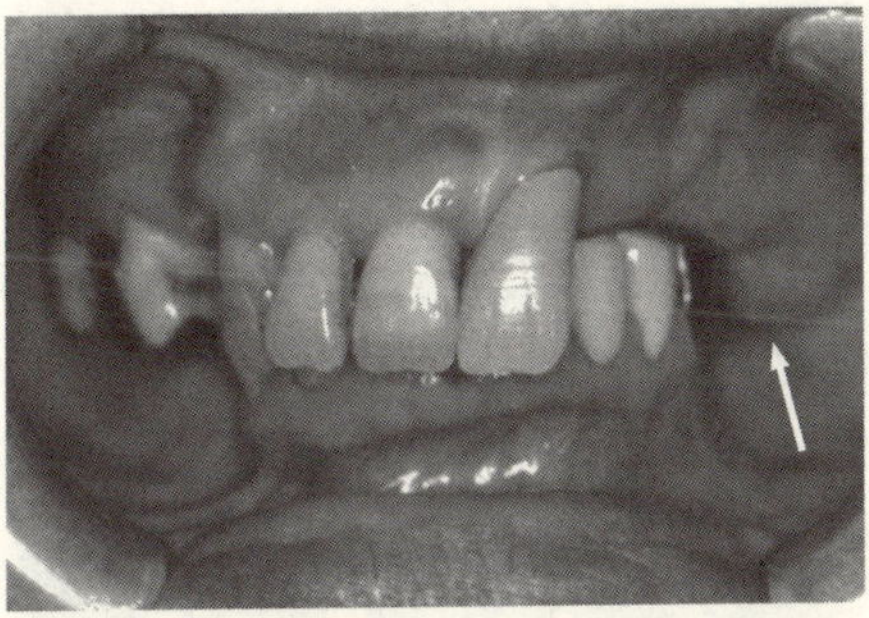

写真226　上顎の歯といっしょに出てきた骨が下顎に当たっている（矢印）。

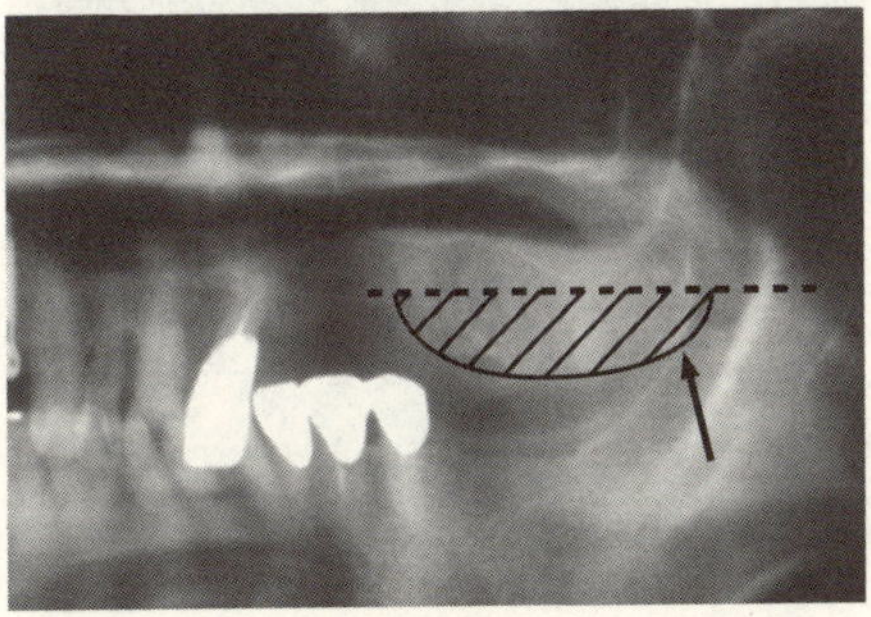

写真227　レントゲンでも骨がぶつかっているようにみえる。破線から下、斜線の部分の余分な骨を取って移植した。

処置前後のレントゲン写真です（写真224、225）。移植材が充填されているのがわかります（矢印）。

この処置でだいたい三〇分前後ですので、想像以上に患者さんの負担は少ないものです。骨に埋まった親知らずを抜くほうが患者さんにとって

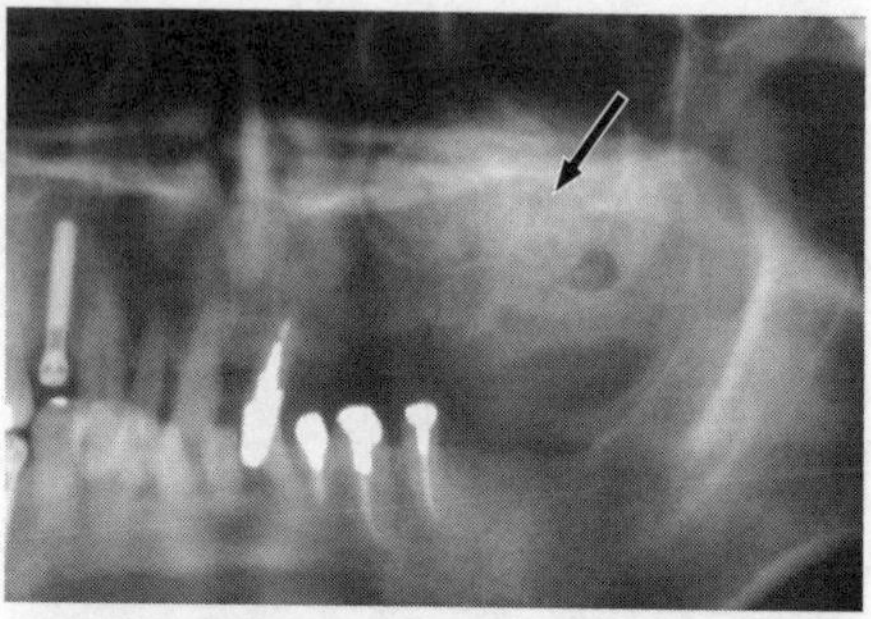

写真 228　移植後のレントゲン写真。矢印が移植部。

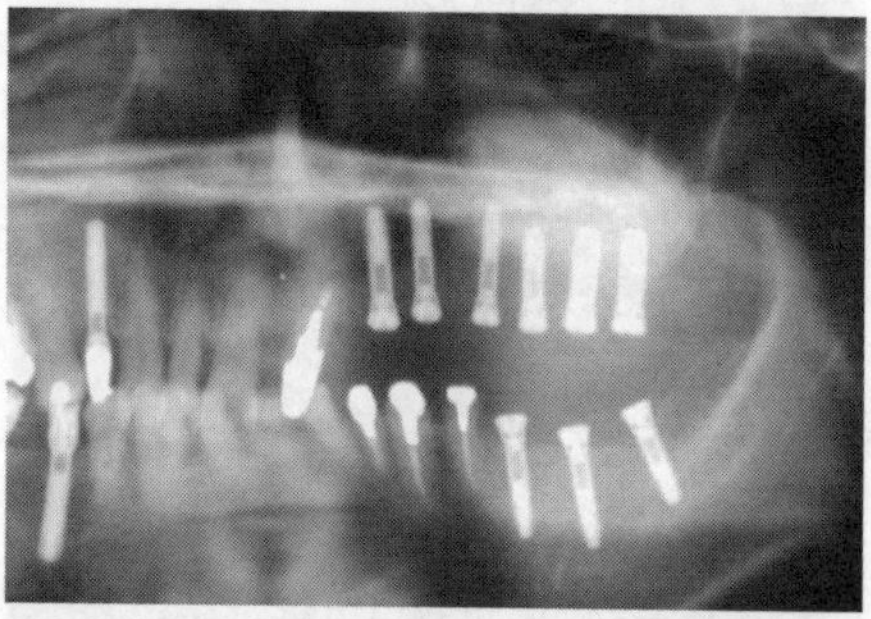

写真 229　骨が成熟した後、インプラントを植立した。

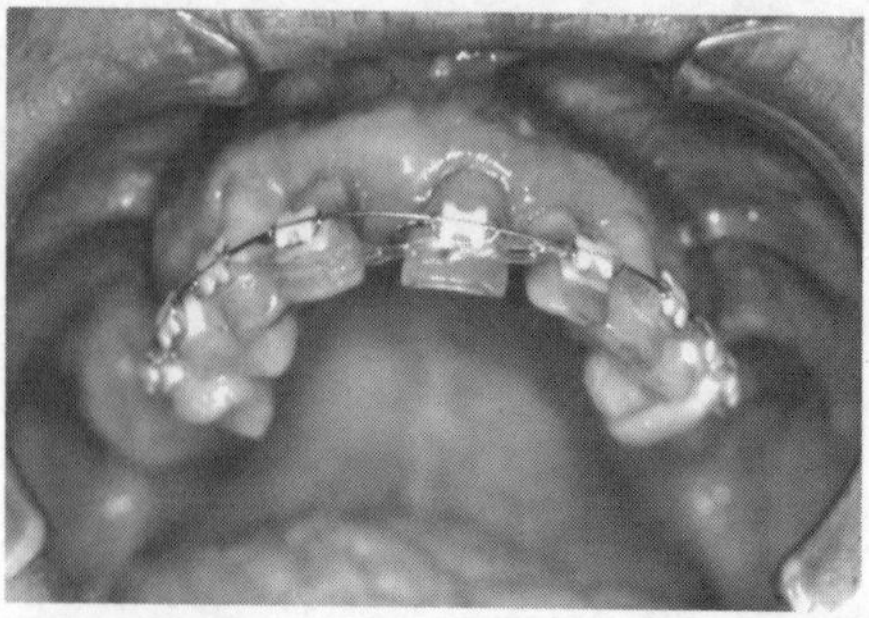

写真 230　歯周病で奥歯がないにもかかわらず、矯正治療を受けていた患者さんの初診時の口腔内。

も私にとっても苦痛でしょう。

（余分な骨を増骨に利用した例）

写真226は治療前のお口の中です。上の歯茎が下の歯茎に当たっています。このままでは歯が入るスペースもありません。下の歯がなくなって放置したため、歯と骨が一緒に出てきてしまったのでしょう。レントゲンでも上と下の骨が当たっているようにみえます（写真227）。破線から下を取って上顎洞の中に移植しました（写真228）。歯が入るスペースもできました。骨が成熟した後、インプラント

を植立しています（写真229）。このように、お口の中の余分な骨を利用することもできます。

（重度の歯周病の患者さんに適用した例）

患者さんの初診時のお口の中です（写真230）。近くの歯医者さんで矯正をしていたようですが、すでに述べたように、歯周病で奥歯がないためうまくいかなかったようです。写真231矢印のように上顎の骨が薄いため両側にサイナスリフトを行ないました。写真232のようにインプラントを植立して（矢印）、被せ物をしました。最終的な被せ物が入ったときのお口の中です（写真233）。奥歯が入ってから

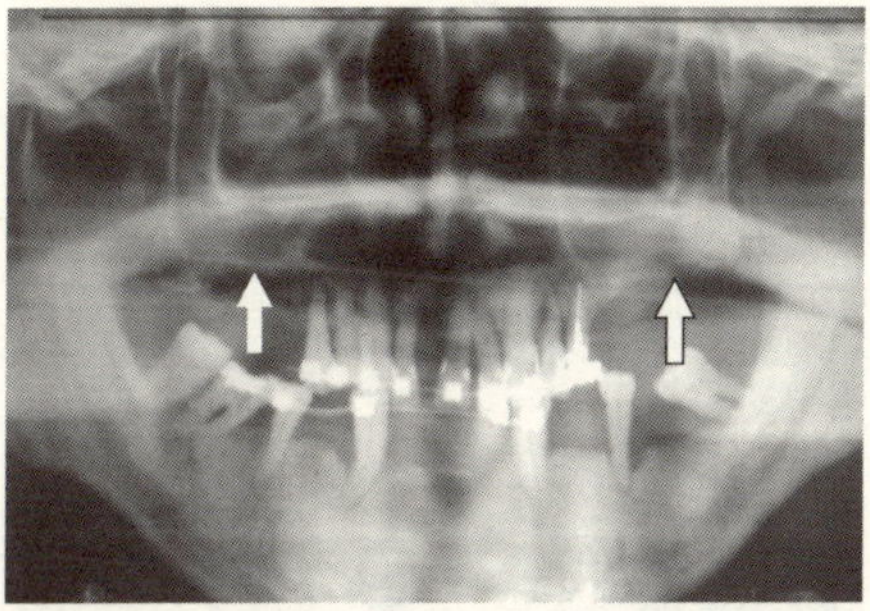

写真231　患者さんのレントゲン写真。矢印部分の上顎の骨が薄い。

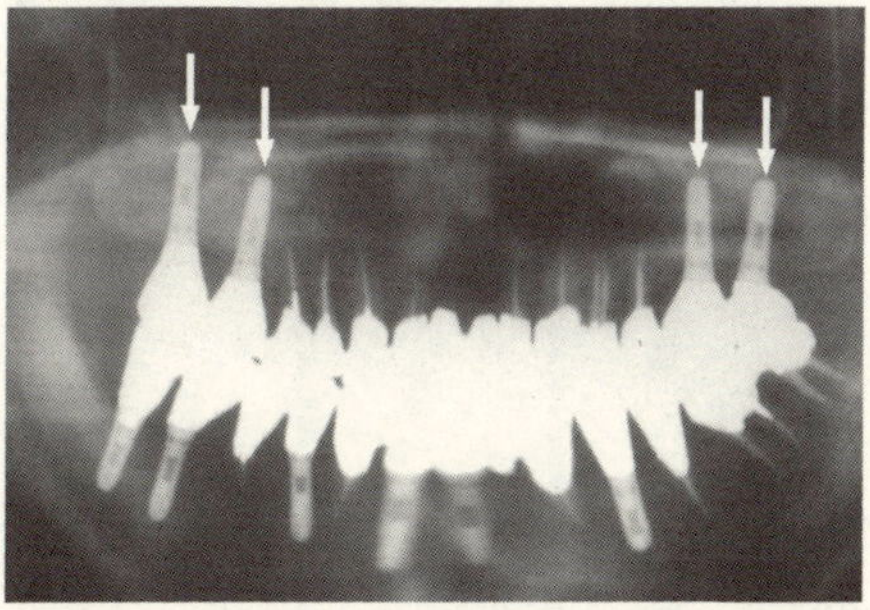

写真232　サイナスリフトを行なった部位に奥歯の代わりになるインプラントを植立して（矢印）、被せ物を装着したときのレントゲン写真。

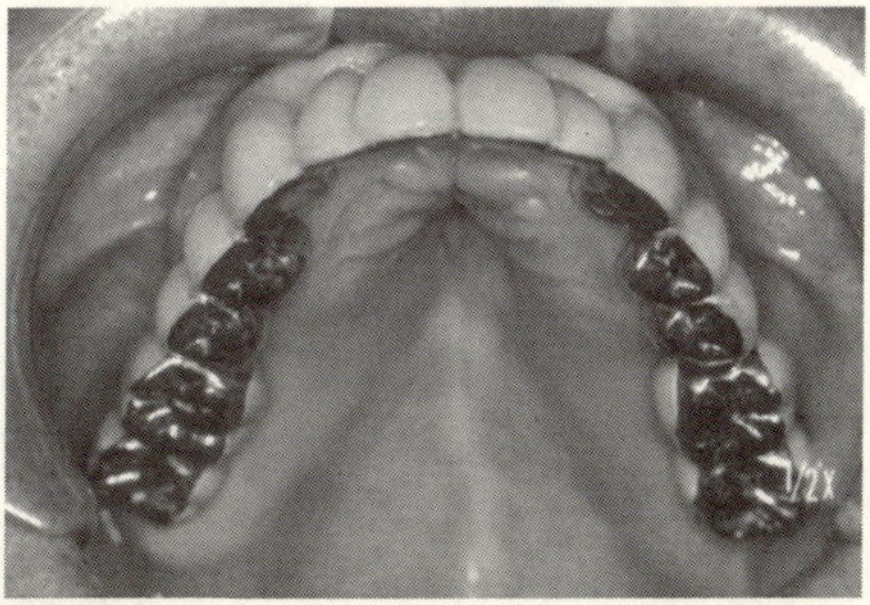

写真233　インプラントで奥歯をつくって矯正治療を行ない、最終的な被せ物が装着された。

は矯正もうまくいき、エアーで揺れていた歯も押しても動かないくらいに回復しました。今では何でも噛めるようです。

手記をみてみましょう。

インプラントで笑顔が戻りました

山口県　会社員（五六歳　男性）

子供の頃から歯が悪かったのですが、四〇歳を過ぎた頃から歯周病がひどくなり何本かの歯を失いました。五〇歳になってとうとう前歯も一本抜けてしまいました。ですから、私の顔はまるでお化けのようでした。これではいけないと思い、近くの歯科医院を受診すると、「これは全部抜いて総入れ歯にするしかありませんね」といわれました。

私の父も母も総入れ歯です。母は四〇歳くらいで、父も五〇歳くらいで入れ歯を入れていました。特に父は、入れ歯が合わなかったらしく、自分でヤスリを使って調整したりしていましたが、うまくいかなかったようで、とうとう普段の生活では入れ歯を入れていませんでした。

父をみていましたので、入れ歯を使うのは絶対いやだと思っていました。

そんなとき、新聞の広告で『インプラントで安心』というタイトルの本をみつけたのです。さっそく、書店に注文して取り寄せてもらいました。インプラントという言葉は知っていましたが、本を読んでみると、インプラントの歴史、植立手術のこと、補綴物のこと、メンテナンスのこと等がイラストや写真を掲載して、詳しく説明してありました。

読んでいるうちに自分にもインプラントの植立手術をしていただき、歯のないところに新しく歯をつくってもらえるのではないかと思い、丸橋歯科を受診してみようと思いました。

早速電話をかけたところ、一カ月後の土曜日があいているとのこと、土曜日ならいけると思い、予約をとりました。

飛行機と新幹線を使い、時間はかかりましたが、初めて丸橋歯科を受診したのです。

平成十三年四月二十一日。これが私の初診日です。まずレントゲン撮影、それから歯並びの悪い私の歯をみて、矯正の先生と打ち合わせ。その他の検査の結果、残っている歯は歯根の治療と歯周病の治療をしてなるべく残す。歯のない左右上顎の臼歯部は、骨の量が少ないので、増骨手術（サイナスリフト）を行ないインプラントを四本植立する。下顎は奥歯を一本抜いて、インプラント六本植立する。以上の処置で入れ歯にしなくてすみますよと治療方針を告げられた。

診察を受ける前は不安でいっぱいでしたが、目の前がパッと明るくなりました。

最後に院長は「あなたは、うちぐらいの総合力がなければ無理だな」といわれました。

この言葉が決め手となり、遠く、時間はかかりますが、月一回なら何とかなると思い受診することに決めたのです。

治療は歯の根の治療から始まりました。一本一本レントゲンを撮り、それはていねいな治療。スタッフの皆さんの「頑張ってくださいね」というやさしい心づかい。どれをとっても今まで体験したことがないことです。

平成十三年七月、インプラント二本を植立。私は小心者なので、怖くてどうしようと思っていましたが、短時間で終わり、術後の痛みもさしてなく、痛み止めの薬をいただきましたが、一度も飲みませんでした。

同年八月、サイナスリフトの手術。術後、主治医の辻本先生は、「手術はうまくいきました。安心してください」といわれました。私のばあい、左右を同じ日に行なったので少し腫れましたが、仕事を休むこともなく、普通に生活していました。そして、七カ月待って上顎の臼歯部に四本のインプラント植立、その三カ月後に仮歯を入れていただきました。このときの嬉しかったこと。見た目もそうですが、奥の歯でしっかり噛んでの食事が楽しくて仕方ないのです。とても仮歯とは思えません。型取りをして上の歯はすべて最終的な補綴物が入りました。下の歯も同じように、インプラント六本の上に補綴物が入りました。

私の口の中はまるで別人のようになりました。ある友人は、人相まで変わったねといいました。

丸橋歯科ではQOL（クオリティー　オブ　ライフ）について考え、提唱しています。これは、

「生活の質」つまり、人間として有意義に生きていくにはどうしたらいいかということです。

歯のないところに新しい歯をつくっていただき、私の生活はすっかり変わりました。それは食生活だけではありません。普段の生活でも人前で大きく口を開けて笑えるようになったのです。まさにインプラントは生活の質の向上に役立ったのです。

入れ歯にならなくて本当によかった。丸橋歯科医院に出会い、院長をはじめ辻本先生、スタッフの皆さんのおかげです。本当に感謝感謝です。ありがとうございました。これからはメンテナンスをしっかり頑張り、インプラントが長くもつようにしたいと思います。

これからもよろしくお願いします。

9　インプラント治療を受けた患者さんの手記

(1)　よい先生との出会い

群馬県　主婦（七〇歳　女性）

昨年七月、治療済みの歯（左上の奥）から金冠が突然落ちたので、ただちに近くの歯科医院へ行きました。先生に「この歯はもう根から腐っているので、抜きましょう」といわれ、私は言葉もなく、六九歳で初めての抜歯を体験するのですから、恐怖心で足の先まで震えていました。抜歯後、先生は「これで終わりました」と告げ、別の患者さんのほうへ移動しました。私はこの後どうすればよいのか質問もできず、受付のところで事務の方に「これからどうすればよいのか」と聞いていただきました。すると「今日抜いた隣の歯も、そのうちに抜かなければならないから、そのとき入れ歯にしましょう」といわれ、そのときから悩みが始まりました。

数カ月過ぎて、娘に丸橋歯科を紹介され、案内してもらいました。娘はすでにお世話になり治療済みでしたので、自信を持って私にすすめてくれたのです。そのときの印象は、丸橋先生をはじめスタッフの方々が大勢お揃いで、ここで治療を受けられるのなら安心して通ってこられると思い、次回からは車を一時間走らせて通い始めました。

歯科医にはあまり縁がなく、名前を呼ばれて診察室に入ると、胸が高鳴り、ドキドキして落ち着かなくなり、恐怖心で一杯でした。

治療が始まりますと、ガタガタと震えが止まらず、二回、三回と休んでいただきながらの治療で、先生やスタッフの皆様に大変ご迷惑をおかけし、申し訳なく思っております。心からおわび申し上げます。

今では担当の青木先生の細心なご説明と冴え渡った技術に信頼をよせ、安堵の気持ちで楽しみに診療の日を待つようになりました。他の歯科医で治療済みの歯も、根の治療から完全にやり直していただき、快適になりました。

一番気にしていたインプラントの手術でしたが、青木先生に「インプラントの手術は抜歯より簡単ですよ、あまり心配しないで」とおっしゃっていただき、その言葉をお聞きしたときの嬉しかったこと、本当に親切な先生と出会えて幸せでした。

インプラントの手術を一度に二本していただきましたが、無事終わり、鎮痛剤の服用をする必要もないほど楽なものでした。

臆病な私に「歯の治療は痛くない、心配はいらない」と、言葉ではなく実際に教えてくださいました青木先生、スタッフの皆様に感謝申し上げます。そして青木先生に夫の治療もお願いしたいと思っております。

歯でお悩みの方に、一度丸橋先生にご相談なされますことを、お薦めいたします。

(2) インプラント治療を受けて

埼玉県　主婦（六〇歳　女性）

私が子供の頃は、今ほど世の中、歯についての知識・認識がなかったように思います。

当時の私は、食事のたびに歯磨きをする習慣もなく、せいぜい寝る前にチョコチョコと磨く程度でした。また歯磨きの後で、チューインガム（今のようなキシリトール入りなどはなく、あまーいガム）を噛みながら本を読むのが好きで、そのまま寝てしまうこともたびたびでした。そのために、高校生の頃には虫歯だらけになり、痛くて仕方なく、歯科医院に行くようなありさまでしたが、それも治療器具の音が恐いのと痛さで、途中で治療をやめてしまったりすることもありました。

成人した頃には、虫歯や口臭が気になり始め、やむなく歯科へ通うことになりましたが、「こんな歯をしてたら、嫁のもらい手がないぞ」と先生にいわれて、やっと最後まで治療をする決心をしたのでした。しかし、そのときはもう手遅れで、治療のできない歯も多く、抜いてブリッジにしたり、差し歯にしたりと「後悔先に立たず」を実感したものです。

時は流れて、平成十三年の暮れに、好物のナッツを食べていたところ、長年使ってきたブリッジが取れかかったのです。さっそく近くの歯科医院に行きましたが、ブリッジの橋桁に当たる奥歯の治療過程で細菌感染が起き、頬から顎にかけて大きく腫れ上がりました。痛みもひどくなり、食事もできないほどになってしまいました。

数日間そのために治療に通いましたが、快方に向かうどころか、患部の中心部がしこり状になり始めたのでした。まるで「こぶとり爺さん」のようになってしまったのです。

私の心配に対して、「ここでは手に負えないから」と、群馬県前橋市にある○○医大の口腔外科を紹介されたのです。同医大には一〇日間毎日点滴を受けるために通い、腫れの治まったところでその歯を抜くことになりましたが、奥の一番目と二番目がなくなるのですから、これは私にとって事件といえるほどの大問題になったわけです。

そこで、担当医は「インプラントにするとよい」とアドバイスをしてはくれましたが、ここではできないので、他の病院に行くようにいわれたのです。これまでにかかった歯科医院で満足を得たことがなかった私は、医大の歯科でできないものをどこでできるんだと、途方にくれてしまいました。

私はインプラントについての知識が全くなかったので、とりあえず歯についての本でも読んでみようと思い、書店に行きました。幸いなことに、相談をした店員さんが、以前高崎市にある丸橋歯科でインプラント治療を受けた方でした。「調子がとてもよいから」と丸橋歯科へ行ってみるよう勧めてくれたのです。そして、抜き取ってくれた一冊、丸橋歯科クリニックより出された『インプラントで安心』という本を買い、一気に読み下しました。衝撃を受けるとともに、これだ！　と思いました。主人とインターネットのホームページをみながら、それは確信に変わりました。

平成十四年の春に丸橋歯科クリニックを受診しました。とても温和な感じの院長先生です。最初に治療計画、費用の見積り等、細かい説明がありましたので、安心して治療を受ける心構えができました。

私は八年前に駅で事故にあい、胸椎数カ所の骨折と全身打撲で、数カ月間寝たきりの入院生活を余儀なくされました。退院後も通常の生活が可能になるまでに一年ほどかかりましたが、その間に骨粗鬆症になり、後遺症で血流も悪くなって、現在血流をよくする薬を服用しています。服用中は出血しやすいため、手術については若干の心配はありましたが、増骨処置もせずに済み、また出血することもなく、アッという間にインプラントの植立が終わって、それまでの緊張から、拍子抜けするほどでした。手術後の痛みもなく、こんなに楽にインプラントができるのなら、歯が全部ダメになっても安心、などと思いながら、二年前になくなった母が「入れ歯は何度調整してもシックリこなくて、食事が美味しくない」と嘆いていたことを思い出しました。それに比べると、私はインプラントのおかげで、自分の歯のような感覚で咀嚼でき、好物を思いっきり食べられる幸せを噛みしめています。

根管治療も時間をかけて完璧に治療をしてくださり、「仮歯」も仮の歯とは思えないほど噛み心地がよいものです。

保険診療ではこのような治療は難しいのでしょうが、日本じゅうに丸橋歯科クリニックのようにプロに徹した先生・スタッフがおられる病院が増えれば、歯で悩む多くの人びとが救われることになるのでしょう。

歯科不信だった私の主人も、私が「インプラントを入れてよかった」と常々話すものですから、重い腰をあげたのです。平成十四年の秋に受診し、増骨手術を経て、この夏にはインプラントが入りました。自然な感じで非常に具合よく、こんなことならもっと早く始めるべきだったといっています。

健康でいるには、何でもよく噛める歯を持つことが大事だと思います。先生・スタッフの皆様、これからもよろしくお願い申しあげます。

第3章

安心して受ける インプラント治療

インプラントの治療は規格化され、処置を行なう歯科医師側からすれば手軽に行なえる処置になっています。しかし、いくつかの技術的な問題を念頭において処置を行なわないと失敗に終わります。また、患者さんのなかには、糖尿病や骨粗鬆症など全身的な問題を持つ方もいらっしゃいます。そのようなばあいのインプラント治療はどのように考えればよいのかこの章で解説していきます。インプラント治療を受けるばあいの判断材料にしていただければと思います。

1 成功するインプラント治療を受けるには

インプラントは非常に強い噛み合わせの力を十分支えることができるものですが、いくつかのポイントをしっかり守っていないと失敗に終わります。次にそのポイントをみていきましょう。

(1) 手際がよいこと

インプラントの治療は、素早く、手際よく行なうことがポイントです。なぜならお口の中は、どんなにきれいに清掃している人でも細菌がたくさんいるからです。インプラント治療の前には歯石の除去やお口の消毒をしますが、それでも細菌が完全にいなくなることはありません。完全に清潔な状況でインプラントを行なっても唾液が入ってくれば細菌感染を起こしてインプラントがダメになります。感染のリスクを減らすためにも、素早く処置を行なうことは重要です。

手足を打撲して腫れて痛んだことが誰しもあるでしょう。弱い力でも頻回に衝撃を受ければ体が腫れあがり「炎症」が生じます。本来なら体を守るために生じるこの「炎症」も、過剰に起これば周りの組織を壊していきます。

インプラントを埋入するばあいでも、時間がかかればこの「炎症」が起こり、周りの骨にダメージが生じます。骨が十分あるケースでは、一本のインプラントを埋入するのに数分程度の処置時間です。数が多いケースや、骨が十分ないばあいは時間がかかりますが、一本一本の埋入操作には時間をかけないことが重要と考えています。

また、患者さんによっては、心臓病などインプラントの適応症としてはボーダーラインのケースがあります。私は、このようなばあいスタッフに最高の緊張を強います。できるだけ能率よく、短時間で終わるためです。インプラントの処置は体に負担のあるものではありませんが、緊張によって脈や血圧が上がり体に負担が生じます。このようなばあい、不安や緊張を与えないように治療計画を立て、素早く治療を終えることが重要です。

(2) 全体をみた治療計画

奥歯が全く噛めていないのに「前歯だけインプラントで治してください」といってくる患者さんが

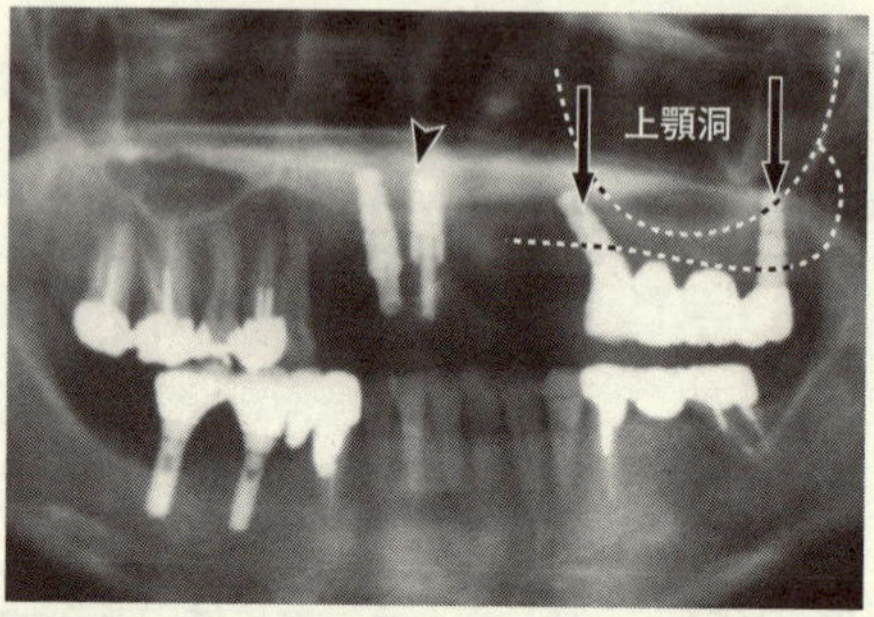

写真234　当院に来院した患者さんの初診時レントゲン写真。他院で植立された臼歯部の２本のインプラントはすでに動揺し、ダメになっていた（矢印）。前歯の部分のインプラントも１本抜け落ちてしまった（矢頭）。

ときどきいます。前に述べた「力柱」がないのに前歯に「飾り」のインプラントを入れてもすぐにダメになるでしょう。そのような例にインプラントをするべきではありません。治療は全体の力関係や噛み合わせのバランスが悪いと最終的にはうまくいきません。患者さんもこの点を十分理解して担当医と治療計画を立てるべきです。

写真234は当院に来院した患者さんの初診時のレントゲン写真です。左上顎臼歯部に他院で植立されたインプラント（矢印）が二本認められます。二本とも来院時すでにかなりの動揺がありました。インプラントの本数が少なく、設計に問題があり、インプラントがダメになっています。サイナスリフトによる増骨を行ない、インプラントの本数を増やしてインプラントにかかる力学的な負担を減らすべきでしょう。

前歯の部分にも二本インプラントがみられますが、一本は抜け落ちてしまいました。お口の中をみると写真235のように力の負担に耐えられず歯が割れています（矢印）。骨が薄いためGBRを行ないインプラント埋入を行なうべきでしょう。噛む力に耐えられない設計は結局インプラントがダメになり、患者さんの苦労や費用も無駄になります。患者さんの都合で長く使ってゆける設計にできないのであれば、インプラントを使わず、入れ歯にするべきでしょう。

さらに大きな問題があります。写真236をみてください。この方の下顎に入っているインプラントと被せ物ですが、破線のように明らかに右側が低く、おまけにすべり台のように外側に向かって傾斜（矢頭）しています。このような被せ物が入っていると決定的に体調が悪くなります。実際この方の顔は下顎が左に振れて「くの字」に曲がり、左肩が下がり、体もねじれています。頭痛や肩こり、腰痛が生じている状況です。

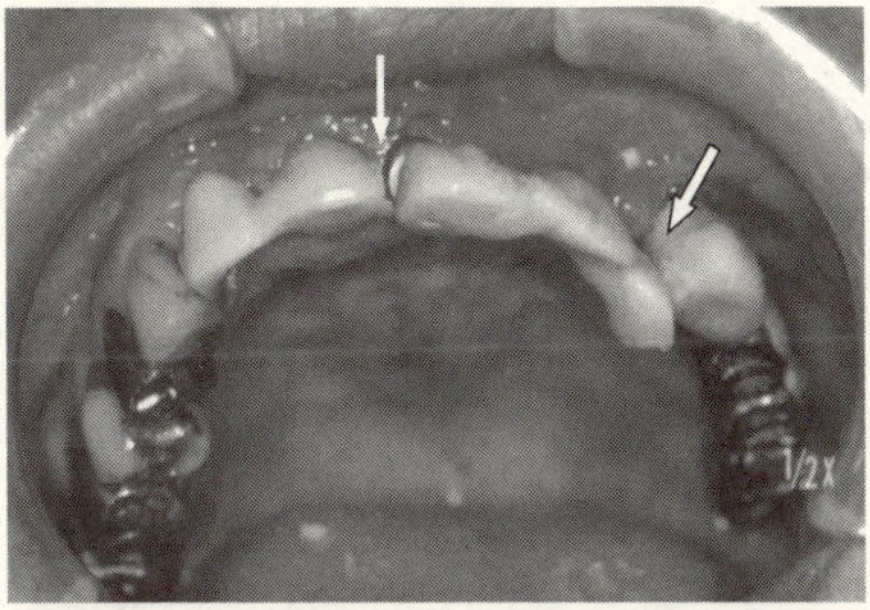

写真 235　この方のお口の中。力の負担に耐えられず、歯が割れている（矢印）。

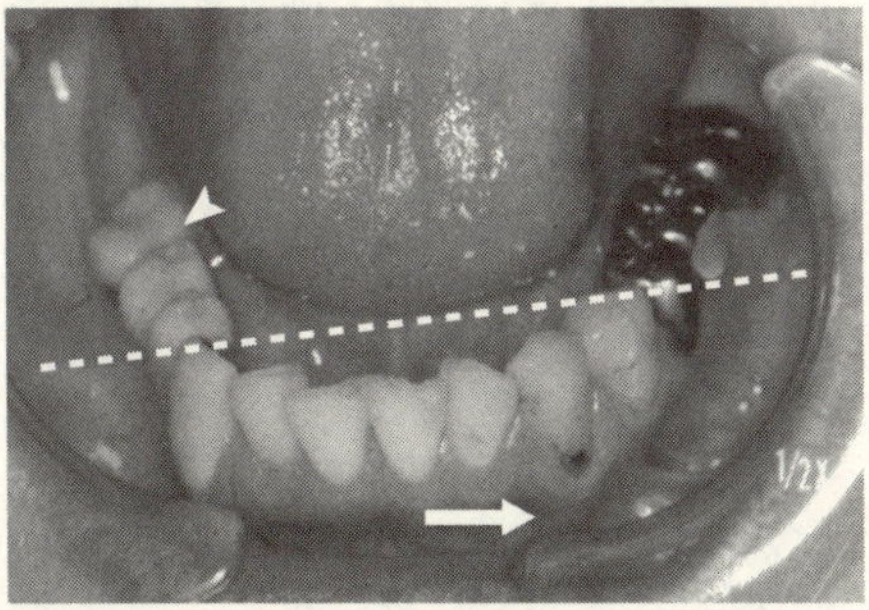

写真 236　同じ方の下顎。破線のように右側が低く、被せ物はすべり台のようになっている（矢頭）。下顎が矢印の方向にずれている。

まだ三七歳という若さです。おそらく、被せ物やインプラントで何百万円という治療費がかかったのでしょう。治療の苦痛や経済的な負担を考えると、現状は本当にお気の毒です。現在私の担当する患者さんですが、当然のことながら医療不信があり、一つ一つの治療をするたびに何度も説明を求められます。私も時間の許すかぎり説明をして治療に臨んでいます。この方が今までとは全く違う快適さを得られ、体の健康と笑顔を取り戻す日が楽しみです。また、そうする自信とエネルギーを持って私も治療に臨んでいます。

このように、治療は必要なら増骨を駆使してインプラントの力学的な負担を考慮した設計、最終的な被せ物の噛み合わせなど、長期的に健康に使用してゆける治療計画が重要なのです。

(3) 被せ物(補綴物)のチェックポイント

最終的な被せ物は非常に重要です。インプラントや増骨がうまくいっても被せ物がダメならすべてが水泡に帰すといっても過言ではありません。ここではそのチェックポイントをみてゆきましょう。

①噛み合わせ

写真234～236の例でも明らかなように、一番重要なポイントといえます。被せ物の噛み合わせが悪いと顎がずれ、顔が曲がり、姿勢が崩れて頭痛や肩こり、腰痛の原因になります。

当院は年間何百人という噛み合わせ治療を主訴に来院する患者さんがいて、咬合治療の医療チームも存在します。これらの患者さんはその場で顎の位置を補正する噛み合わせをつくって噛んでもらうと、数分程度で肩や首の傾きが補正されます。さらに徐々に肩こりや頭痛が改善してきます。

インプラントの最終的な補綴物もこのことを考慮しておかなければなりません。顎のずれは体調が悪くなるだけでなく、結局インプラントにも負担がかかります。写真234の例は設計も悪いですが、顎のずれもインプラントがダメになる原因になっています。

噛み合わせの接触点も重要です。インプラントは、軸方向にまっすぐ加わる力には非常に強いのですが、横方向の力には弱いのです。自分の歯にも同じことがいえます。写真237は当院で装着した補綴物ですが、このように補綴物はB点と呼ばれる点で接触している必要があります。B点はインプラントや自分の歯に軸方向のまっすぐな力を加え、顎の位置を補正したり、ずれないように安定させるのに最適な点なのです。

B点をはずれるとどうなるかみてゆきましょう。写真238は当院に来院された患者さんの初診時のお口の中です。赤いマークは噛んだときに接触する点です。A点（矢印）やC点（矢頭）と呼ばれる点で強烈に接触していて、B点では噛んで

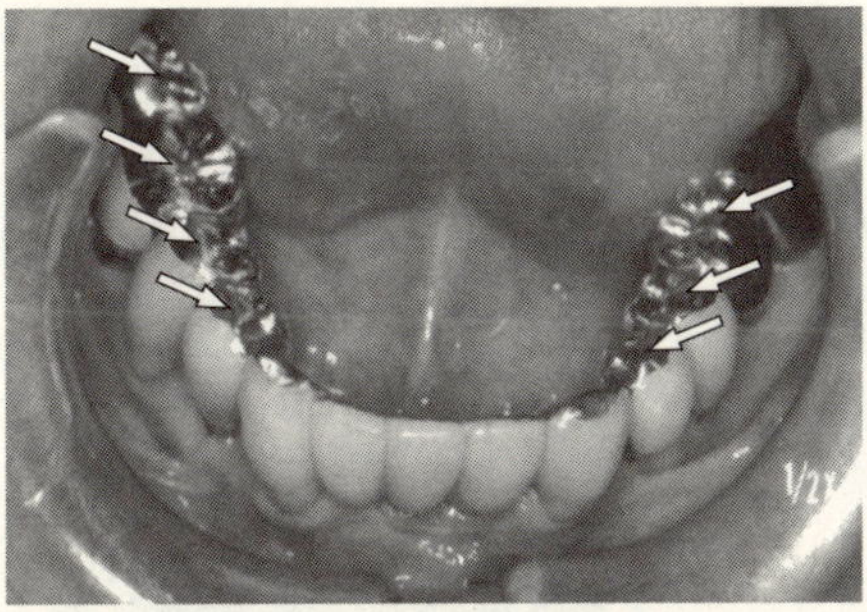

写真 237　噛んだときに赤い印がついている。矢印がB点。インプラントや自分の歯に軸方向のまっすぐな力を伝える。

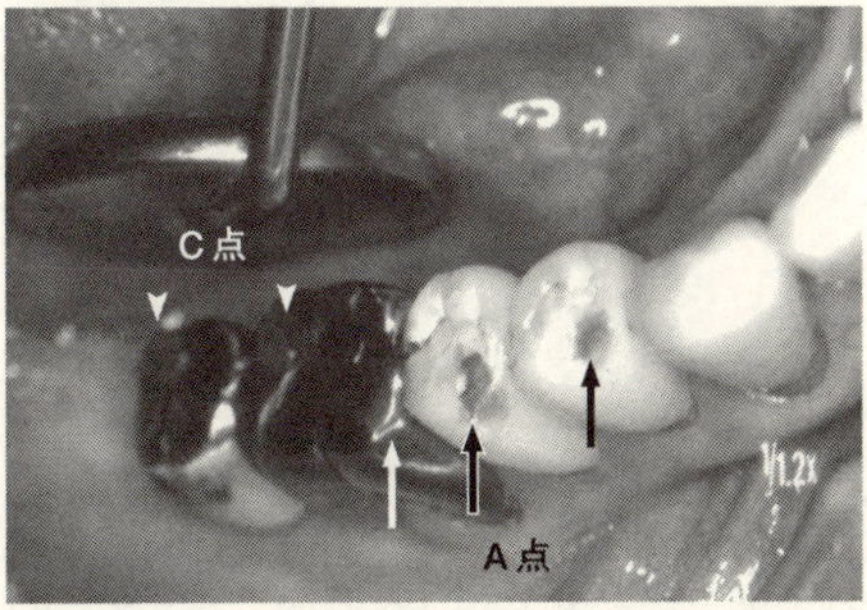

写真 238　当院に初診された患者さんの例。悪いA点（矢印）やC点（矢頭）で噛んでいるため下顎がずれ、後退しやすい。

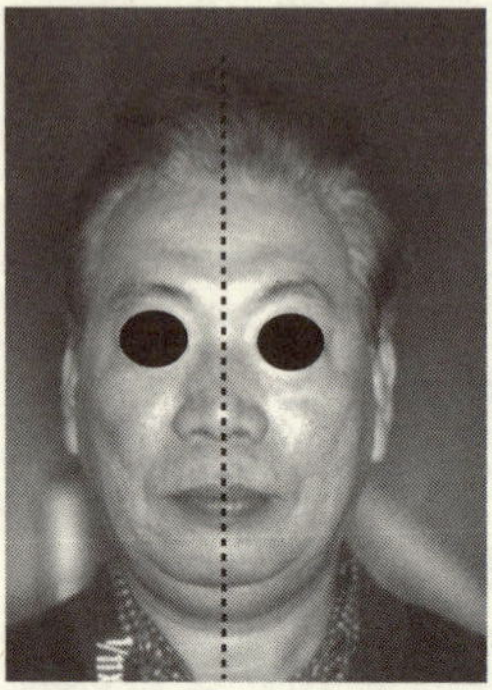

写真 240　その日のうちに咬合調整を行なったところ。顔のバランスがとれてまっすぐな顔つきになり、下顎の後退感が改善した。肩こりや背中の痛みが楽になった。

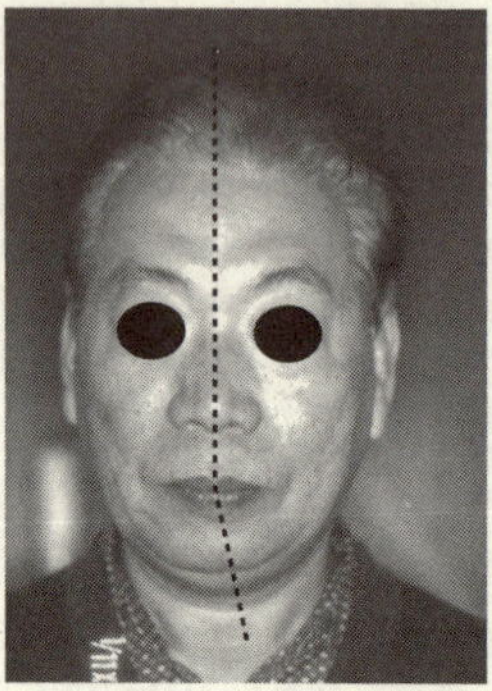

写真 239　この方の咬合調整前の顔貌。顔が左に「くの字」に曲がり、下顎が後退している。肩こりや背中の痛みがある。

いません。写真239のように顔が左に「くの字」に曲がり下顎も後退しています。左肩が下がり、肩こりや背中の痛みがありました。

もちろん被せ物を取り替えないと完璧に治るわけではありませんが、噛み合わせ調整を行なうと写真240のように顔のバランスがとれてまっすぐな顔つきになり、下顎の後退感も改善しました。肩がそろい、肩こりや背中の痛みが楽になりました。患者さんは何より、噛んだときのストレスがなくなり、今まで体感したことがないほどすっきり噛めるといいます。治療が進んですべて理想的に調整できればもっとよくなるのです。

写真241をみてください。他院での例ですが、矢印のようにインプラントに補綴物をネジ止めしてはずせるようにしてあります。本来B点があるべき噛み合わせの場所に穴が開いていてはよく噛めないし、噛み合わせが狂うことになります。インプラントの意味がありません。初

期のインプラントはネジ止めが主流でしたが、噛み合わせや審美的な問題から現在ではネジ止め式の補綴物は少なくなっています。

噛み合わせ調整は非常に厳密なものです。すべての被せ物にB点を接触させていくことは非常に難しく、技工士さんの熟練を要します。当院では、厳しいですが接触の悪いものは修正するか何度でもつくり直しをすることになります。技工士さんを含めたチームでのアプローチが重要です。

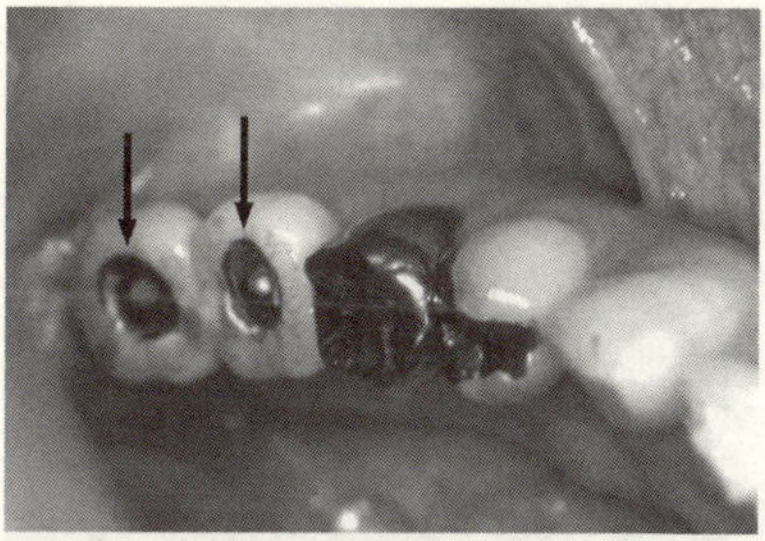

写真 241　他院でのネジ止め式インプラントの例。本来B点があるべき場所にネジ穴が開いているため噛み合わせがうまくいかない。

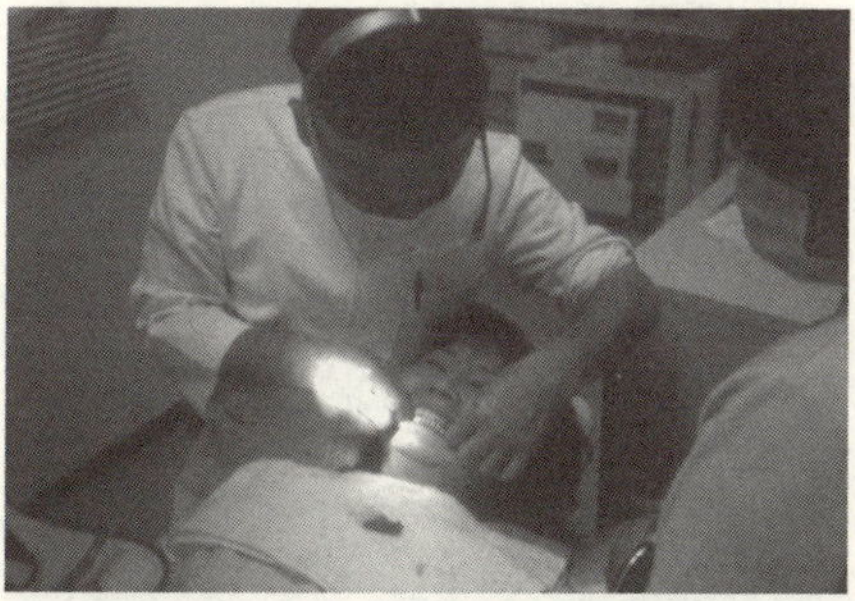

写真 242　噛み合わせの最終的な微調整は非常に重要。さらに噛みやすくなり、インプラントにも無理がかからなくなる。

最終的には写真242のように一度か二度噛み合わせの微調整が必要です。B点の微妙な圧力や歯ぎしりのときの引っ掛かりがないかを細かくみておきます。そうすることで、さらに噛みやすくなり、インプラントにも無理がかからなくなります。

②歯列の左右対称性

美しいものは機能もよく予後もよいといえます。第一章でマサイ族やモンゴル遊牧民のすばらしい歯列をみました

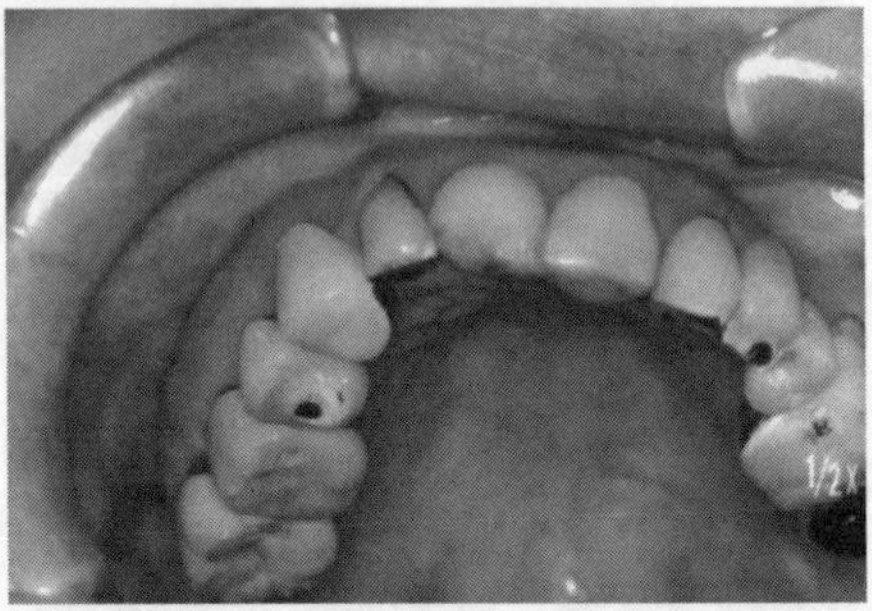

写真 243　初診でおみえになった患者さんのお口の中。左右の歯並びが非対称でかなりアンバランスがある。体調不良を訴えていた。

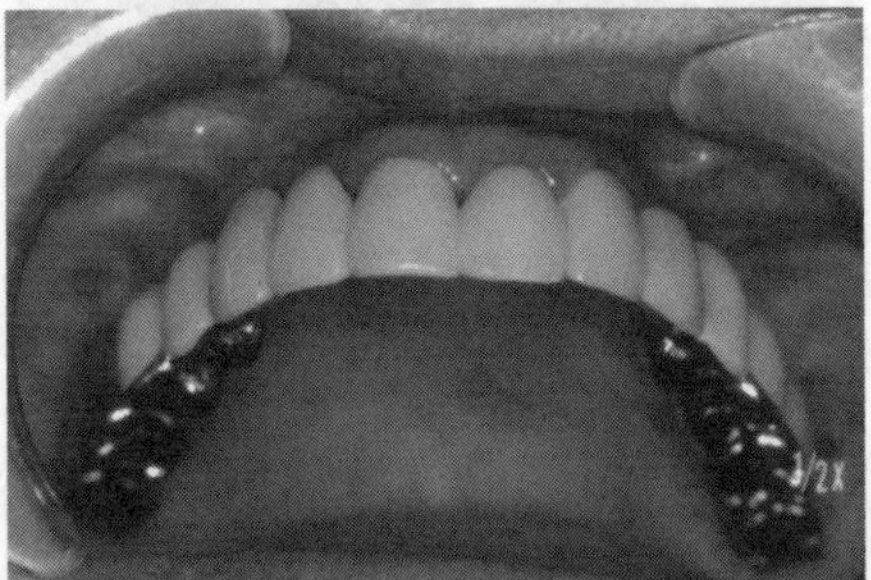

写真 244　当院でインプラントを含め治療した患者さんのお口の中。マサイ族やモンゴルの方のように左右対称であることが機能的に重要である。

が、彼らのように顔の艶がよく健康的な人は噛み合わせもよく、逆もまた正しいといえます。

顎の関節は、下顎骨という一つの骨でつながっているため、左右それぞれが別々に勝手に動くことはできません。体の中で唯一、左右が同調して動く関節なのです。そのため、顎の位置、関節の位置を決めている歯が左右対称であることは非常に重要です。

写真243をみてください。他院でかぶせたものですが、左右の歯並びの対称性がかなり悪くなっています。このように左右にアンバランスがあると顎のずれを生じてしまいます。患者さんも体調の不調を訴えていました。

写真244はインプラントを含め当院で治療を終えた患者さんの被せ物です。このように並びがよく左右対称であることが噛みやすく、よい予後を得るために重要なのです。

③精度、適合はどうか

インプラントの被せ物は非常に高度な精度を要求されます。一般には自分の歯には二〇〇ミクロン程度の歯根膜の層が存在し、多少動くために、被せ物が装着できます。しかしそれと同じ精度では、インプラントはほとんど動かないため、非常に精密に合っていないとかぶせられないのです。いずれにしてもミリよりずっと小さい単位での話です。

被せ物を装着したばあいに違和感が大きいようだと適合が悪く、インプラント周囲の骨が吸収を生じることになります。

被せ物をつくる技工士さんにも非常に高度な技術が要求されるのです。先ほど述べた嚙み合わせ調整も精密さが要求されます。すべての被せ物にB点を中心に接触させていくことは非常に難しく、技工士さんの熟練を要します。当院では接触の悪いものや適合の悪いものは修正するかつくり直しをするように何度でも厳しく要求します。当院には一〇人の技工士さんがいますが、技工士さんを含めたスタッフとのチームワークがよい医療を生んでいくといえます。

(4) 万一ダメなばあいは撤退して適切な処置を

インプラントを植立するとほとんどのばあい、まず失敗することはありません。しかし、骨が非常にやせているばあいや骨が硬すぎるばあいはインプラントがつかないことがあります。一〇〇本のイ

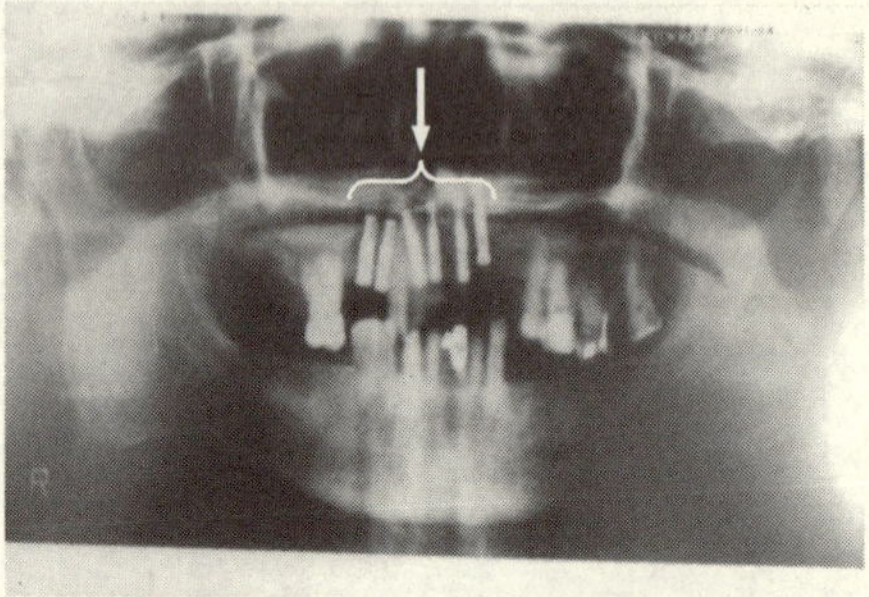

写真 245　インプラントの感染例。他院で４時間ほどかけて６本のインプラントを植立した（矢印）。

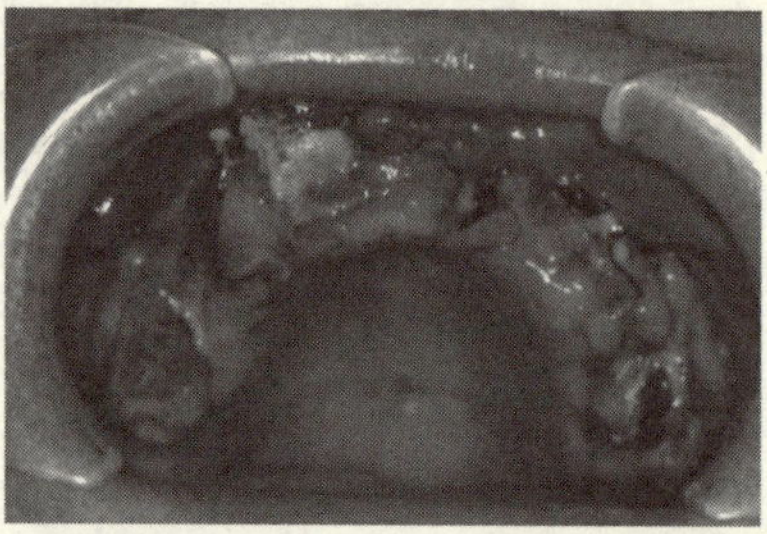

写真 246　インプラントを植立して２週間後、当院を初診されたときのお口の中。治りはやや悪い。

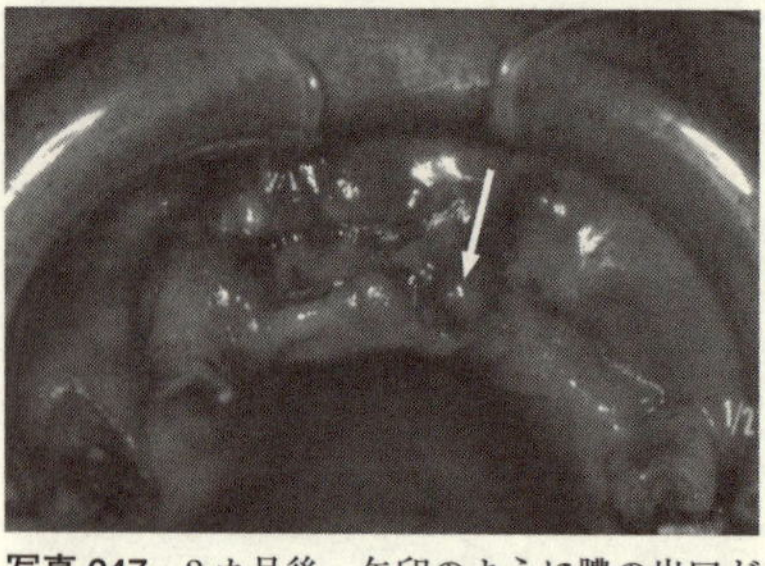

写真 247　２カ月後、矢印のように膿の出口ができていた。もはや感染は間違いない。

ンプラントを植立して一～二本あるかないかの話です。増骨処置を行なったばあいもごく稀に感染を生じるケースがあります。万一ダメなばあいは潔く早期に撤退して、もう一度やり直すことが医師に求められます。早く判断しないと、骨がダメになったり感染が広がったりする危険があります。

写真245は他院で上顎前歯部に六本のインプラントを植立したケースです。四時間ほどかかって植立したそうですが、二週間後、痛みがひどいとのことで来院されました（写真246）。

時間がかかった処置でもあり、二週間後では判断しかねるため経過を静観していました。一カ月たっても写真247の矢印のように歯茎が腫れ、膿が出ていました。これはもう明らかに失敗です。植立した先生に除去してもらうよう三回ほど助言を行ないましたが、三回とも取り合ってもらえず、最後に公立病院でのインプラント除去となりました。六本のインプラントの植立だけで、すでに三〇〇万円以上支払っています。

完璧を期して治療を行なってもうまくいかないケースはどんな医師にも当然あることです。そのばあい、自分の損失を顧みず潔く撤退してやり直してあげるのが最低限のモラルであり、患者さんの後の苦痛を最小限に抑えることにもなります。

(5) 経験豊富なドクターか

インプラントは骨が十分あれば非常に簡単な処置です。一本や二本のインプラントを植立してそこだけを治す計画であれば、何本かインプラントを植立した経験のある医師であれば時間の差はあれ十分対処できるでしょう。

しかし、骨が細いばあいや増骨が必要なばあい、噛み合わせの問題があり治療が必要なばあい、歯周病の問題があるばあいなど、インプラントを植立する技術に難しさがあるばあいや治療に総合的な力が必要とされるばあいは経験豊富な熟練したドクターでなければうまくいきません。当院は難しいケースが多く、インプラントを行なう七割程度の患者さんに何らかの増骨処置が必要な状況です。そのためインプラントを行なうすべてのドクターが、増骨などの基本的な技術を経験し、マスターしています。

インプラントを行なう部位の解剖学的な知識も必要です。上顎であれば前記した上顎洞や鼻腔、下顎であれば神経、血管の走っている骨のトンネルである下顎管やその出口にあたるオトガイ孔です。これらの知識を経験のなかでうまく生かしていくことが必要です。写真248は比較的骨量の少ない患者さんのインプラント後のレントゲン写真です。短い二本のインプラント（矢頭）は長さが八ミリですが、これより短いインプラントはありません。このケースでは、下顎管（斜線）やオトガイ孔（矢印）を避けて、できるかぎり長いインプラントを植立することが必要で、経験が要求されます。人間の熟練による勘は、機械にも勝るものです。

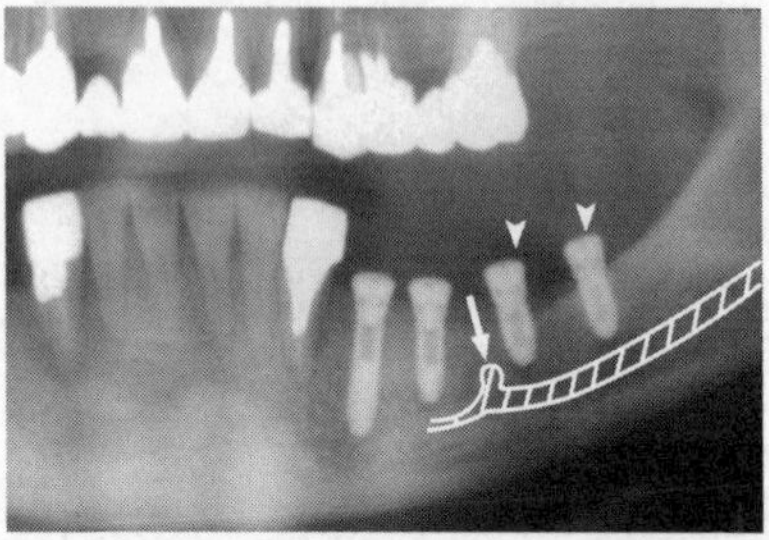

写真248　比較的骨量の少ない例。矢頭は長さが８ミリのインプラント。下顎管（斜線）やオトガイ孔（矢印）を避けて植立した。このような例では熟練が必要である。

(6)　メンテナンスの重要性

インプラントは天然歯と異なりプラークがつきにくく、歯周病も起こしにくい印象を受けます。しかし、天然歯と同様、適切にブラッシングを行ない、プラークコントロールを行なうことは重要といえます。

もう一つ大切なことはフォースコントロール、つまり噛み合わせの力のバランスをとっておくことです。被せ物が多少すり減ったり、噛み癖などで顎の位置が変化し、微妙に噛み合わせが変化したりします。

一年程度に一回は定期検診してプラークコントロールの状況や噛み合わせをチェックするのがよいでしょう。

(7)　必要な設備

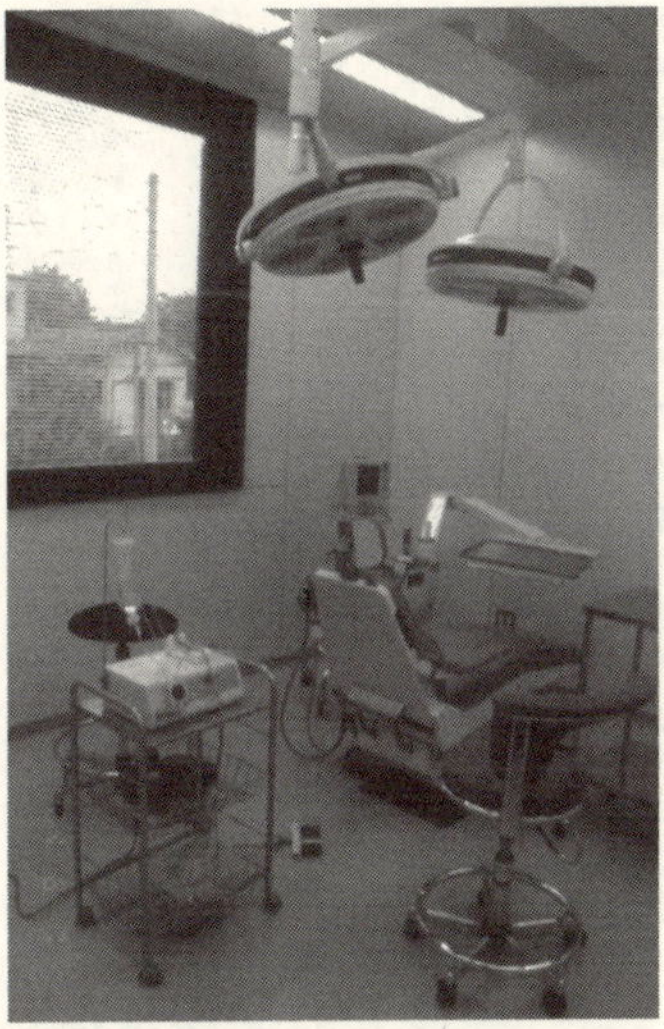

写真 249　当院の手術室。GBR やサイナスリフト、本数の多いインプラントは手術室で行なうことが望ましい。

歯科診療室は目に見えないかなりの塵が舞っています。インプラントはこれらの環境を避け、できるだけ清潔な状況で行なう必要があります。特に植立する本数の多い場合やGBR、サイナスリフトを行なうばあいは写真249のようなインプラント室で行なうのがよいでしょう。

処置室には患者さんの体調を管理するた

め血圧等の測定装置、骨にダメージを与えないようにインプラント専用のドリルモーターシステムが必要です。また、適切な診断を行なうためのレントゲン撮影装置や、可能なら歯科用CTがあればなおよいでしょう。

(8) 滅菌消毒の徹底

インプラントに使用する器具は、完全に滅菌されていることが鉄則です。インプラントを植立する場所の骨に細菌が入ったら治癒を妨げることになります。したがって、器具を滅菌するための高圧蒸気滅菌の装置やガス滅菌の装置も必要です。

GBRやサイナスリフトなどの処置はさらに注意が必要です。増骨のために盛り上げた骨の内部はなかなか抗生物質が効きにくく、自分の持つ免疫力が働きにくい場所になります。

直接骨の細胞に接して免疫力が働くインプラントより、さらに徹底した滅菌管理が必要になります。

(9) 総合的な診断、治療のなかでインプラントを生かす

歯科治療は一般の人が考えている以上にずっと難しいものです。根管治療や歯周病治療、矯正治療、補綴治療（被せ物）と咬合（噛み合わせ）治療そしてインプラント治療と、すべてが完璧でな

ければ治療はダメになります。完璧に治療を行なっても、前に述べた虫歯やクラックなどの問題を起こすばあいがあります。どこかにエラーがあれば早期に歯を失ってゆくことになります。

写真250はインプラント処置を行なって数年以上経過している例ですが、すべての治療が全く問題なく安定しています。この方のばあいも腰痛や顎の痛みなど噛み合わせの問題や根管治療の問題がありました。かなり顎のずれを補正したケースです。インプラントや歯の周りの骨が適正な噛み合わせの力によって成熟し、密度を増しています。

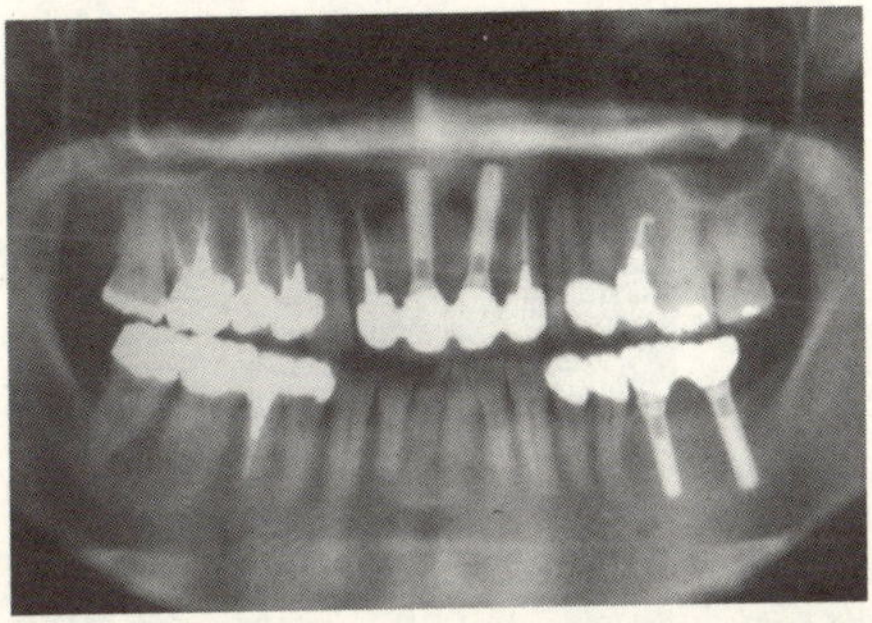

写真250　インプラント、根管治療、咬合治療と総合的に治療を行ない数年以上が経過している例。インプラント周りの骨が成熟し、全く問題なく安定している。

総合的な力があって治療もうまくいくといえます。

(10)　全人的な診断、治療の重要性

「全人的」という言葉は耳慣れない言葉だと思います。毎日、歯や被せ物など「物」を相手に治療をしがちな歯科の領域では、口の中だけに視点が偏り、人全体を診た治療やその考え方も普及していません。

マサイ族やモンゴルの人たちの健康なお口の中をおみせしましたが、彼らは例外なくすばらしい顔の艶をしており、歯や歯肉だけでなく体も健康そのものです。

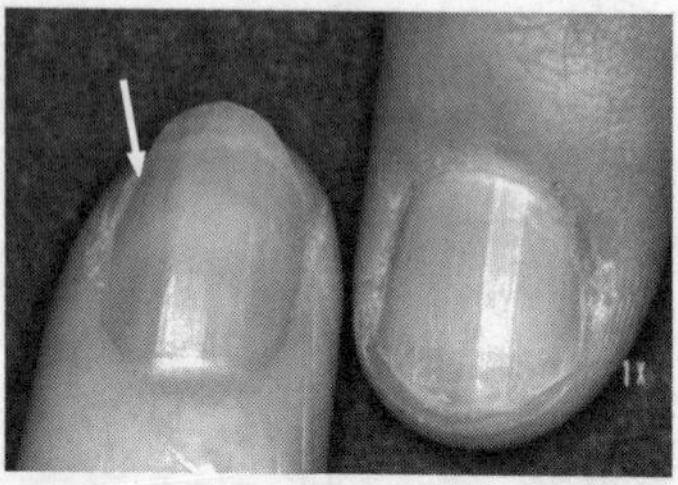

写真 251　全人的な診断の重要性。矢印のような貧血傾向の方のばあい、増骨治療にも工夫が必要。逆に顔や爪の色がよい人は 80 歳でも非常に良好な骨ができる。

このような見方で患者さんをみると、口の中をみなくても、顔つきや姿勢、顔の色艶をみるだけで、ある程度口の中の状況がわかります。

実際に増骨をするばあい、写真251のような爪の色をしている貧血傾向の患者さんは若くても骨ができにくく、増骨をするばあいにも工夫がいります。逆に顔の艶のよい人は八〇歳でもしっかりした骨ができます。

また、インプラントを植立するばあい、設計や本数を決めるのにも全人的な診断が重要です。体の治癒力が弱いと考えられる人はインプラントの本数を多くして、食事指導なども行なう必要があります。

患者さんを取り巻く環境や食を含めた治療は、二〇〇〇年以上も前にヒポクラテスがすでに述べていたことなのです。

2　全身的な問題（病気）とインプラント

糖尿病、骨粗鬆症、金属アレルギーの問題はインプラントの学会でもよく話題に取り上げられるところです。ここでは、それらの病気やその他の問題があるばあい、インプラント治療をどのように考えるべきなのかをお話します。

(1)　糖尿病―血糖値がコントロールされていれば大丈夫

糖尿病はすい臓でつくられるインスリンが何らかの原因で減少し、血液中の糖質（グルコース）が増加するために引き起こされる病気です。糖尿病の九〇～九五％が二型糖尿病といわれるもので、世界で一億四〇〇〇万人近くの人が糖尿病で苦しんでいます。特にファストフードに偏った食生活の乱れから、二〇二五年にはその患者数が途上国を中心に増加し、倍の数になると予想されています。食が乱れつつあるわれわれ日本人もこの現実をよく考えるべきです。

糖尿病のばあい、よくコントロールされていればインプラントが可能です。長期的にみてもそれほど悪い結果にはならないようです。

コントロールが悪いばあい、インプラント周囲の骨がうまくつくられないことが動物実験からわかっており、最近の報告でもコントロールの悪い糖尿病の方はインプラントの適応症ではないといわれています。

インプラント治療を行なうコントロールの目安としては、食事指導や飲み薬により、空腹時の血糖値が一一〇未満、食後二時間での血糖値が一四〇未満に抑えることが目標です。

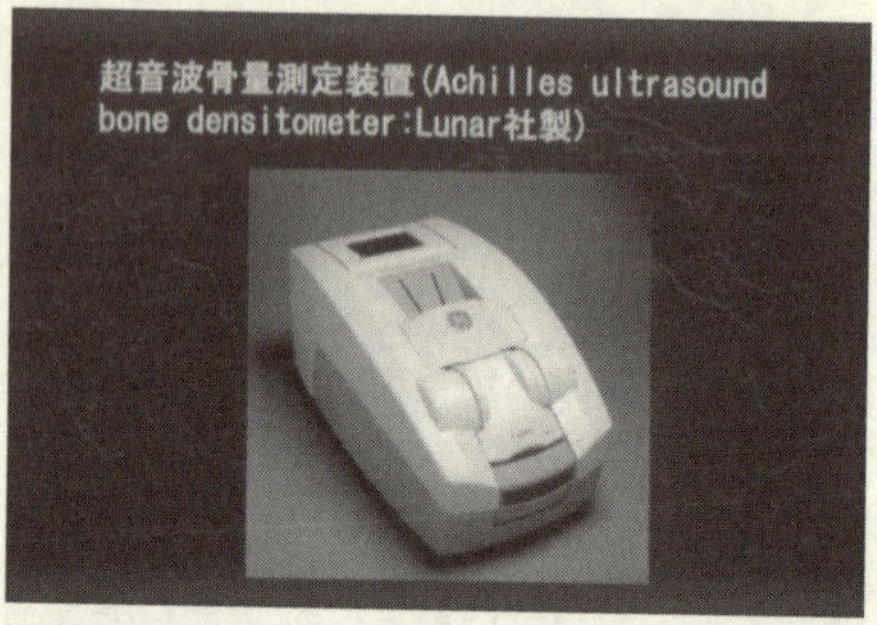

写真 252 当院では、年間 1500 人近いすべての新来患者さんを対象に、超音波を利用した骨密度計で骨密度を計測している。写真は骨密度計。

また、血糖値は測定した一時点での値で、運動やストレスなどで変動することがあるため、特に最近一〜二カ月の血糖値の状態を反映したヘモグロビンA1Cを七・〇以下にコントロールすることが重要です。

(2) 骨粗鬆症—インプラントの予後に関係せず

骨粗鬆症は骨量が低下し、骨が弱くなることで骨が折れやすくなる病気です。加齢にともない、また閉経後の女性に多く発症します。

当院では、新たに来院される年間一五〇〇人以上の患者さんのほとんどすべての方に、超音波を利用した測定装置（写真252）で骨密度を計測します。私たちの行なった研究の結果、全身の骨密度が悪い方は顎の骨密度も悪い傾向が認められました。しかし、骨密度を測定した結果が非常に悪い方でも、インプラントの予後が悪いということはありません。最近の報告でも性別や年齢によって、また閉経後の女性で特にインプラントの予後が悪いということはないようです。

慢性多発性関節炎の治療のためメトトレキセートという、副作用として骨粗鬆症を引き起こす薬を飲んでいた重度の骨粗鬆症の患者さん（八〇歳、女性）にインプラント治療を行なった結果、良好な結果が得られたという報告もあります。

私がインプラントを行なってきた結果と最近の報告から、骨粗鬆症はインプラントの予後には関係しないといえます。

この結果は、インプラントに噛む力が加わることで周りの骨の改造が進み、硬くなるからだと考えられます。

(3) 金属アレルギー──インプラントはアレルギーを起こしにくいチタン

インプラントに使用されている金属はチタンです。軽くて非常に強い金属で、医科では整形外科領域で大腿骨頭部の人工関節や骨折時の固定用のボルトとして用いられたりしています。

インプラントに対して金属アレルギーを心配される方がいらっしゃいます。金属アレルギーは金属がイオン化する（溶け出す）ことによってたんぱく質と結合して抗原となり、アレルギーを引き起こすと考えられています。このため、一般に腐食を起こしやすい金属がアレルギーを引き起こしやすく、ニッケル、水銀、パラジウム、コバルト、クロム、スズなどが特にアレルギーを引き起こしやすいと考えられます。金やプラチナもアレルギーを引き起こすことがあります。

チタンはその表面に酸化チタンの薄い層が存在し、その結果、非常に高い耐腐食性や生体親和性を持っています。一般にはアレルギーを引き起こさないと考えられており、アレルギーのある方のピアスの材料として用いられたりしています。チタンのピアスでアレルギーを生じたという話を聞きますが、安価なチタン製のピアスにはニッケル等が含まれているようです。

世界中で想像もできないくらいの数のインプラントが植立されていますが、現在までにインプラントのアレルギーが疑われる報告はごく少数で、断定できるものではないようです。金属アレルギーの検査にパッチテストというものがありますが、チタンのばあい、その高い安定性から市販の試薬がないのが実情です。

前にも述べたように、アレルギー体質の人はまずイオン化しやすい金属でアレルギーを引き起こすことが多いと考えられます。治療の施されたお口の中には他にもイオン化しやすい金属が多く存在しており、それらの金属で異常のない方は頻度から考えてもチタンのアレルギーはまず考えなくてよいでしょう。

どうしてもご心配な方はチタンでのアレルギー検査をする方法もあります。

(4) 高血圧症—薬を内服するときも

一般に不安や緊張があると、脈拍や血圧が上がります。インプラント治療を初めて受ける方は、緊張のためかインプラント室に入ると普段より二〇〜三〇程度血圧が上昇するばあいもあります。

また、歯科の局所麻酔薬にも血圧を上げる作用があり、高血圧の方には局所麻酔薬にも工夫が必要です。

血圧は、ある程度なら下げることが可能ですが、あまりにも血圧が高いばあいは、心臓にも負担がかかるため処置が不可能です。血圧が高いばあい、年齢や普段の生活状況にもよりますが、内科を受診していただき、薬を内服して一四〇～一五〇程度にコントロールしてもらうことが必要でしょう。

(5)　心臓、腎臓、肝臓の病気―腎機能がかなり悪いときは入れ歯に

心臓の病気で頻度の多いのは狭心症や心筋梗塞です。日常生活程度で息切れや胸の痛みを生じるばあいはインプラントの処置を見合わせたほうがよいでしょう。いずれにしても医師とわれわれ歯科医師が緊密な連絡をとり合って処置に臨む必要があります。

透析をしている患者さんからインプラントの可否について問い合わせの電話がありました。私は入れ歯を勧めました。高度に腎機能が悪いばあい、感染症を引き起こしやすく、抵抗力がおちているためインプラントがつかないと考えられ、ひかえたほうがよいと考えています。

肝臓の機能が低下しているばあいは、血が止まりにくい、薬の内服によってさらに肝機能が低下するなどのリスクがあります。医科の主治医と連携しながらの治療になります。

(6) 口腔内乾燥症―入れ歯よりインプラントがおすすめ

入れ歯はお口の中の唾液が吸着力となって動揺を抑えます。唾液の量が極端に減った口腔内乾燥症では入れ歯が動きやすくなります。

最近の報告ではこのような例はインプラントの適応症であるとされています。

(7) 歯科治療恐怖症―鎮静剤の服用を

歯科治療に極端に恐怖心を持つ方がいらっしゃいます。頭では治療の必要性がわかっていても、いざ治療となると自分がコントロールできなくなるようです。治療を始めようとすると、「どうしてもじっとしていられません」と訴えます。

このような方のばあい、鎮静剤を使えば気分的にずいぶん落ち着き、楽になります。治療後、しばらく休んで帰っていただく必要がありますが、普通に治療が受けられるようになります。

(8) 嘔吐反射の強い人―インプラントのほうが起きにくい

入れ歯は異物感があり、人によっては、その大きさに思わず吐きそうになる方がいらっしゃいます。入れ歯によって嘔吐反射を起こしてしまうのです。

だからといって、入れ歯を小さく削ってしまえば、安定が悪くなり、話をしたり、食べたりするたびにはずれてしまうことになります。

このようなばあいはインプラントが適応です。インプラントのばあい、自分の歯と変わりなく被せ物を装着でき、異物感がないため嘔吐反射の強い人でも問題なく使用できます。

治療に際しての嘔吐反射を抑えるためには、低周波を利用した針麻酔や、すでに述べた鎮静剤を使用して対応すればスムーズに治療を進めることができます。

(9)　年齢制限は?――二〇歳から八〇歳までOK

インプラントは何歳から可能なのでしょうか?

生まれつき歯の生えない子供にインプラントを適応した例があるようですが、一般には歯の萌出や骨の成長が終わった時点で可能と考えられています。個体差や性差がありますが、一八歳前後で可能といえます。私個人としては、できるのであればインプラントはなるべく先に遅らせたい、少なくとも二〇歳程度から適用したいと考えています。早く適用すれば、被せ物の取替えが必要になったり、骨が吸収しやすいなどの報告があるからです。

インプラントには金属疲労の問題があります。平均寿命から考えて、四〇歳程度の人に三〇～四〇年インプラントを適用するのと、二〇歳の人に植立して六〇年の間機能させるのでは、かなり状況が異なります。世界に四〇年弱の症例はありますが、六〇年は未知の世界です。

ただ、インプラントによって歯を手に入れる快適さ、治療上の重要性は代えがたいものがあります。若くしてインプラントが必要な方は途中でやり直すことも視野に入れ、治療に臨むべきでしょう。熟練すればやり直しもそんなに難しくはありませんが、われわれ歯科医師もそれをリカバーする技術が求められます。

高齢の方へのインプラントはどうでしょう? 文献によると、インプラントは年齢が高くなると失敗が増えるということはありません。骨粗鬆症のところでも述べましたが、八〇歳の方でもインプラントを行なったとの報告があります。

しっかり噛みしめて食事がしたいという願望は誰にでもあります。患者さんの強い希望があれば、当院でも八〇歳を超える方のインプラントや増骨を行なうことがあります。

(10) タバコの害―喫煙者はインプラントがつきにくい

タバコに関してはかなり手厳しいことが書かれている文献が多く、「ヘビースモーカーはインプラントを用いず、入れ歯や自分の歯を削ってブリッジにしなさい」とまで書いてあるものもあります。

理由は、タバコを吸っているとインプラントが骨につかなかったり、骨の吸収が進んだりすることがあるからです。

私はかなりの数のインプラントの経過をみていますが、タバコを吸っている方はやはり骨の吸収が進む傾向があるという印象です。特にGBRなどの増骨処置をしたばあいは傷が開いて感染を起こすリスクが増えます。

プロのバンドマンの方にGBRを行ないました。職業柄、かなりのヘビースモーカーでした。禁煙を勧めていましたが、あまり守られてなかったようで、お口の中をみるとかなりグレーがかった歯肉でした。一度目の処置では傷が開いてしまいました。二度目は処置の前に一〇日ほどタバコをやめてもらいました。すると歯肉の色が健康なピンク色に変化し、血行がよくなりました。歯茎や唇が赤いのは血液の色なのです。GBRは二度目となると歯茎が硬くなり難しいのですが、うまくいきました。

GBRなどの手術の傷が治るには十分な栄養が必要です。またインプラントの周りの骨は力がかかると常に新しい骨に入れ替わり、つくりかえられます。

タバコを吸うと、血液の酸素を運ぶ能力が落ち、末端の細い血管の血の流れが悪くなります。歯茎や歯槽骨はちょうど末端になるため、インプラントの予後や手術後の治りが悪くなるのです。歯周病が進行するのも同じことが原因でしょう。

タバコはできるだけ控えたほうが賢明といえます。

3 インプラントの失敗例をみる

インプラント治療は、噛み合わせや治療計画が悪いとうまくいきません。この章の初めにインプラントの不良例をおみせしましたが、他の例もみてみましょう。

(1) インプラントの本数不足の例

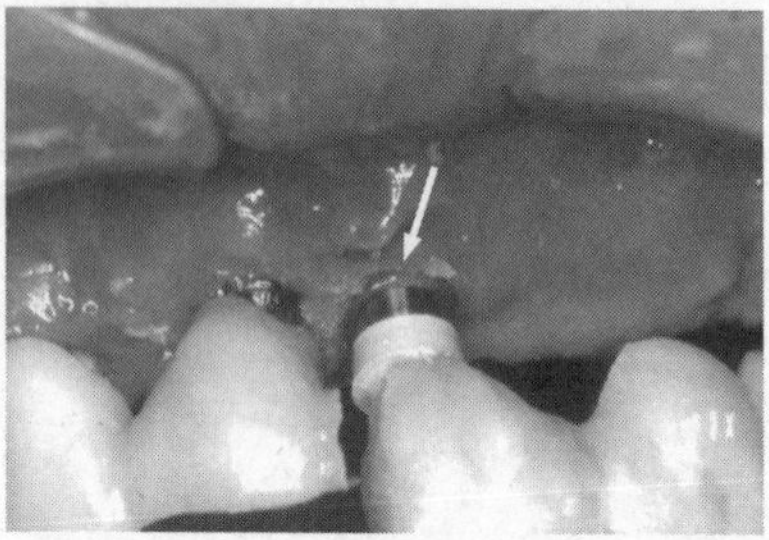

写真 253 他院で上顎前歯にインプラントを受けた例。インプラントの本数が足りず、長いブリッジになっていたため負担過重で、矢印のインプラントが動揺している。それが原因で被せ物が壊れている。

写真253は、他院で上顎の前歯にインプラント治療を受けています。隣の歯がなく、長いブリッジになっていたため、矢印のインプラントが負担過剰でダメになり動揺しています。それが原因で被せ物が壊れてしまっています。

インプラントは原則として歯のないところに一本植立するのが力学的にはよいでしょう。ただし非常に骨の丈夫な方や、顔の色艶のよい方は、かみ合わせのキーになる歯でなければ少し本数を減らしても問題ありません。実際に全く歯がない方のインプラントの本数は、一四本歯がなくても一〇本か一二本で設計するばあいがあります。

(2) 噛み合わせに問題がある例

写真254は、当院を初診された患者さんですが、前歯が非常に強く噛んでいて、かぶせた歯が矢印のように欠けてしまっています。写真のような噛み合わせをチェックする薄い紙が前歯から抜けなければなりませんが、この方は破れてしまいます。インプラントで奥歯をしっかり噛めるようにすることは重要です。

写真255は矢印がインプラントですが、噛み合わせの面が削られた跡があり、金属がみえて、歯の溝

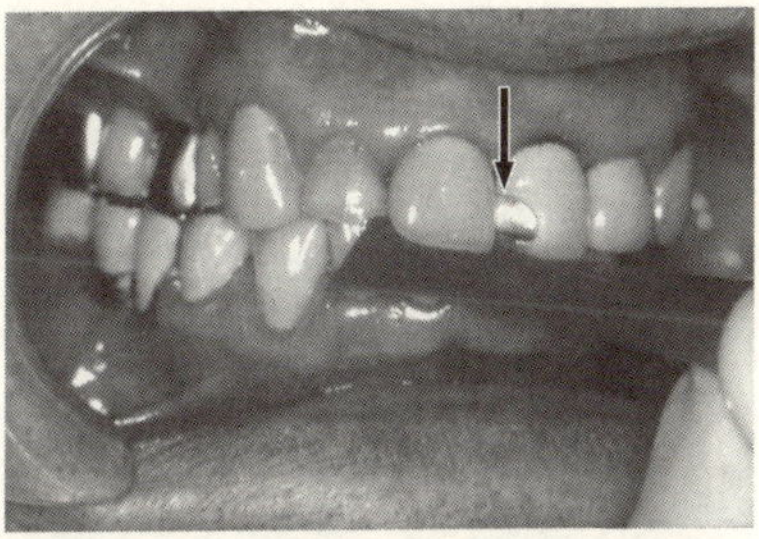

写真254　当院に初診で来院された患者さんの例。奥歯が低く前歯が非常に強く噛んでいるため、矢印のように歯が欠けている。

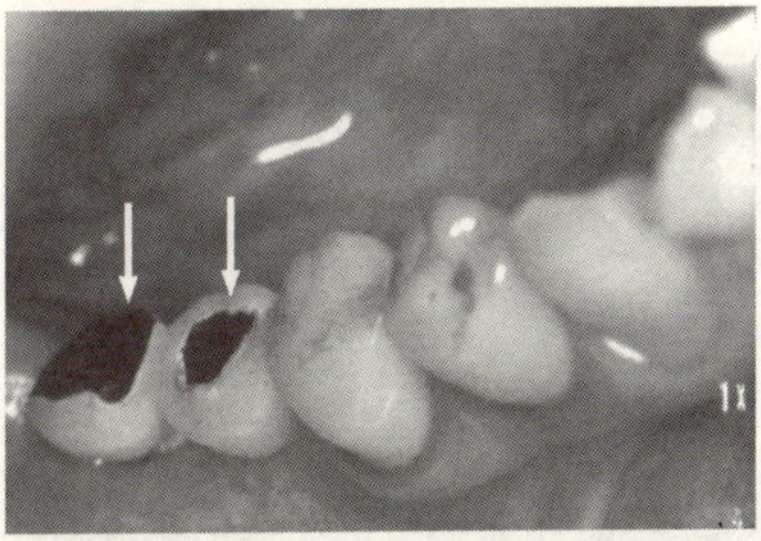

写真255　別の初診の患者さんの例。矢印の部分がインプラントであるが、歯の溝や山がなく、全く噛んでいない。これでは噛み合わせが低いほうに顎がずれる可能性がある。

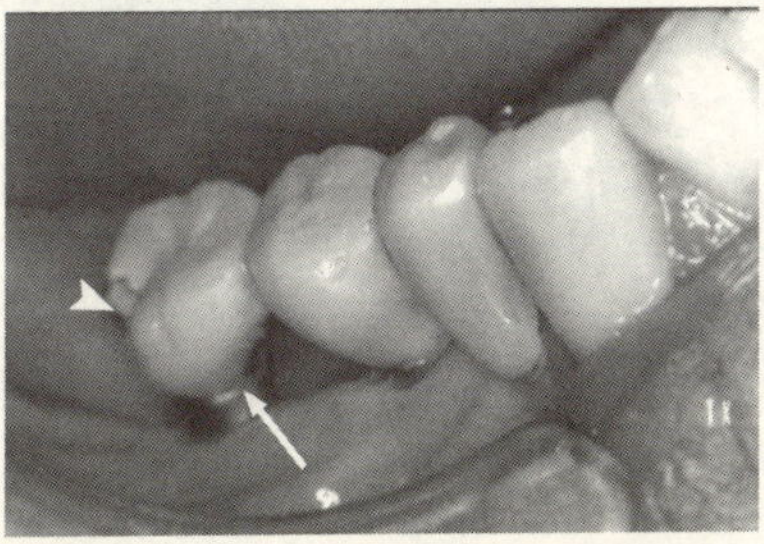

写真256　インプラントに被せ物が装着された初診の患者さん。矢頭のように噛み合わせが悪く、歯が欠けている。被せ物の適合も悪い（矢印）。

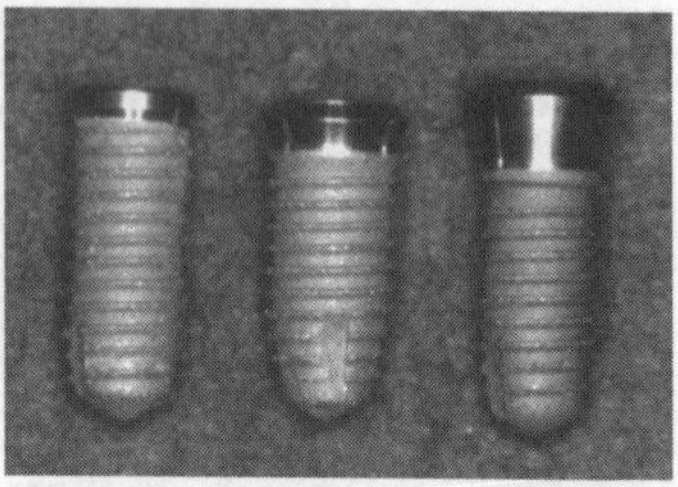

写真 257　当院で使用している純チタン製の歯根形インプラント。現在このような形のチタン製インプラントであれば、ほぼどれでも問題なく使用できる。

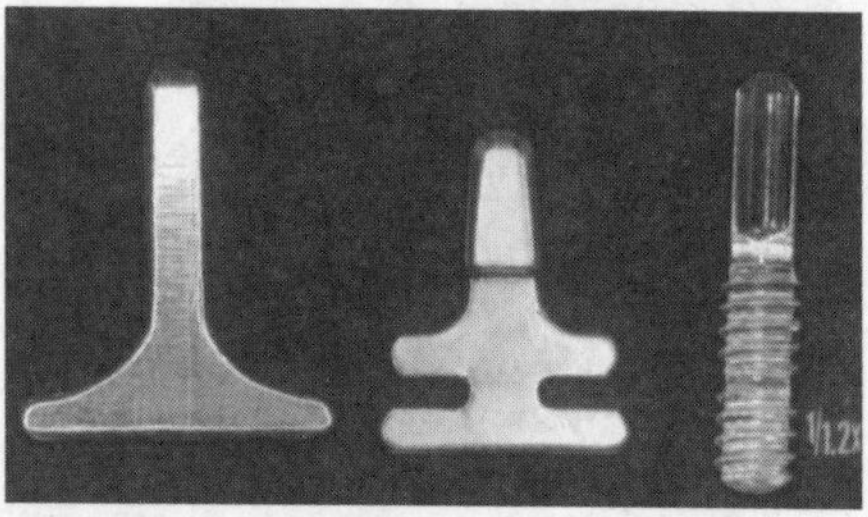

写真 258　サファイヤインプラント。骨につく材質ではない。

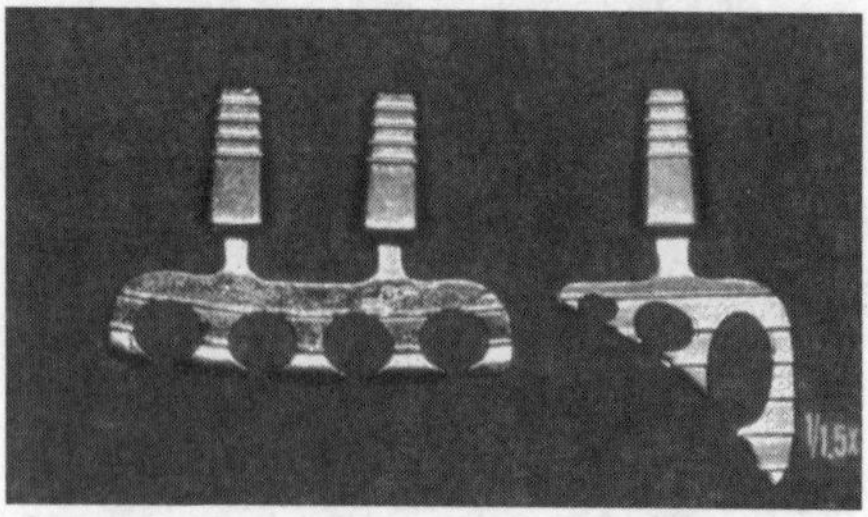

写真 259　チタン以外のコバルトクロムなどの金属でできているブレードインプラント

や山が全くなくなっています。噛み合わせをみると、全く噛んでいませんでした。インプラントを噛ませないのでは、前歯が強く当たって歯を壊したり、顎がずれて姿勢が狂ったりすることになります。

次の例（写真256）も噛み合わせに問題があり、かぶせた歯が欠けています（矢頭）。矢印のインプラントへの被せ物の適合も悪いようです。

(3) インプラントの種類に問題がある例

現在最も信頼性の高い、チタン製の歯根形のインプラント（写真257）は、世界に何の問題もなく四〇年近く機能している例があります。チタン製のインプラントであれば安心といえます。ところが、二〇～三〇年前からサファイアヤやチタン以外の金属のインプラント（写真258、259、260）が開発され、その予後はよいものではなく、インプラントの予後が悪いものだという印象を与えてしまいました。

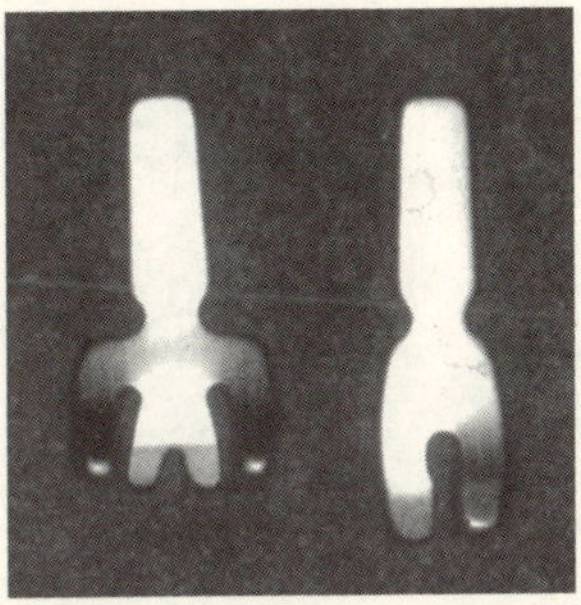

写真 260　形状記憶合金でつくられたインプラント。骨の中で写真のように先が広がる。除去が難しいインプラント。

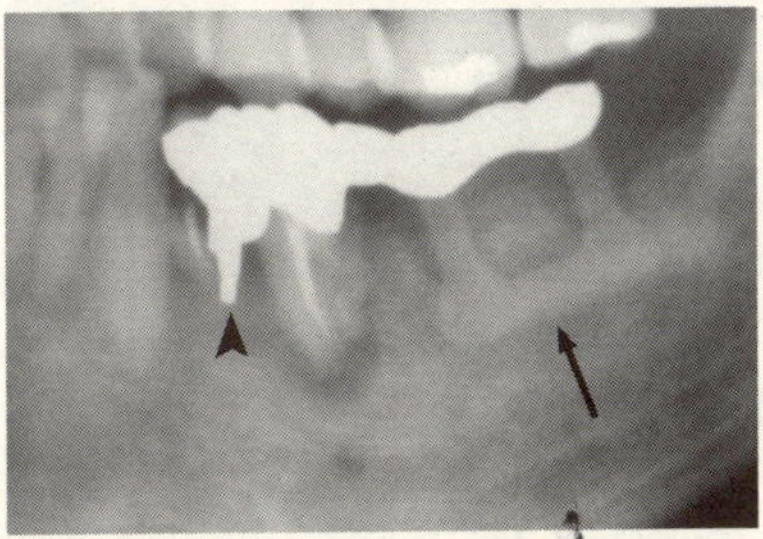

写真 261　当院に初診された患者さん。骨につかないサファイヤインプラント（矢印）が適応された例。インプラントが揺れるため、負担過重となった歯が割れている（矢頭）。

写真261は、サファイヤインプラント（矢印）の例ですが、骨へのつきが悪く、インプラントが動揺するため、歯に負担がかかり、割れてしまっています（矢頭）。

インプラントは先にも述べたように、チタン以外のいろいろな材質、形のものが実際に使われてきました。現在広く使われているチタン性インプラントより予後が悪いばあいが多く、当院を初診して除去する例もあります。このサファイヤインプラントもその例です。

写真262はブレードタイプのインプラントですが、形状記憶合金でできており、骨の中で先が開きます。インプラントがダメになると、周りの骨を大きく壊し、動揺しているにもかかわらず、先が開くため除去するのにひと苦労です。この例では、動揺したインプラントが沈下して、神経（斜線）に当たっているようにみえます。金属がチタンではないため、骨との相性が悪く、周りの骨が溶けやすいため沈下したのでしょう。当院初診後、インプラントを除去すると、神経の束がみえていました。幸

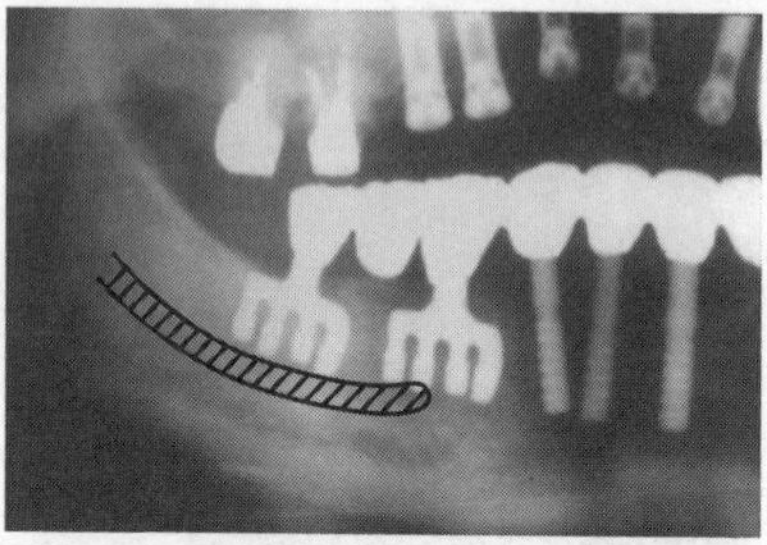

写真 262　形状記憶合金のブレードタイプのインプラントの例。インプラントが沈下して、斜線の神経に当たっているようにみえる。

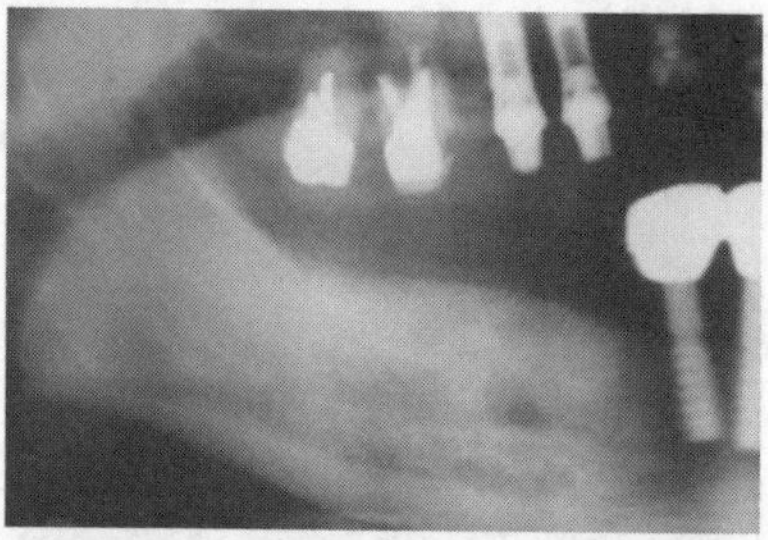

写真 263　インプラントが骨を壊していた場所をGBRで増骨した。

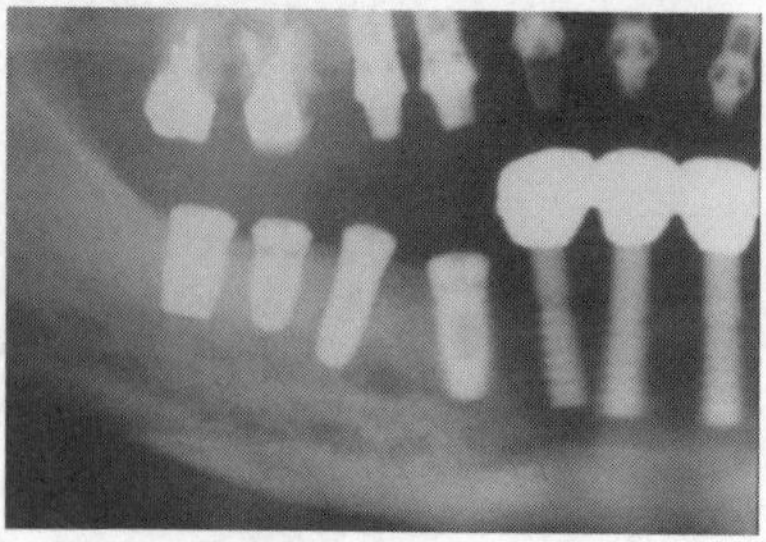

写真 264　幅が厚くなり再生した骨に、神経を避けてインプラントを植立したところ。

いインプラントの先端が神経を挟むように避けており、問題は起こさなかったようです。

写真263のようにGBRによって骨をつくり、神経を避けてインプラントを植立しました（写真264）。現在、揺れていたインプラントに比べ、相当しっかり噛めるようになりました。肩や首が相当楽になったようです。増骨の技術があれば、万一インプラントがダメなケースでも回復することができます。

あとがき

インプラントという言葉は、最近になってやっと市民権を得るようになってきました。

本書で述べてきたようなこのすばらしい治療方法は、まだ一般に広く利用されていません。

その理由の一つは、インプラントの教育を受けていない歯科医師がほとんどを占めているからです。実際にインプラントを治療に取り入れている歯科医師は、全体の一割程度ともいわれています。治療のため歯科医院を訪れてもインプラントの説明すらないというのが現状です。

実際にインプラント治療を行なう医師の側も、かなりの経験があり、その利点と欠点を知りつくしていなければ、自信を持って患者さんに説明できないという事情もあるでしょう。

もう一点は患者さんに経済的な負担がかかることです。この点は私たちが今後検討するべき課題です。

しかしながら、当院でインプラント治療を受けられる患者さんをみていると、経済的に相当余裕のある方は稀です。それにもかかわらず、歯を失うことによる毎日の苦痛や心労から解放されることを期待して、治療を希望されます。

そして、何でも食べられ、噛み合わせが正しく調整でき、体が元気になることで、快適な毎日をおくることができるインプラント治療を終えて満足されます。

先日、かなりの経歴を持ったドクターと話す機会がありました。「今まで歯医者にかかってきたが、治すたびに二～三年すると歯が痛くなったり、ダメになったりしてきた。私はこの年になるまで歯医者が信用できなかった」というのです。この言葉は私が学生時代、おじからも聞かされました。おそらく国民の多くが歯科治療に不信感を抱いているのではないでしょうか。

現実には、生活習慣の悪化や粗雑な治療によって歯を失っていくという事実があるのです。少なくともわれわれ歯科医師の治療が原因で歯を失うということはなくしていかなければなりません。治療は総合力であらゆる視点から完璧なアプローチをしていかなければうまくいきません。インプラントがそんな治療のなかでうまく生かされ、患者さんの健康な歯、そして体が取り戻せるために広まってくれることを願っています。

最後に、本書を終えるにあたり、私の医療観を育ててくださった丸橋賢先生に感謝の意を表します。また、矯正治療の資料提供、助言をいただいた丸橋裕子先生、インプラント治療の経験豊富な青木博之、亀井琢正、海老沢博の各先生はじめ当院の先生方にご協力いただきましたことにお礼を申しあげます。

二〇〇四年九月

辻本仁志

著者略歴

辻本　仁志（つじもと　ひとし）

1965年　徳島県生まれ。

1990年　徳島大学歯学部卒業。

1994年　徳島大学大学院歯学研究科卒業。同学部口腔外科学講座助手。

1998年　丸橋歯科クリニック勤務。

2004年　丸橋全人歯科副院長。

日本臨床歯内療法学会、日本口腔インプラント学会、日本口腔外科学会、日本臨床環境医学会会員。日本口腔外科学会専門医、日本口腔インプラント学会認定医。歯学博士。

丸橋全人歯科口腔外科部長。

著書『インプラントで安心』（共著、農文協）

噛める幸せ

インプラントの実際　健康双書

2004年9月10日　第1刷発行
2007年5月15日　第2刷発行

著者　辻本　仁志

発行所　社団法人　農山漁村文化協会
郵便番号　107-8668　東京都港区赤坂7丁目6－1
電話　03(3585)1141(営業)　03(3585)1145(編集)
FAX　03(3589)1387　振替　00120-3-144478
URL　http://www.ruralnet.or.jp/

ISBN978-4-540-04182-2　DTP制作／ふきの編集事務所
<検印廃止>　印刷／（株）光陽メディア

製本／根本製本（株）
Printed in Japan　定価はカバーに表示
乱丁・落丁本はお取り替えいたします。

農文協・食と健康の手引き

ソフト断食と玄米植物食
これなら続く食養生

藤城博・藤城寿美子著　１４００円

自宅で安全にできる一食抜きから二日間までのソフト断食。ストレスだらけの心身をリセット。

薬になる食卓料理

柳沢文正著　１０５０円

肝臓病、動脈硬化、ガンなどに強くなる日常の食卓戦略を成人病の専門医が手ほどき。

薬膳食法つき　食べもののメリット・デメリット事典

川嶋昭司・能宗久美子著　１２３０円

食べ物には長所と短所がある。栄養学と漢方で食事のバランス作り。素材別解説に薬膳料理多数。

陰陽調和料理で健康
肩こり・冷え性・アレルギー

梅﨑和子著　１６３０円

陰性食品・陽性食品、体を冷やす食品・温める食品、その見分け方とバランスのとれた料理を紹介。

梅﨑和子の陰陽重ね煮クッキング
からだにやさしい養生レシピ

梅﨑和子著　１５００円

自然の摂理を盛り込み、野菜の旨みを引き出す画期的調理法のすべて。身体が元気になる80レシピ。

自分でできる中国家庭医学
〝抗老防衰〟５つの知恵

猪越恭也著　１５００円

舌の苔を見、おなかの音に耳を傾け…五感を使って不調を測り、病気以前の「未病」から治す。

操体・食・漢方・現代医学　家庭医療事典

橋本行生著　１０５０円

東洋医学と現代医学の双方に精通した著者が書いた家庭の医療百科。救急処置から慢性病まで。

医食同源の最新科学
食べものがからだを守る

飯野久栄・堀井正治編　１５００円

食品の抗成人病などの生理的機能性の研究の成果と医食同源の医療の動向を一般向きに集大成。

あなたも化学物質過敏症？
暮らしにひそむ環境汚染

石川哲・宮田幹夫著　１３５０円

農薬、添加物、住宅・衣料用化学物質、電磁波などが様々な不調を起こす仕組みと回復法を詳述。

新版　万病を治す冷えとり健康法

進藤義晴著　１３００円

〝冷え〟は万病のもと。その仕組みを解明し、冷えとり法を衣食住にわたって詳しく解説。

（価格は税込。改定の場合もございます。）